Ingrid Darmann-Finck / Heike Mertesacker (Hrsg.)

Pflegerische Versorgung alter Menschen

Qualität – Konzepte – Rahmenbedingungen

Festschrift für Prof. Dr. Stefan Görres

PETER LANG

Bibliografische Information der Deutschen Nationalbibliothek
Die Deutsche Nationalbibliothek verzeichnet diese Publikation in der Deutschen Nationalbibliografie; detaillierte bibliografische Daten sind im Internet über http://dnb.d-nb.de abrufbar.

Logo auf Seite II:
Institut für Public Health und Pflegeforschung
Universität Bremen
Abdruck mit freundlicher Genehmigung
durch Herrn Prof. Dr. Stefan Görres

Umschlagabbildung: © iStock.com/KatarzynaBialasiewicz

ISSN 2190-5762
ISBN 978-3-631-84441-0 (Print)
E-ISBN 978-3-631-84820-3 (E-PDF)
E-ISBN 978-3-631-84821-0 (EPUB)
E-ISBN 978-3-631-84822-7 (MOBI)
DOI 10.3726/b18078

Peter Lang – Berlin · Bern · Bruxelles · New York ·
Oxford · Warszawa · Wien

Diese Publikation wurde begutachtet.

www.peterlang.com

Festschrift für Prof. Dr. Stefan Görres

Gewidmet von seinen Kolleginnen und Kollegen

Mit Beiträgen von:
*Prof. Dr. Sabine Bartholomeyczik, Susann Behrendt,
Prof. Dr. Johann Behrens, Prof. Dr. Andreas Büscher,
Prof. Dr. Ingrid Darmann-Finck, Prof. Dr. Olivia Dibelius,
Christina Franzisket, Prof. Dr. Martina Hasseler, Prof. Dr. Gerhard Igl,
Jürgen Klauber, Prof. Dr. Thomas Klie, Stephanie Krebs,
Prof. Dr. Dr. Andreas Kruse, Alexander Künzel, Dr. Christiane Luderer,
Heike Mertesacker, Prof. Dr. Gabriele Meyer, Tanyel Özdes,
Prof. Dr. Gudrun Piechotta-Henze, Prof. Dr. Doris Schaeffer,
Dr. Eckart Schnabel, Gertrud Stöcker, Dr. Martina Stöver, Elisa Studinski,
Dr. Antje Schwinger, Chrysanthi Tsiasioti, Gerald Willms,
Dr. Jeannette Winkelhage, Prof. Dr. Karin Wolf-Ostermann.*

Unter Mitarbeit von:
*Karin Aumund, Christiane Degering-Machirus, Katy Joost,
Annika Schröther.*

Inhaltsverzeichnis

Ingrid Darmann-Finck / Heike Mertesacker

Vorwort

Anlass dieses Buches ist die Versetzung in den Ruhestand unseres Kollegen Stefan Görres, dessen Arbeit mit diesem Sammelband gewürdigt werden soll. Die drei thematischen Blöcke dieses Buches spiegeln zugleich Forschungsschwerpunkte von Stefan Görres wieder. Mit den Autor*innen verbinden ihn langjährige Kooperationsbeziehungen. In Zeiten, in denen Publikationen in Büchern gegenüber Zeitschriften mit einem Peer Review wenig attraktiv sind, waren sie alle gerne bereit, sich zu beteiligen und dem Anlass einen Beitrag zu widmen. Es gab durchaus auch noch mehr Kolleg*innen, die angefragt wurden und eigentlich sehr gerne Beiträge geleistet hätten, dies aber aus den unterschiedlichsten Gründen nicht realisieren konnten. Mit diesem Vorwort möchten wir das Wirken von Stefan Görres an der Universität Bremen in den Bereichen Wissenschaft, Transfer und Nachwuchsförderung nachzeichnen.

Wissenschaft

Nach einem Studium der Sozialwissenschaften an der Universität Wuppertal promovierte Stefan Görres 1991 an der Universität Hamburg. 1994 wurde er zum Professor mit der Denomination „Sozialgerontologie mit dem Schwerpunkt Rehabilitation und Kompetenzerhaltung“ an die Universität Bremen berufen. Einige Jahre später habilitierte er an der Hamburger Hochschule für Wirtschaft und Politik mit dem Thema „Qualitätssicherung in Medizin und Pflege – Bestandsaufnahme, Theorieansätze, Perspektiven am Beispiel des Krankenhauses“. Der in Bremen Mitte der 1990-er Jahre gegründete Studiengang „Lehramt Pflegewissenschaft“, in dem Stefan Görres tätig war und der i.d.R. zu einem Doppelabschluss „1. Staatsexamen für das Lehramt an berufsbildenden Schulen in der Fachrichtung Pflege“ und „Diplom Berufspädagogik Pflegewissenschaft“ führte, war damals (und ist eigentlich auch noch heute) hochinnovativ, als er sich am Lehramtsmodell anderer beruflicher Fachrichtungen orientierte, obwohl zu dem Zeitpunkt für die Lehre an Pflegeschulen eine – wenn auch sehr umfassende – Fachweiterbildung ausreichend war. Im Rahmen seiner Tätigkeit an der Universität Bremen setzte sich Stefan Görres immer wieder dafür ein, dass an der Universität Bremen ein Studiengangmodell für die Qualifikation von Pflegelehrenden angeboten wird, das den Standards entspricht, die auch sonst für die Lehrerbildung in Deutschland gelten.

Stefan Görres gehört zur Pioniergeneration von Pflegewissenschaftler*innen. Als Professor an der Universität Bremen war er 1997 auch Gründungsmitglied des Deutschen Vereins für Pflegewissenschaft. Er hat seitdem durch seine Forschung, die gezielte Dissemination der Forschungsergebnisse und die Mitarbeit in gesundheits- und pflegepolitischen Gremien auf Bund- und Länderebene entscheidend am Aufbau und der Profilbildung der Pflegewissenschaft mitgewirkt. Die Datenbank am Institut für Public Health und Pflegeforschung der Universität Bremen zählt die beeindruckende Zahl von 110 Projekten, die Stefan Görres in der Zeit seiner Tätigkeit am IPP geleitet hat. Ein weiterer Meilenstein der Pflegewissenschaft in Deutschland, an dem Stefan Görres ebenfalls an entscheidender Stelle beteiligt war, stellten die Pflegeforschungsverbünde dar, die von 2004–2010 vom Bundesministerium für Bildung und Forschung (BMBF) gefördert wurden. Die BMBF-finanzierten Pflegeforschungsverbünde waren ein wichtiger Schritt zur Erweiterung der pflegewissenschaftlichen Forschungsinfrastruktur und zur stärkeren Anerkennung von Pflegewissenschaft und -forschung im Wissenschaftssystem und bei Forschungsförderinstitutionen. Stefan Görres war Sprecher des Pflegeforschungsverbundes Nord, der sich mit der „Optimierung des Pflegeprozesses durch neue Steuerungsinstrumente“ beschäftigte. Weitere wichtige Wegmarken der Pflegewissenschaft, in die sich Stefan Görres einbrachte, waren die Denkschrift der Robert Bosch – Stiftung „Pflege neu denken“ (2000) und die Agenda Pflegeforschung (2012), mit der u.a. die Sprecher*innen der drei Forschungsverbünde ihre Forderungen an die Politik hinsichtlich einer finanziellen Unterstützung beim systematischen Aufbau der Pflegeforschung in Deutschland präzisierten.

Stefan Görres arbeitete sich an der Universität Bremen in das für ihn neue Thema Pflegebildung und Pflegelehrerbildung ein und leitete in den nächsten Jahren auch zahlreiche Forschungs- und Entwicklungsprojekte, die sich mit der Weiterentwicklung der Pflege(aus-)bildung und der Pflegelehrerbildung beschäftigten. Dabei konnte Stefan Görres mit seiner Forschung entscheidende Reformen unterstützen. Hier ist das Sachverständigengutachten für das Bundesverfassungsgericht zu nennen, in dem Stefan Görres gemeinsam mit der Kollegin Margarete Landenberger argumentierte, dass die Altenpflege auch als Heilberuf zu betrachten ist und das die Grundlage für die bundeseinheitliche Altenpflegeausbildung darstellte. Eine wichtige Begründung für die Einführung einer generalistischen Pflegeausbildung lieferte Stefan Görres mit der kriteriengeleiteten Bewertung evaluierter Modellversuche in der Pflegeausbildung (2009). Wichtige Forschungsschwerpunkte von Stefan Görres in jüngster Zeit waren u.a. Ansätze zur Bewältigung des Fachkräftemangels, neue Handlungsfelder in den

Gesundheitsfachberufen und die Auswirkungen auf die Versorgungsqualität, innovative Konzepte der Versorgungsorganisation bzw. der Prozesssteuerung sowie Case-/Care-Mix Modelle und schließlich die (pflegewissenschaftliche) Katastrophenforschung.

Gertrud Stöcker, Gründungsmitglied und Ehrenpräsidentin des Deutschen Pflegerats (DPR)

„Stefan Görres gehört zum Urgestein der Pflegewissenschaft in Deutschland, er hat sich als einer der ersten Pflegefachpersonen habilitiert. Damit hat er sich für eine Professur an einer Universität qualifiziert. Sowohl habilitierte Pflegewissenschaftler*innen als auch Professuren an Universitäten gibt es derzeit noch viel zu wenig in Deutschland.

Die Lehrenden sowie ehemaligen und derzeitigen Studierenden in den pflegebezogenen Studiengängen, die an der Universität Bremen vor 25 Jahren begannen, sind Pioniere und zugleich Zeitzeugen für die Schritte der Professionalisierung des Berufsfeldes Pflege. Sie erlebten und erleben dynamische Darstellungsformen in der beruflichen Sozialisation professionell Pflegender und die Entwicklung eines Berufes mit neuen Konturen. Stefan Görres war hier ein einflussreicher Gestalter. An der Universität in Bremen startete die Pflegelehrerbildung vergleichbar mit dem Lehramt an berufsbildenden Schulen: Damit wurde der pflegeberuflichen Bildung Teilhabe an der gesellschaftlichen Normalität ermöglicht.

Stefan Görres hat deutliche Weichenstellungen veranlasst und mitgestaltet. Er hat auch geschickt erreicht, sich und die Universität im politischen Diskurs zu platzieren, indem er eine Reihe von Projekten im Auftrag staatlicher Stellen durchgeführt hat, etwa zur Evaluation der Modelle in der Pflegeausbildung nach dem Alten- bzw. Krankenpflegegesetz. Auf eine zentrale Weichenstellung für die Profession hat er mit seinem Gutachten für das Bundesverfassungsgericht zum (Bundes-)Altenpflegegesetz Einfluss genommen. Mit dem Urteil des Gerichtes wurde entschieden, dass die Altenpflege ein Heilberuf ist und im Hinblick auf die Ausbildung bundesrechtlich zu regeln ist.

Er hat auch Desaster Nursing nach Deutschland gebracht und das zu einer Zeit als viele noch glaubten, Katastrophen gebe es nur anderswo. Allein der Klimawandel lehrt uns Anderes.“

Stefan Görres hat sich an der Universität Bremen auch hochschulpolitisch stark engagiert. Besonders hervorzuheben ist, dass er mehr als zwanzig Jahre als Prodekan und später als Dekan die Geschicke des Fachbereichs Human- und Gesundheitswissenschaften der Universität maßgeblich gesteuert hat, darüber hinaus war er auch in anderen Gremien, wie dem akademischen Senat aktiv.

Visionen entwickeln und diese konsequent und nachhaltig umsetzen – dies gelang Stefan Görres auch bei der Entwicklung von gesundheits- und pflegewissenschaftlichen Forschungsstrukturen an der Universität Bremen: 1998 gründete er gemeinsam mit anderen Gesundheits- und Pflegewissenschaftler*innen das Zentrum für Public Health (ZPH), um die gesundheits- und pflegewissenschaftliche Lehre und Forschung an der Universität Bremen stärker zu bündeln. Als Nachfolgeeinrichtung des ZPH wurde 2005 das Institut für Public Health und Pflegeforschung (IPP) als wissenschaftliche Einrichtung am Fachbereich 11 gegründet – wieder zählte Stefan Görres zu den Initiator*innen und Gründungsmitgliedern. Über zehn Jahre gehörte Stefan Görres dem Direktorium des IPP an, sechs Jahre war er Geschäftsführender Direktor und über 15 Jahre lang Leiter der Abteilung Interdisziplinäre Alterns und Pflegeforschung. Mittlerweile ist das IPP eines er größten Forschungsinstitute im Bereich Public Health und Pflegeforschung in Deutschland. In seiner Funktion als Geschäftsführender Direktor des IPP hat Stefan Görres entscheidend dazu beigetragen, das Profil und die Stärken des IPP zu entwickeln und zu schärfen.

Transfer in Politik und Praxis

Neben seinen Beiträgen für die Forschung ist für die Arbeit von Stefan Görres kennzeichnend, dass er – als Soziologe – stets die politischen Strukturen im Blick hat. In vielfältigen (politischen) Gremien war und ist er als Gutachter und Berater tätig. Es ist ihm außerdem stets ein Anliegen, pflegewissenschaftliche Erkenntnisse auch in die Öffentlichkeit zu bringen. In zahlreichen Interviews mit Print- und Onlinemedien, Funk- und Fernsehsendern hat er gesellschaftliche Entwicklungen pflegewissenschaftlich kommentiert. Stefan Görres ist es gelungen, im Verlauf seiner Tätigkeit ein großes Netz an Kontakten nicht nur mit Wissenschaftler*innen, sondern auch mit Praxispartner*innen zu knüpfen, wodurch es ihm möglich war, für seine Projektideen schnell Kooperationspartner*innen zu finden.

Wissenschaftstransfer gehörte für Stefan Görres zur wissenschaftlichen Tätigkeit dazu. So wirkte er als Transferbeauftragter des Fachbereichs 11 auf universitärer Ebene und auf Fachbereichsebene an einer Transferstrategie mit. Gemeinsam mit den Kolleginnen und Kollegen des IPP entwickelte Stefan Görres ein forschungsbasiertes Transferkonzept, das eng mit der Forschung und der Lehre am IPP verzahnt ist. Stefan Görres trat immer für eine Gegenseitigkeit des Austausches, den Einbezug unterschiedlicher Perspektiven und die Begegnung der Transferpartner*innen auf Augenhöhe ein. Zu seinen Transferaktivitäten gehörten Projekte auf regionaler, nationaler und nicht zuletzt auf internationaler Ebene.

Alexander Künzel, Seniorvorstand der Bremer Heimstiftung (BHS)

Vormals, als die Pflege noch nicht in aller Munde war, wurde durch das besondere Engagement von Stefan Görres an der Universität Bremen das IPP erkämpft, gegründet und aufgebaut. Diese Entwicklung lief ziemlich parallel zu meinen Vorstandsjahren bei der Bremer Heimstiftung. Und so kam ich frühzeitig und immer wieder in den wirklichen Genuss einer engen, intensiven und im Laufe der Jahre freundschaftlichen Zusammenarbeit mit Stefan Görres.

Von Anfang an hat mich beeindruckt, dass Stefan Görres – vom Lebenslauf her ein ausgewiesener Praktiker – Wege „aus dem Elfenbein-Turm" suchte und öffnete.

Legendär waren schon seine Anrufe „*Herr Künzel, ich hätte da eine Projektidee. Wollen* Sie nicht mit einsteigen?"

Der Bremer Heimstiftung konnte nichts Besseres passieren, als durch Stefan Görres immer nah herangeführt zu werden an das, was pflegewissenschaftlich und gesellschaftlich „State of the Art" war und ist.

Nachwuchsförderung

Stefan Görres hat allein in den letzten zwanzig Jahren an der Universität Bremen insgesamt ca. 45 Promotionen und sieben Habilitationen betreut. Nachwuchsförderung ist eine der nachhaltigsten Strategien, um den Ausbau und die Konsolidierung der Pflegewissenschaft voranzubringen. Viele der Personen, die von Stefan Görres bei ihrer wissenschaftlichen Qualifizierung unterstützt wurden, haben inzwischen Professuren an deutschen Hochschulen inne. Außerdem hat sich Stefan Görres stets dafür eingesetzt, dass auch Pflegewissenschaftler*innen, die in Praxisfeldern die Praxisentwicklung voranbringen, sich durch eine Promotion weiterqualifizieren können.

Dr. Martina Stöver, ehemalige Doktorandin und wissenschaftliche Mitarbeiterin im Team von Stefan Görres

„Stefan Görres steht für mich vor allem als Vertreter einer neuen Lernkultur in der Pflege im Vordergrund. Bereits 1994 lernte ich ihn als Studierende im Propädeutikum des zunächst als Modellstudiengang konzipierten Studiengangs „Lehramt Pflegewissenschaft" kennen. Wir Studierenden gehörten zum zweiten Durchgang dieses damals neu gegründeten Studiengangs an der Universität Bremen und Stefan Görres trat in diesem Jahr seine Professur an. Besonders erinnere ich mich an sein großes Interesse an unseren Erfahrungen und Berichten als Pflegende aus der Pflegepraxis, da für ihn die Verknüpfung praktischer Erfahrungen mit theoretischem Wissen einen hohen Stellenwert hatte. Wir Studierenden fühlten uns mit unseren Pflegeerfahrungen sehr ernst genommen und nahmen eine neue Rollenverteilung zwischen Professor und Studierenden in seinen Lehrveranstaltungen wahr. Diese waren durch intensive Gruppenarbeiten, Diskussionsrunden und Projektarbeit gekennzeichnet.

Im Rahmen meiner wissenschaftlichen Tätigkeit am „Institut für angewandte Pflegeforschung" (iap), heute „Abteilung Interdisziplinäre Alterns- und Pflegeforschung" am Instituts für Public Health und Pflegeforschung (IPP) fragte mich Stefan Görres, ob ich bei ihm promovieren möchte, da seiner Meinung nach eine Dissertation im Prinzip so nebenher gut zu machen sei. Ganz so stimmte das leider nicht, aber durch die intensive Betreuung und Förderung, auch im Rahmen des von ihm geleiteten Doktorandenkolloquiums, in dem Auszüge aus unterschiedlichen Arbeiten vorgestellt und Fragen intensiv diskutiert wurden, konnte ich die Dissertation schließlich doch fertigstellen.

In meiner weiteren Tätigkeit als Projektkoordinatorin am Institut beeindruckte mich vor allem die große Offenheit und Neugierde von Stefan Görres an neuen Themen und Ideen. Indem er es schaffte, immer wieder Personen unterschiedlicher Fachdisziplinen und Aufgabenbereiche zusammen zu bringen, um gemeinsam den Blick nach vorne zu richten, gelang es, neue Projektvorhaben zu akquirieren, durchzuführen und Veränderungen anzustoßen.

Als Leiter der Abteilung erlebte ich Stefan Görres als Verfechter von flachen Hierarchien, gelebter Teamarbeit und Visionär, wenn es darum ging, zukünftige Aufgaben und Versorgungsszenarien für das Gesundheitssystem zu entwickeln bzw. passgerechte Lösungen anzubieten. Das Ziel wurde von ihm dabei immer im Auge behalten und mit großer Energie und Durchhaltekraft verfolgt, wenngleich es manchmal Jahre dauerte, bis eine Projektidee erfolgreich umgesetzt werden konnte."

Die Kolleg*innen, die Beiträge für dieses Buch beigesteuert haben, kooperierten mit Stefan Görres zu unterschiedlichen Zeitpunkten seines beruflichen Schaffens. Das Buch ist in drei Blöcke geteilt.

Im Schwerpunkt „Qualität" konkretisieren *Gabriele Meyer und Christiane Luderer* ethische Anforderungen an die Qualitätsmessung. *Johann Behrens* argumentiert, dass Pflege, Pflegewissenschaft und Pflegetheorie sich an Selbstbestimmter Teilhabe als übergeordnete Zielsetzung orientieren sollten. *Andreas Büscher* schreibt in seinem Beitrag über Qualitätsentwicklung durch Expertenstandards und den zukünftigen Beitrag, den die Expertenstandards hier auch in der Langzeitpflege leisten können. *Martina Hasseler und Kolleg*innen* stellen einen Ansatz zur Qualitätsmessung anhand von Routinedaten dar, mit dem die Mehrdimensionalität von Qualität und von pflegerischer Performanz abgebildet werden kann.

Der zweite Schwerpunkt des Buches beschäftigt sich mit „Versorgungskonzepten" für die Pflege alter Menschen. Mit philosophischen und sozialwissenschaftlichen Ansätzen nähert sich *Andreas Kruse* der Spiritualität als einer Dimension der beziehungsorientierten Pflege. Im nächsten Beitrag greifen *Eckhard Schnabel und Jeanette Winkelhage* mit dem Nutzen digitaler Technologien ein gegenwärtiges Topthema der gesundheitlichen und pflegerischen Versorgung auf.

Im dritten Schwerpunkt stehen die Pflegewissenschaftliche Forschung sowie die personellen und rechtlichen Rahmenbedingungen der pflegerischen Versorgung von alten Menschen im Mittelpunkt. In zwei Beiträgen werden die rechtlichen Voraussetzungen von Pflege im kommunalen Bereich erörtert. *Gerhard Igl* diskutiert, ob und wie die pflegepolitische Rolle der Kommunen gestärkt werden sollte. Aus der Perspektive der Caring Communities plädiert *Thomas Klie* dagegen, dass die Kommunen mehr Verantwortung bei der Steuerung der pflegerischen Versorgung erhalten sollten. Ebenfalls eine wichtige Strukturbedingung von Pflege stellt die Pflegeausbildung dar. *Ingrid Darmann-Finck* entwickelt in ihrem Beitrag Ansätze der Pflegebildung für den Kompetenzaufbau für die person-zentrierte Kommunikation und Beziehungsgestaltung in der Pflege von Menschen mit Demenz. Zwei weitere Beiträge loten die Potenziale und die gegenwärtig noch bestehenden Lücken der Pflegeforschung aus, nämlich *Karin Wolf-Ostermann* bezogen auf die pflegewissenschaftliche Versorgungsforschung sowie *Sabine Bartholomeyczik und Doris Schaeffer*, die in ihrem Beitrag eine neue Agenda Pflegeforschung fordern.

Abschließend möchten wir allen Autor*innen sowie allen anderen Personen, die an der Erstellung des Sammelbands mitgewirkt und beispielsweise Korrektur gelesen wie auch Literaturlisten vereinheitlicht haben, herzlich danken!

Wir wünschen Stefan Görres sowie allen anderen Leser*innen eine anregende Lektüre und hoffen, dass auch die in diesem Buch versammelten pflegewissenschaftlichen Ansätze und Ergebnisse einen Beitrag zur Weiterentwicklung der Pflegepraxis wie auch der Pflegeforschung leisten können.

Bremen, Oktober 2020

Ingrid Darmann-Finck
Heike Mertesacker

Christiane Luderer / Gabriele Meyer

Würde als Qualitätsmerkmal in der pflegerischen Versorgung alter Menschen

Die Würde des Menschen ist unantastbar (Art. 1 Abs. 1 Grundgesetz).
Würde ist nicht eine einzige Sache, sondern viele. Es kommt darauf an zu verstehen, wie diese vielen Sachen im Leben eines Menschen zusammenhängen. (Almeida Prado (1901) in Bieri (2017))

1. Einleitung

Der Begriff von Würde, wie er sich im Grundgesetz für die Bundesrepublik Deutschland findet, ist gesellschaftlich gewachsen und in den Epochen der letzten Jahrhunderte immer auch ein Spiegelbild der Religionen und Kulturen gewesen. Anfänglich von Cicero (Wiseman, 1966) an Bedingungen und Erwartungen an eine bestimmte Lebensweise geknüpft und später an Vernunft gebunden und auf das Seelenleben bezogen (Eisler, 2015), deklariert die Allgemeine Erklärung der Menschenrechte im Art. 1 den Gleichheitsgrundsatz für alle Menschen (Wagner, 2019).

Würde ist ein moralisches Konstrukt, das an eine hierarchiefreie Wertschätzung einer jeden Person geknüpft ist. Von denen, die anderen Menschen in Würde begegnen möchten, verlangt sie Achtung und Respekt ab. Mit Würde aufeinander zugehen heißt, dem anderen Menschen Bedeutung beizumessen (Eisler, 2015). Eine Begegnung in Würde gehört demzufolge zu den Grund- und Menschenrechten. Sie sollte eine Selbstverständlichkeit sein, wird jedoch immer wieder auf den Prüfstand gestellt und gilt – beim Blick auf den gesellschaftlichen Umgang mit Menschen in besonderen Notlagen oder mit Menschen, deren kognitive oder körperliche Gegebenheiten mit besonderen Herausforderungen verbunden sind – als verletzlich und nur mit Anstrengung herstellbar (Bieri, 2017).

In dem vorliegenden Beitrag wird das Konzept der Würde aus der Perspektive der Akteure in stationären Pflegeeinrichtungen und aus der Sicht der zu Pflegenden sowie in Kohorten junger Menschen beleuchtet und ferner der Zusammenhang zwischen Altern und dem Risiko für einen Würdeverlust dargestellt.

Moralische Konflikte, die sich aufgrund eines Würdemangels in der Pflege ergeben und gleichsam wie ein Circulus vitiosus wirken, zeigen die Dilemmata der Pflegenden auf und verweisen auf Auslöser für Würdeverluste. Es wird kritisch hinterfragt, inwieweit sich das Konstrukt „Würde" in Instrumenten der Qualitätssicherung abbildet und welchen Gewinn die Pflege aus dem Einbezug etablierter wissenschaftlicher Instrumente zur Messung von Würde ziehen kann. Als Voraussetzung für eine würdevolle Pflege wird die Kompetenz der (Selbst-) Reflexivität aufgeführt und der Dominanz der oft mit Würdeverlusten verbundenen Verrichtungsorientierung gegenübergestellt, von der eine Abkehr durch wertschätzungsorientierte Führung möglich ist.

2. Würde und ältere Menschen – Bedeutungen und Sichtweisen unterschiedlicher Akteure

Das Konsortium des europäischen Projektes „Würde im Alter" veröffentlichte drei Papiere zur Sichtweise auf die Würde aus Perspektive der jüngeren und erwachsenen Kohorten der Gesellschaft, älterer Menschen und des Gesundheitspersonals (Ariño-Blasco & Tadd & Boix-Ferre, 2005; Bayer & Tadd & Krajcik, 2005; Stratton & Tadd, 2005).

Dabei ist aus der Sicht des Personals Würde essenziell, um eine angemessene Pflege zu gewährleisten. Würde wird von den Pflegenden als menschliches Grundrecht mit großer Assoziation zu einer respektvollen Haltung betrachtet. In allen sechs europäischen Ländern sehen die Pflegenden im Älterwerden aufgrund der Einschränkungen durch Gebrechlichkeit und nachlassende kognitive Fähigkeiten etwas Bedrohliches. Zugleich bestätigen die Interviewten die Vernachlässigung der älteren Bevölkerung im technischen und digitalen Fortschritt. Andererseits betonen die Befragten die positiven Arbeitserfahrungen im Da-Sein für ältere Menschen aufgrund der Abwechslung, der intellektuellen Herausforderungen und der Arbeitszufriedenheit, obwohl ihnen bewusst ist, dass die Arbeit mit älteren Menschen gesellschaftlich weniger anerkannt ist (Stratton & Tadd, 2005).

In der Frage, was die Pflegenden als grundlegend für eine würdevolle Pflege definieren, werden die Unterstützung der Autonomie und Unabhängigkeit, ein Person-zentrierter und ganzheitlicher Ansatz, die Erhaltung der Identität sowie Teilhabe und Empowerment, effektive Kommunikation und Respekt als essenziell anerkannt. Als die Würde nehmend werden von den Pflegenden Unsichtbarkeit, Entmenschlichung und Behandlung des Menschen als Objekt, Missbrauch und Gewalt, Beschränkungen und verrichtungsorientierte Pflege benannt (Ariño-Blasco et al., 2005).

In einem anderen Studienarm wurden von Bayer et al. (2006) ältere Menschen aus sechs europäischen Ländern befragt, welche Rolle Würde im Alter spielt. Die Befragten bestätigen die Bedeutung des Konzeptes und sehen dessen Gefährdung im täglichen Leben. Ein würdevoller Umgang ist für die Betroffenen mit Selbstbewusstsein, Wohlbefinden und Selbst-Wertschätzung verbunden und geknüpft an die Hauptthemen „Respekt und Anerkennung", „Teilhabe und Einbezug" sowie „Würde in der Pflege". Mit hohem Stellenwert werden die besonders verletzbaren Konzepte der Würde, die persönliche Identität und die Menschenwürde, als grundlegendes Recht aufgrund des eigenen Menschseins betont (Bayer et al., 2005). Für die Befragten ist die Qualifikation des Personals vor allem im Bereich der Soft Skills wesentlich und daher beklagen sie die Orientierung auf mechanistische und technische Abläufe und fordern eine Umorientierung auf bedeutsame würdeorientierte Qualitätsindikatoren (Bayer et al., 2005).

Auch in der Befragung von jungen Menschen und Erwachsenen ergeben sich in den europäischen Ländern viele Gemeinsamkeiten und die Unterschiede sind eher auf die Kohorten, als auf die Ländergrenzen zurückzuführen. Würde wird als lebensspannenübergreifendes Konzept identifiziert und besonders für die älteren Menschen als wichtig und schützenswert erachtet. Die Erhaltung der Würde unter Behandlungsoptionen und Pflegebedürftigkeit wird als Herausforderung gesehen, was an eine negative Wahrnehmung älterer Menschen aufgrund deren Vulnerabilität und gesellschaftlicher Wahrnehmung als „Menschen zweiter Klasse" gekoppelt ist. Das Alter wird als Phase des körperlichen und geistigen Abbaus gesehen und als ein zur Abhängigkeit führender Kräfteverlust. Insgesamt wird ein größeres Augenmerk auf das Thema „Würde im Alter" und eine würdevolle Versorgung durch angemessene, gesellschaftlich bereitgestellte Ressourcen eingefordert (Stratton & Tadd, 2005).

3. Moralische Konflikte als Hintergrund eines Würdemangels in der Pflege

Die Befunde sind ernüchternd, denn offensichtlich werden Altern und die damit verbundene Pflegebedürftigkeit vor allem im stationären Setting als Risikofaktoren für einen Würdeverlust eingeschätzt. Dass von einem Würdeverlust im Alter wie selbstverständlich ausgegangen wird, lässt sich u. a. auf grundlegende moralische Konflikte zurückführen, die teilweise durch mangelhafte Arbeitsbedingungen verursacht sind. Die Pflegequalität wird von der moralischen Feinfühligkeit der Pflegenden mitbestimmt (Amiri & Ebrahimi & Vahidi & Asghari Jafarabadi & Namdar Areshtanab, 2018). Die Pflegenden kennen die Kriterien einer hochwertigen Pflege und die Ansprüche der Pflegebedürftigen, sie wissen, welche Interventionen und Beziehungsgestaltungen zu einer guten Lebensqualität der Pflegebedürftigen beitragen. Mit diesem Wissen ausgestattet, prallen sie auf die Realität. Hohe Arbeitsdichte und die Forderung nach Effizienz bewirken Stress und Stress kann zu einer die Würde der zu pflegenden Menschen vernachlässigenden Pflege beitragen (Nienhaus & Westermann & Kuhnert, 2012), da unter Stress die Achtsamkeit zu sich selbst und zum Gegenüber damit auch die Wahrnehmung von Bedürfnissen sinkt (Weißbecker-Klaus, 2014). Wenn Pflegende aufgrund von Stress die Bedürfnisse der zu Pflegenden nicht erfassen, wird Verhalten begünstigt, das im Widerspruch zu den eigentlichen beruflichen Motivationen der Pflegenden steht und auch im Widerspruch zu ethischen Grundlagen, wie beispielsweise dem Ethikkodex der Pflege (International Council of Nurses (ICN), 2012). Es werden Verhaltensweisen gezeigt, die wiederum, wenn sie im Nachhinein reflektiert werden, zu moralischem Stress führen, weil sie Schuldgefühle bewirken und damit stressverstärkend wahrgenommen werden (Ryan et al., 2017).

Aus dem moralischen Dilemma, so viel wie möglich anbieten zu wollen und zugleich eigene Ressourcen angemessen einzusetzen, entwickelt sich das sogenannte „schlechte Gewissen“ (Fida et al., 2016). Pflegende reflektieren, dass sie die Vereinbarkeit von Wissen und Gewissen nicht herstellen können. Die unangenehm wahrgenommene Kluft zwischen dem Anspruch an eine qualitativ hochwertige Pflege und dem mangelnden Erfüllungsgrad führt zu Schuldgefühlen und kann zur Folge haben, dass das moralische Empfinden durch Schutz- und Abwehrmechanismen abgeschaltet wird und ein „Erkalten“ stattfindet, das weitere Würdeverletzungen wahrscheinlich macht (Schluter & Winch & Holzhauser & Henderson, 2008).

Paradoxerweise ist ein Ursprung dieses Erkaltens im hohen Verantwortungsbewusstsein der Pflegenden zu suchen, denn Pflegende haben sowohl einen hohen moralischen Anspruch an sich selbst als Person, als auch an ihre Berufsgruppe. Kommt es im Laufe der pflegerischen Arbeit wiederkehrend und zunehmend zu moralischen Konflikten, nimmt die Bereitschaft, sich diesen Konflikten auszusetzen, ab. Dies führt zu einer Distanzierung von den Pflegebedürftigen und zu einer abwärts gerichteten Neuorientierung des moralischen Anspruchs (Amiri et al., 2018). Je öfter sich Pflegende mit moralischen Konflikten auseinandersetzen müssen, desto mehr entfernen sie sich von den Bedürfnissen der zu Pflegenden und das Risiko einer Würdeverletzung steigt ebenso, wie die Pflegequalität leidet.

Moralische Konflikte werden durch verschiedene Potenziale ausgelöst. Das größte Konfliktpotenzial liegt darin, die individuellen Bedürfnisse der zu

Pflegenden durch institutionelle Auflagen und Zwänge nicht erfüllen zu können, weil beispielsweise Infrastruktur oder Personal fehlen (Fida et al., 2016). Nach wie vor existiert in Deutschland, auch aufgrund der Auflagen an die Dokumentation und Qualitätsberichterstattung, eine starke Verrichtungsorientierung. Unsichtbare Pflegetätigkeiten sind sowohl die fehlenden und nicht erfassten Telefonate im Rahmen einer Verlegung in die ambulante Palliativversorgung oder zur Verhinderung einer Klinikeinweisung eines älteren in einer Einrichtung der Langzeitpflege lebenden Menschen, als auch längere Gespräche mit Pflegebedürftigen, um deren emotionale Bedürfnisse zu erfüllen (Lopera-Arango, 2018). Die Nichtanerkennung solcher Tätigkeiten führt einerseits zu einer Entwertung wichtiger würdeorientierter pflegerischer Angebote unter den Pflegenden selbst und andererseits zu einem moralischen Konflikt, wenn solchen Angeboten selbst ein hoher Stellenwert beigemessen wird, dieser im Tätigkeitsprofil jedoch keine angemessene Berücksichtigung findet (Lopera-Arango, 2018; Sasso et al., 2017).

Im Umgang Pflegender mit alten Menschen zeigt sich noch ein anderes Problem, das unterschiedliche Perspektiven auf den Begriff der Würde wirft: der Wunsch eines alten Menschen nach dem Tod (Kerstein, 2019). Unterschiedliche Würdedefinitionen etablieren ein erhebliches Spannungsfeld. So, wenn der alte Mensch, der sich physiologisch als sterbend empfindet und dies emotional zu erkennen gibt, und die ihn pflegende Person gerade darin einen Würdeverlust sieht. Der eine möchte gehen, um seine Würde zu erhalten, der andere möchte ihn aus dem gleichen Grund nicht gehen lassen (Kerstein, 2019). Wird ein palliativer Kontext anerkannt, sehen sich die zu pflegenden Menschen vor allem dann würdevoll behandelt, wenn sie sich als Individuen wahrgenommen fühlen, ihre eigenen Ressourcen mit einbringen können sowie eine Begegnung auf Augenhöhe und die kleinen Dinge des Alltags erleben dürfen (Bylund-Grenklo & Werkander-Harstäde & Sandgren & Benzein & Östlund, 2019). Die Bedeutung der emotionalen und kommunikativen Kompetenz, die das Pflegepersonal in diese Kontexte einbringen können muss, wird deutlich betont – sie ist nicht nur in der stationären Langzeitversorgung essenziell, sondern auch im intensivtherapeutischen Bereich, in dem sowohl Patientinnen und Patienten als auch Angehörige hoch vulnerabel sind. Denn das Erkennen und Reagieren in würdegefährdenden Situationen kann durch einfühlsame Kommunikation einer Traumatisierung durch Würdeverluste vorbeugen (Baillie, 2009; Brown et al., 2018).

4. Abbildung von „Würde" in Instrumenten der Qualitätssicherung und Forschung

Würde gilt in der pflegerischen Versorgung als grundlegendes ethisches Fundament und erscheint damit auf den ersten Blick ein direkter Qualitätsindikator zu sein. Bei genauerer Betrachtung sind die Operatoren, an denen sich Würde ausmachen lässt, jedoch weitaus weniger im Fokus von gängigen Instrumenten zur Qualitätsfeststellung. Es bestehen Zweifel an Kriterien und Messverfahren der Pflegequalität (Hasseler & Stemmer, 2018). Die Verrichtungsorientierung schlägt sich auch in der Qualitätsbetrachtung nieder und dies bekräftigt den Vorwurf, dass den Empfängerinnen und Empfängern von Pflege die Qualitätsmerkmale von pflegerischen Angeboten nur wenig nachvollziehbar sind (Gillespie & Kelly & Duggan & Dornan, 2017). Dürften ältere und alte pflegebedürftige Menschen ihre eigenen Qualitätskriterien an Pflege definieren, wären die Orientierung an Komfort und Lebenswelt sowie die Gestaltung des sozialen Lebens und der Verbindung zur Natur weitaus zentralere Elemente (van Hoof et al., 2016).

Die derzeitige Beurteilung von Pflegequalität für ältere und alte Menschen in stationären Pflegeeinrichtungen (Pflege-Transparenzvereinbarung stationär, 2016) bezieht zwar neben der Pflege und medizinischen Versorgung vielfältige Parameter des Umgangs mit Menschen mit Demenz sowie zur Betreuung und Alltagsgestaltung ein, doch die Frage nach einem würdevollen Umgang wird nicht explizit aufgeführt. Selbst der Begriff „Würde" lässt sich in der Pflegetransparenzvereinbarung nicht finden. Würde kann für Qualitätsprüfungen nach den Vorgaben des MDS demzufolge nur als übergreifende Annahme unterstellt werden.

Die aktuell für Qualitätsprüfungen genutzte Pflege-Transparenzvereinbarung von 2016, die Simon et al. (2013) in ihrer Erstversion (Hasseler & Wolf-Ostermann & Berlin, 2010) aufgrund der geringen wissenschaftlichen Güte kritisieren, wurde mit dem 2019 in Kraft getretenem Pflegepersonal-Stärkungsgesetz revidiert. Erstmals wird der Versuch unternommen, pflegewissenschaftlich begründete Ergebnisindikatoren als Grundlage der Qualitätsprüfung zu benennen (Wingenfeld & Stegbauer & Willms & Voigt & Woitzik, 2018). Bei Wingenfeld et al. taucht der Begriff der Würde einmalig auf und wird direkt an „Wahrung der Intimsphäre" gekoppelt (2018). Ob die nachdenklich stimmenden Ergebnisse von Simon et al. (2013), die belegen, dass gute Einrichtungsbewertungen mittels Pflege-Transparenzvereinbarung sich nicht mit bewohnerbezogenen Indikatoren und vor allem nicht mit Mitarbeitereinschätzungen decken, sich nach der Revision anders darstellen, bleibt abzuwarten (Simon et al., 2013). Denn wenn die Qualität der Pflege für eine Einrichtung mit dem Prädikat „gut" abgebildet wird, jedoch die Pflegenden beruflich unzufrieden sind und ihre eigene Pflege nicht als qualitativ hochwertig empfinden, kann dies durchaus mit Ursachen verknüpft sein, die ethischer Natur sind (Fida et al., 2016).

Würde scheint demnach als abstraktes Konstrukt für die Pflege zu gelten und die Frage ist, wie Würde eigentlich feststellbar ist. Woran ist ein wertschätzender Umgang mit einer Person, befreit von gängigen hierarchischen Strukturen feststellbar? Woran ist erkennbar, dass es einer oder einem Pflegenden wichtig und bedeutsam ist, einen Menschen zu pflegen? Neben all den wichtigen Parametern, die in den Qualitätsprüfungen vorgegeben und die zweifelsohne bedeutsam für die Lebensqualität der Betroffenen sind, gibt es scheinbar weitere und eher in den Soft Skills feststellbare versteckte Qualitätsindikatoren (Hasseler & Stemmer, 2018).

In den letzten Jahrzehnten wurde die Würdeforschung auch im Rahmen der Gesundheitsversorgung intensiviert und es entstanden eine Reihe von Instrumenten, die helfen sollen, das Konstrukt in der Versorgungsrealität abbildbar zu machen. Im europäischen Raum ist besonders das Picker Institut mit seiner Strategie zur Gewährleistung von Würde in der Gesundheitsversorgung hervorzuheben (Magee et al., 2008). Als Würdekriterien der Untersuchung, der eine Literaturrecherche und qualitative Befragungen vorausgingen, wurden Autonomie, Kommunikation, persönliche Fürsorge und soziale Teilhabe als Indikatoren festgesetzt und das Ausmaß von Wahlfreiheit, Kontrolle, Haltungen des Personals und Infrastruktur erfasst. Hilfreich für die kritische Reflexion der Umsetzung, beispielsweise im Rahmen der Qualitätsentwicklung, sind die Beispielfragen, die zwar für die älteren Menschen selbst konzipiert sind, aber durchaus für Qualitätsüberprüfungen adaptiert werden können (Magee & Parsons & Askham, 2008).

Das Würdeinventar von Chochinov et al. (2008), das für klinische Kontexte und Routinen empfohlen wird, greift Bedingungsfaktoren, die mit Würdeverlusten einhergehen, z. B. Existenznot, Abhängigkeit, fehlenden Seelenfrieden und fehlende soziale Unterstützung neben dem wichtigen Kriterium der Symptomnot auf. In Bezug auf die Erfassung der Zufriedenheit von Patientinnen und Patienten mit der durch das Personal und die Einrichtung vermittelten und selbst erlebbaren Würde, entwickelten Ota et al. (2019) eine auf vier Faktoren basierende Skala, die den empfundenen Respekt von Menschlichkeit, die persönlichen Gefühle und die Zeit, die Privatsphäre und die Autonomie erfasst. Diese Instrumente veranschaulichen in der Charakteristik ihrer Domänen die Unzulänglichkeit der pflegerischen Realität und der dort etablierten Kriterienkataloge (Amiri et al., 2018; Ariño-Blasco et al., 2005; Fida et al., 2016).

Ist allein die Tatsache, dass es ein Würdeinventar braucht, eine Kapitulation der Pflege? Sind Pflegende derart im Funktionsmodus, dass sie Würdeverluste nicht mehr reflektieren? Studien zeigen ein anderes Bild: Pflegende möchten Würde abbilden, sie verstehen es als ihren Handlungsauftrag, menschliche Zuwendung und Respekt zu geben. Somit sind die Instrumente eher als Unterstützungsgesuch zu verstehen, um würdekritische Konstellationen zu identifizieren und ihnen vorzubeugen (Amiri et al., 2018).

5. (Selbst-)Reflexivität von Pflegenden als Voraussetzung für eine würdevolle Pflege

Dem Wunsch der Pflegenden, würdevoll zu pflegen, steht jedoch in einigen Situationen, insbesondere in der Versorgung älterer Menschen mit kognitiven Einschränkungen, ein Phänomen gegenüber, das sich in einem äußerst wohlmeinenden Ansatz durch gefährlich geringe Reflexivität auszeichnet. Sind die Älteren nicht mehr gut in der Lage, ihre eigenen Kriterien von Würde zu vertreten und diese als Bedürfnisse zu äußern, übertragen Pflegende einen systemimmanenten Handlungsritus auf die Pflegebedürftigen (Luderer, 2014). In der Versorgung treten, vor allem für Angehörige der Pflegeassistenz mit Basisqualifikation, unterstellte Bedürfnisse wie Sauberkeit und Sattsein in den Vordergrund. Dies führt dazu, dass pflegerische Anstrengungen verstärkt auf kognitive Manipulationen ausgerichtet sind, um in pflegerischen Verrichtungen ein hohes Maß an Sichtbarkeit und Messbarkeit einzubringen.

Die Folge können subtile Zwänge sein, die genutzt werden, um kognitiv eingeschränkte Menschen in ihrem Verhalten zu beeinflussen. So werden in einem Interaktionsforschungsprojekt, in dem Pflegende aufgefordert wurden, ihre Pflege so gut wie immer zu machen, teils erpresserische Argumente („Da wird Ihre Tochter aber traurig sein.") oder auch Scheinkausalitäten („Wenn der Kuchen schmeckt, dann können Sie jetzt auch einen Schluck Kaffee trinken.") angeführt (Luderer, 2016). Damit werden einige Verhaltensweisen der vom Victorian Government Department of Human Services (2009) veröffentlichten Denkschrift „With respect to age" bestätigt, die auf psychologischen und emotionalen Missbrauch von Älteren durch Pflegende hinweisen. Die Grenzen zwischen Zwängen, die offensichtlich sind und solchen, die subtil wirken – und den Pflegenden vermutlich nicht einmal als Zwänge bewusst sind – sind fließend. Zu den subtilen Zwängen gehören Handlungen, die Gefühle von Scham und Ohnmacht auslösen, das Äußern von Überforderung im Beisein der Pflegebedürftigen ebenso, wie Androhungen, dass der Zugang zu Angehörigen eingeschränkt wird oder erpresserische Beeinflussung, indem bestimmte Zuwendungen oder Interventionen vom gezeigten Verhalten abhängig gemacht werden.

Es gibt unterschiedliche Interpretationen, warum Pflegende an gut messbaren Kriterien wie Sauberkeit, Mobilität und Flüssigkeitsbilanzierung festhalten. Eine Möglichkeit wird darin gesehen, dass die betroffenen Pflegenden für sich kein stabilisierendes Wertesystem entwickelt haben und eine Auseinandersetzung mit bestehenden Wertesystemen, wie beispielsweise dem Ethikkodex, nicht ausreichend erfolgte. Dies bewirkt Verunsicherung im pflegerischen Handeln und auf der Suche nach Erfolgskriterien schafft das Festhalten an objektivierten Outcomes Stabilität und Sicherheit (Rejnö & Ternestedt & Nordenfelt & Silfverberg & Godskesen, 2020). Durch Vorbildwirkung anderer Pflegender und durch eine positive Besetzung des Nicht-Sichtbaren und der Betonung dessen Wertes für die Pflegenden als auch die Pflegebedürftigen kann die Reflexivität angeregt werden (Sasso et al., 2017).

Dass (bewusst oder unbewusst) eine Distanzierung zu den Pflegebedürftigen erfolgt, die mit Würdeverlusten einhergeht, kann auch durch eine unausgewogene Balance des Wechselspiels von Nähe und Distanz, besonders in kritischen Situationen wie der Sterbephase, bedingt sein. Dies betrifft vor allem Pflegende mit wenig Berufserfahrung, wenn im „Da-Sein-Wollen" und zugleich darunter Leiden das ständige Gefühl von Kollision erfahren wird (Parola & Coelho & Sandgren & Fernandes & Apóstolo, 2018). In Arbeitsumgebungen, in denen aufgrund fester Hierarchien moralische Bedenken oder Interessenkonflikte nicht formuliert werden können, verbirgt sich zusätzliches moralisches Konfliktpotenzial (Lammer, 2013).

In der schmerzlichen Erfahrung, dass Verrichtungsorientierung nicht nur mit einem Würdeverlust für die Pflegebedürftigen einhergehen kann, sondern auch die Qualität der Pflege dadurch auf Dauer gefährdet ist, liegt eine große Chance. Durch eine solche Lenkung könnte den Pflegenden auch der Weg zu ihrer eigenen Würde aufgezeigt werden. Das Gefühl, würdig zu handeln, verleiht Selbstvertrauen und ist damit eine wichtige Basis, um Wertschätzung für sich selbst und auch andere zu empfinden und zu demonstrieren (Sturm & Dellert, 2016). Wertschätzungsorientierte Führung oder eine Wertschätzungskultur spielen jedoch im Rahmen der Aus-, Fort- und Weiterbildung eine untergeordnete Rolle. Sie werden durch Vorbildfiguren oder in geringen Anteilen durch praxisorientiertes und reflexives Lernens vermittelt (Alamrani & Alammar & Alqahtani & Salem, 2018).

Die gering etablierte Wertschätzung der Kultur in der Pflege ist unter anderem auf ein kennzahlorientiertes mathematisch-naturwissenschaftlich geprägtes Verständnis der Funktionsweise von Einrichtungen des Gesundheitswesens zurückzuführen (Belrhiti & Nebot Giralt & Marchal, 2018). Die Befunde der Forschung machen deutlich, dass in der Pflege zu wenig Aufmerksamkeit auf die Ausbildung von Führungskompetenzen gerichtet ist und Führungskompetenz als Persönlichkeitsmerkmal und nicht als Fachkompetenz wahrgenommen wird (Nieuwboer & van der Sande & van der Marck & Olde Rikkert & Perry, 2019). Eine Metaanalyse aus dem Jahr 2018 (Koeslag-Kreunen & van den Bossche & Hoven & van der Klink & Gijselaers, 2018) legt jedoch die positiven Effekte einer Person-zentrierten Führung nahe in Bezug auf die persönliche Weiterentwicklung von Pflegenden im Team im Vergleich zu aufgabenorientierten Führungsstilen.

Da Würde und Wertschätzung aneinandergekoppelt sind, ist die Qualifikation von pflegerischen Führungspersonen, die eine wertschätzungsorientierte Mitarbeiterführung umsetzen, naheliegend. Dies muss der gesundheitspolitisch bedingten Kennzahlorientierung nicht widersprechen, da die Sensibilisierung für die Würde der Pflegebedürftigen die Qualität der Versorgung positiv beeinflusst (Hinding & Akca & Spanowski & Kastner, 2012).

6. Fazit

Würde aus der Sicht der Pflege bedeutet für die Autorinnen dieses Beitrags, dass die Pflegenden den Pflegebedürftigen in ihrer Haltung und ihrem Herangehen signalisieren „Sie sind wertvoll und Sie sind es für mich wert, Sie zu pflegen.", ohne dass dies explizit ausgesprochen werden muss. Das Herangehen kann sich von Pflegende*r zu Pflegende*r unterscheiden: während die/der eine Pflegende dies in einem ruhigen, warmen, freundlichen Umgangston und mit initialen und erhaltenden Berührungen demonstriert, macht die/der andere Pflegende auffordernde Scherze zur Motivation. Beide vermitteln das gleiche und bleiben dennoch ihrem Selbst treu. Beide verfolgen identische Ablaufstrukturen, wenn es um den Schutz der Persönlichkeit geht und wissen die Intimsphäre der Pflegebedürftigen zu wahren.

In der Unterschiedlichkeit im Umgang mit der anderen Person aufgrund der persönlichen Charakteristika und Sozialisation liegt somit auch ein Signal eines wertschätzenden, würdevollen Umgangs gemäß dem Motto: „Ich bin für den anderen so da, wie ich bin, ich gebe mich preis und lasse ihn an meiner Person teilhaben." Dies bedient die Bedürfnisse der Pflegenden nach Integration und Authentizität und ist zugleich verbrieft im Ethikkodex (Fowler, 2018). Um dieses „Ich-Sein" in der Ausbildung von Pflegenden zu berücksichtigen und die Herausbildung einer stabilen Ich-Identität als wichtiges Kriterium einer kompetenten Pflegenden zu unterstützen, ist nicht nur eine Abkehr von starren

Beobachtungskriterien in Bezug auf kommunikative Elemente nötig, sondern die Vermittlung der Bedeutung von Diversität und dem dadurch bedingten Gewinn für pflegerische Teams. Dies erfordert Pflegende, die als Vorbilder auftreten und Pädagog*innen, die ihrerseits als stabile Persönlichkeit über ein hohes Maß an Reflexivität und Toleranz verfügen.

Neben diesem Bildungsauftrag ist es geboten, das Thema Würde in Prüfkatalogen als eine Selbstverständlichkeit zu verankern, um dadurch eine „Würdekultur“ auch als politisch gewollt zu vermitteln und in den Settings der Pflege aufzubauen. Durch die Operationalisierung einer würdevollen Pflege im Sinne der Konstrukte von Adressatengerechtheit, Achtsamkeit, Feinfühligkeit, Bedürfnisorientierung und Fachkompetenz werden Pflegetätigkeiten in einer ganzheitlicheren Perspektive dargestellt und damit in ihrer Komplexität anerkannt.

Würde ist ein komplexes, fragiles Konstrukt. Würdevoll zu pflegen, erfordert Wissen, Haltung und Reflexivität des Personals und Rahmenbedingungen einer gesunden Organisationsethik. Würde als übergreifendes Konzept für pflegerisches Herangehen, als immanenter Auftrag und Bestandteil von Pflege durch Mensch und Organisation zu verstehen, zahlt sich für Pflegende, Pflegebedürftige, deren Angehörige und nicht zuletzt pflegerische Institutionen aus (Rodríguez-Prat & Monforte-Royo & Porta-Sales & Escribano & Balaguer, 2016).

Literatur

Alamrani, M. H. & Alammar, K. A. & Alqahtani, S. S. & Salem, O. A. (2018). Comparing the Effects of Simulation-Based and Traditional Teaching Methods on the Critical Thinking Abilities and Self-Confidence of Nursing Students. The journal of nursing research, 26(3), 152–157. https://doi.org/10.1097/jnr.0000000000000231.

Amiri, E. & Ebrahimi, H. & Vahidi, M. & Asghari Jafarabadi, M. & Namdar Areshtanab, H. (2018). Relationship between nurses' moral sensitivity and the quality of care. Nursing Ethics, 26(4), 1265–1273. https://doi.org/10.1177/0969733017745726.

Ariño-Blasco, S. & Tadd, W. & Boix-Ferrer, J. (2005). Dignity and older people: The voice of professionals. Quality in Ageing and Older Adults, 6(1), 30–36. https://doi.org/10.1108/14717794200500006.

Baillie, L. (2009). Patient dignity in an acute hospital setting: a case study. International journal of nursing studies, 46(1), 23–36. https://doi.org/10.1016/j.ijnurstu.2008.08.003.

Bayer, T. & Tadd, W. & Krajcik, S. (2005). Dignity: The voice of older people. Quality in Ageing and Older Adults, 6(1), 22–29. https://doi.org/10.1108/14717794200500005.

Belrhiti, Z. & Nebot Giralt, A. & Marchal, B. (2018). Complex Leadership in Healthcare: A Scoping Review. International journal of health policy and management, 7(12), 1073–1084. https://doi.org/10.15171/ijhpm.2018.75.

Bieri, P. (2017). Eine Art zu leben: Über die Vielfalt menschlicher Würde (4. Aufl.). Fischer Verlag.

Brown, S. M. & Azoulay, E. & Benoit, D. & Butler, T. P. & Folcarelli, P. & Geller, G. & Rozenblum, R. & Sands, K. & Sokol-Hessner, L. & Talmor, D. & Turner, K. & Howell, M. D. (2018). The Practice of Respect in the ICU. American journal of respiratory and critical care medicine, 197(11), 1389–1395. https://doi.org/10.1164/rccm.201708-1676CP.

Bylund-Grenklo, T. & Werkander-Harstäde, C. & Sandgren, A. & Benzein, E. & Östlund, U. (2019). Dignity in life and care: the perspectives of Swedish patients in a palliative care context. International journal of palliative nursing, 25(4), 193–201. https://doi.org/10.12968/ijpn.2019.25.4.193.

Chochinov, H. M. & Hassard, T. & McClement, S. & Hack, T. & Kristjanson, L. J. & Harlos, M. & Sinclair, S. & Murray, A. (2008). The patient dignity inventory: a novel way of measuring dignity-related distress in palliative care. Journal of pain and symptom management, 36(6), 559–571. https://doi.org/10.1016/j.jpainsymman.2007.12.018.

Eisler, R. (2015). Kant-Lexikon: Nachschlagewerk zu Kants sämtlichen Schriften, Briefen und handschriftlichem Nachlass. Weidmannsche Verlagsbuchhandlung.

Fida, R. & Tramontano, C. & Paciello, M. & Kangasniemi, M. & Sili, A. & Bobbio, A. & Barbaranelli, C. (2016). Nurse moral disengagement. Nursing Ethics, 23(5), 547–564. https://doi.org/10.1177/0969733015574924.

Fowler, M. (2018). Duties to Self: The Nurse as a Person of Dignity and Worth. Creative nursing, 24(3), 152–157. https://doi.org/10.1891/1946-6560.24.3.152.

Gillespie, H., Kelly, M., Duggan, S. & Dornan, T. (2017). How do patients experience caring? Scoping review. Patient education and counseling, 100(9), 1622–1633. https://doi.org/10.1016/j.pec.2017.03.029.

Hasseler, M. & Stemmer, R. (2018). Entwicklung eines wissenschaftlich basierten Qualitätsverständnisses für die Pflegequalität. In K. Jacobs & A. Kuhlmey & S. Greß & J. Klauber & A. Schwinger (Hrsg.), Pflege-Report 2018: Qualität in der Pflege (23–36). Springer VS. https://doi.org/10.1007/978-3-662-56822-4_3.

Hasseler, M. & Wolf-Ostermann, K. & Berlin, A. S.H. (2010). Wissenschaftliche Evaluation zur Beurteilung der Pflege-Transparenzvereinbarungen für den ambulanten (PTVA) und stationären (PTVS) Bereich. https://www.gkv-spitzenverband.de/media/dokumente/pflegeversicherung/qualitaet_in_der_pflege/pflegenoten/Pflegenoten_Endbericht_Beirat_u_WB_2010_07_21.pdf.

Hinding, B. & Akca, S. & Spanowski, M. & Kastner, M. (2012). Mit Wertschätzungskultur zu mehr Stolz und Leistungsfähigkeit bei Pflegenden. In Zukunftsfeld Dienstleistungsarbeit (505–524). Springer VS.

International Council of Nurses (ICN). (2012). ICN – Ethikkodex für Pflegende. https://www.dbfk.de/media/docs/download/Allgemein/ICN-Ethikkodex-2012-deutsch.pdf.

Kerstein, S. (2019). Hastening death and respect for dignity: Kantianism at the end of life. Bioethics, 33(5), 591–600. https://doi.org/10.1111/bioe.12561.

Koeslag-Kreunen, M. & van den Bossche, P. & Hoven, M. & van der Klink, M. & Gijselaers, W. (2018). When Leadership Powers Team Learning: A Meta-Analysis. Small group research, 49(4), 475–513. https://doi.org/10.1177/1046496418764824.

Lammer, K. (2013). Supervision – „Multidisziplinarität" in Palliative Care aus supervisorischer Sicht. Zeitschrift für Palliativmedizin, 14(01), 18–20. https://doi.org/10.1055/s-0032-1319111.

Lopera-Arango, A. M. (2018). Caring for Patients without being with them: Invisibility of Nursing Care in Hospitalization Services. Investigacion y educacion en enfermeria, 36(3). http://www.scielo.org.co/pdf/iee/v36n3/2216-0280-iee-36-03-e10.pdf.

Luderer, C. (2014). Feinfühligkeit in der Gesundheitsversorgung. Dyaden in der Videointeraktionsanalyse. In G. Lehmann-Carli & H. Preuß & D. Johannsmeyer (Hrsg.), Empathie im Umgang mit dem Tabu(bruch). Kommunikative und narrative Strategien (177–196). Ost-West-Express. Kultur und Übersetzung.

Luderer, C. (2016). „Aber wir wollen doch nur Ihr Bestes!" – Subtile Formen des Zwangs in der Pflege. Pflegezeitschrift: Fachzeitschrift für stationäre und ambulante Pflege, 69(5), 268–271.

Magee, H. & Parsons, S. & Askham, J. (2008). Measuring dignity in care for older people. A research report for help the aged. Picker Institute. https://www.ageuk.org.uk/documents/en-gb/for-professionals/research/measuring%20dignity%20in%20care%20(2008)_pro.pdf?dtrk=true.

Nienhaus, A. & Westermann, C. & Kuhnert, S. (2012). Burn-out bei Beschäftigten in der stationären Altenpflege und in der Geriatrie.

Bundesgesundheitsblatt – Gesundheitsforschung – Gesundheitsschutz, 55(2), 211–222. https://doi.org/10.1007/s00103-011-1407-x.

Nieuwboer, M. S.& van der Sande, R. & van der Marck, M. A. & Olde Rikkert, M. G. M. & Perry, M. (2019). Clinical leadership and integrated primary care: A systematic literature review. The European journal of general practice, 25(1), 7–18. https://doi.org/10.1080/13814788.2018.1515907.

Ota, K. & Maeda, J. & Gallagher, A. & Yahiro, M. & Niimi, Y. & Chan, M. F. & Matsuda, M. (2019). Development of the Inpatient Dignity Scale Through Studies in Japan, Singapore, and the United Kingdom. Asian nursing research, 13(1), 76–85. https://doi.org/10.1016/j.anr.2019.01.008.

Parola, V. & Coelho, A. & Sandgren, A. & Fernandes, O. & Apóstolo, J. (2018). Caring in Palliative Care: A Phenomenological Study of Nurses' Lived Experiences. Journal of hospice and palliative nursing(JHPN). The official journal of the Hospice and Palliative Nurses Association, 20(2), 180–186. https://doi.org/10.1097/NJH.0000000000000428.

Pflege-Transparenzvereinbarung stationär (PTVS) (2016). Vereinbarung nach § 115 Abs. 1a Satz 8 SGB XI über die Kriterien der Veröffentlichung sowie die Bewertungssystematik der Qualitätsprüfungen nach § 114 Abs. 1 SGB XI in der stationären Pflege. In der Fassung vom 11.08.2016. https://www.mds-ev.de/fileadmin/dokumente/Publikationen/SPV/Pflegetransparenz/2017-05-17_PTVS_Teil_2.pdf.

Rejnö, Å. & Ternestedt, B.-M. & Nordenfelt, L. & Silfverberg, G. & Godskesen, T. E. (2020). Dignity at stake: Caring for persons with impaired autonomy. Nursing Ethics, 27(1), 104–115. https://doi.org/10.1177/0969733019845128.

Rodríguez-Prat, A. & Monforte-Royo, C. & Porta-Sales, J. & Escribano, X. & Balaguer, A. (2016). Patient Perspectives of Dignity, Autonomy and Control at the End of Life: Systematic Review and Meta-Ethnography. PloS one, 11(3). https://doi.org/10.1371/journal.pone.0151435.

Ryan, C. & Powlesland, J. & Phillips, C. & Raszewski, R. & Johnson, A. & Banks-Enorense, K. & Agoo, V. C. & Nacorda-Beltran, R. & Halloway, S. & Martin, K. & Smith, L. D. & Walczak, D. & Warda, J. & Washington, B. J. & Welsh, J. (2017). Nurses' Perceptions of Quality Care. Journal of nursing care quality, 32(2), 180–185. https://doi.org/10.1097/NCQ.0000000000000211.

Sasso, L. & Bagnasco, A. & Aleo, G. & Catania, G. & Dasso, N. & Zanini, M. P. & Watson, R. (2017). Incorporating nursing complexity in reimbursement coding systems: The potential impact on missed care. BMJ quality & safety, 26(11), 929–932. https://doi.org/10.1136/bmjqs-2017-006622.

Schluter, J. & Winch, S. & Holzhauser, K. & Henderson, A. (2008). Nurses' moral sensitivity and hospital ethical climate: A literature review. Nursing Ethics, 15(3), 304–321. https://doi.org/10.1177/0969733007088357.

Simon, M. & Schmidt, S. G. & Schwab, C.G.G. & Hasselhorn, H.-M. & Bartholomeyzcik, S. (2013). Messung der Pflegequalität in der Langzeitpflege. Bundesgesundheitsblatt – Gesundheitsforschung – Gesundheitsschutz, 56(8), 1088–1097. https://doi.org/10.1007/s00103-013-1748-8.

Stratton, D. & Tadd, W. (2005). Dignity and older people: The voice of society. Quality in Ageing and Older Adults, 6(1), 37–48. https://doi.org/10.1108/14717794200500007.

Sturm, B. A. & Dellert, J. C. (2016). Exploring nurses' personal dignity, global self-esteem and work satisfaction. Nursing Ethics, 23(4), 384–400. https://doi.org/10.1177/0969733014567024.

van Hoof, J. & Verbeek, H. & Janssen, B. M. & Eijkelenboom, A. & Molony, S. L. & Felix, E. & Nieboer, K. A. & Zwerts-Verhelst, E. L. M. & Sijstermans, J. J. W. M. & Wouters, E. J. M. (2016). A three perspective study of the sense of home of nursing home residents: the views of residents, care professionals and relatives. BMC Geriatrics, 16(1), 169. https://doi.org/10.1186/s12877-016-0344-9.

Victorian Government Department of Human Services. (2009). With respect to age — 2009. Victorian Government practice guidelines for health services and community agencies for the prevention of elder abuse. Aged Care Branch. https://www2.health.vic.gov.au/about/publications/policiesandguidelines/with-respect-to-age-2009.

Wagner, B. (2019). Das politische Programm der Allgemeinen Erklärung der Menschenrechte 70 Jahre nach ihrer Verabschiedung. In M. Fröhlich & O. W. Lembcke & F. Weber-Stein (Hrsg.), Universitas: Ideen, Individuen und Institutionen in Politik und Wissenschaft (1. Aufl., 503–520). Nomos Verlag. https://doi.org/10.5771/9783845299822-503.

Weißbecker-Klaus, X. (2014). Multitasking und Auswirkungen auf die Fehlerverarbeitung: psychologische Untersuchung zur Analyse von Informationsverarbeitungsprozessen. Forschung Projekt F 2247. Baua – Bundesanstalt für Arbeitsschutz und Arbeitsmedizin. https://www.baua.de/DE/Angebote/Publikationen/Berichte/F2247.pdf?__blob=publicationFile&v=8.

Wingenfeld, K. & Stegbauer, C. & Willms, G. & Voigt, C. & Woitzik, R. (2018). Entwicklung der Instrumente und Verfahren für Qualitätsprüfungen nach §§ 114 ff. SGB XI und die Qualitätsdarstellung nach § 115 Abs. 1a SGB XI in der stationären Pflege. Abschlussbericht: Darstellung der Konzeptionen für das neue Prüfverfahren und die Qualitätsdarstellung. https://www.gs-qsa-pflege.de/wp-content/uploads/2018/10/20180903_Entwicklungsauftrag_stationa%CC%88r_Abschlussbericht.pdf.

Wiseman, T. P. (1966). The Ambitions of Quintus Cicero. Journal of Roman Studies, 56(1–2), 108–115. https://doi.org/10.2307/300137.

Johann Behrens

Selbstbestimmte Teilhabe statt Selbstständigkeit in Verrichtungen: Das gesetzliche Ziel von Pflege und Therapie und seine Qualitätserfassung[1]

1. Einleitung

Fast könnte es so scheinen, als sei das deutsche Parlament klüger als Gerontologie, Geriatrie, Pflegewissenschaft, Qualitätsentwicklung, Präventions- und Rehabilitationswissenschaften zusammen (Behrens & Goerres & Schaeffer et al., 2012). Im § 1 Sozialgesetzbuch IX, in dessen Licht alle anderen Sozialgesetzbücher zu lesen sind, definiert das Parlament als Ziel von Pflege und Therapie keineswegs *Selbstständigkeit in Aktivitäten des täglichen Lebens.* Vielmehr ist das gesetzliche Ziel *Selbstbestimmung* und *gleichberechtigte Teilhabe am Leben der Gesellschaft.* Logisch kann dieses Ziel nicht durch *fremdbestimmte Teilhabe* erfüllt werden, sondern nur durch *selbstbestimmte Teilhabe.* Selbstbestimmung (Autonomie) ist etwas ganz anderes als Selbstständigkeit (Autarkie). Selbstständigkeit mag zwar ein häufig angestrebtes Mittel sein, Selbstbestimmung zu erreichen. Man zieht von zu Hause aus, wird also selbstständig, um frei von elterlicher Mitbestimmung sich selbst bestimmen zu können. Man geht aufs Land, zieht sein eigenes Gemüse und ggf. seine eigenen Tiere groß, versorgt sich selbstständig, um seine Selbstbestimmung nicht von Chef*innen einschränken zu lassen und nicht vom Markt abhängig zu werden. Aber das Mittel Selbstständigkeit, um selbstbestimmte Teilhabe zu erlangen, steht in vielen Phasen unseres Lebens nur sehr eingeschränkt zur Verfügung. Und unser Anspruch auf Selbstbestimmung soll nicht erlöschen, wenn kein Training, keine Therapie, keine Rehabilitation, keine Pflege uns (wieder) zur Autarkie, zur Selbstständigkeit in unseren Aktivitäten verhelfen kann. Wenn ich mich nicht mehr selbst duschen kann, will ich nicht meinen Anspruch auf Selbstbestimmung an den abgeben müssen, der mich duscht. Deswegen war das Parlament gut beraten, als es selbstbestimmte

---

1 Der Autor dankt Ingrid Darmann-Finck für hilfreiche Kürzungsvorschläge.

Teilhabe und gerade nicht Selbstständigkeit zum Ziel von Pflege und Therapie erklärte. Beraten wurde das Parlament offenbar von den Bewegungen, die auch an der UN-Behindertenrechtskonvention arbeiteten. Menschen, die behindert werden oder sind, können sich weniger der Illusion der Autarkie hingeben als Bodybuilder, die im Fitness-Studio beschließen, auf das Land zu ziehen und Selbstversorger zu werden. Kein Mensch ist autark, aber einige Menschen können sich mehr als andere einbilden, es zu sein. Der Normalfall ist Abhängigkeit. Es geht um Selbstbestimmung in der Unselbstständigkeit. Das erscheint trivial, insbesondere auch für Pflegebedürftige: Jede Person, die pflegebedürftig nach der Definition des Pflegeversicherungsgesetzes ist, ist zugleich behindert nach der Definition des SGB IX und hat Anspruch auf Förderung selbstbestimmter Teilhabe.

So trivial das ist, so wenig prägt es die Zielgrößen von Gerontologie, Geriatrie, Pflegewissenschaft, Qualitätsentwicklung, Präventions- und Rehabilitationswissenschaften. Dort wird Selbstständigkeit gemessen und festgestellt, nicht selbstbestimmte Teilhabe. Am häufigsten werden Instrumente wie Barthel, FIM oder auch RAI verwendet, die den Grad der Selbstständigkeit in vorgegebenen Verrichtungen feststellen, aber eigentlich nie Selbstbestimmung und selbstbestimmte Teilhabe. Man kann ohne Übertreibung sagen: Die meistverwendeten Zielgrößen und Erfolgsindikatoren erfassen gar nicht das gesetzliche Ziel von Pflege und Therapie. Daher sind sie auch nicht gut zur Feststellung der Ergebnisqualität geeignet, die man kennen muss, um Prozess- und Strukturqualität überhaupt definieren und erfassen zu können. Das muss nicht nur an Verstocktheit und Verbohrtheit der beteiligten wissenschaftlichen Eminenzen liegen. Es kann auf technisch-methodische Schwierigkeiten zurückzuführen sein: Woran eine Person selbstbestimmt teilhaben will, unterscheidet sich von Person zu Person. Das macht für alle gleiche Messlatten, wie wir sie für die beobachtbare Erfassung der Selbstständigkeit in vorgegebenen Verrichtungen kennen, zugegeben schwerer. Aber ein solches Instrument erscheint doch möglich. Im dritten Teil, dem Hauptteil dieses Beitrags, wird ein einfaches, partizipatives, an selbstbestimmter gleichberechtigter Teilhabe orientiertes Verfahren in seinen Stärken und Schwächen vorgestellt, dass in einer klinisch epidemiologischen Reihenuntersuchung an Bewohner*innen stationärer Pflegeeinrichtungen unter wissenschaftlicher Begleitung des Frankfurter Instituts für Supervision, Institutionsberatung und Sozialforschung genutzt wurde. Es ist für die Qualitätserfassung ebenso relevant wie für die sektorenübergreifende pflegerische Koordination in der Gemeinde. Es basiert auf dem Konzept des Aufbaus interner Evidence, das vor fast 40 Jahren in Bremen bei der Beantragung des auch pflegewissenschaftlichen DFG-Sonderforschungsbereichs 186 (1988 – 2000) mit dem Titel ‚Statuspassagen und Risikolagen im Lebensverlauf' entwickelt wurde (Behrens, 1990; Heinz & Behrens, 1991; Behrens & Leibfried, 1987). Erst der Aufbau interner Evidence macht die pflegerische und therapeutische Nutzung externer Evidence – also die Nutzung der wohldokumentierten Erfahrung, die andere mit Pflege und Therapie gemacht haben – für individuelle Klient*innen möglich. Auf eines kommt es dabei entscheidend an: Auf den Nachweis, dass selbstbestimmte, gleichberechtigte Teilhabe auch eine Möglichkeit für Personen mit kognitiven Einschränkungen (mit einem Minimental Status unter 11 Punkten) ist. Denn eine Pflegetheorie, die schwere kognitive Einschränkungen bei Pflegebedürftigen ausschließt, ist irrelevant. So hat schon Meleis (1999, S. 580) gegen die Ansätze von Wiedenbach und die Schule von Yale (Wiedenbach 1965) eingewandt:

> *„Die Theorie ist auf Personen beschränkt, die in einem Krankenhaus liegen, bei Bewusstsein und grundsätzlich bereit sind, an ihrer pflegerischen Versorgung mitzuwirken und imstande sind, ihren Hilfebedarf zu erkennen."*

Zunächst ist hermeneutisch aus der Alltagssprache zu klären, was *Selbstbestimmung* und *Teilhabe* eigentlich bedeuten – denn es handelt sich genau wie *Würde* um Worte mit breiter Bedeutung und *absolute Metaphern* im Sinne von Blumenberg (1987) (Abschnitt 2.1). Die Unterscheidung zwischen Teilhabe (*participation*) und Aktivität (*activity*) (Abschnitt 2.2) ist die wichtigste Leistung der ansonsten oft etwas unhandlichen und inkonsequenten WHO-Klassifikation *ICF* (Internationale Klassifikation der Funktionsfähigkeit, Behinderung und Gesundheit), der gemeinsamen Weltsprache aller Gesundheitsprofessionen der Erde. Die ICF Unterscheidung zwischen Teilhabe und Aktivität prägte begrifflich das Ziel des deutschen § 1 SGB IX *selbstbestimmte Teilhabe* und fundiert weitgehend Qualitätsentwicklung wie Qualitätssicherung. Wie der Aufbau interner Evidence und selbstbestimmter Teilhabe bei Menschen mit Demenzen, bei Ohnmächtigen und bei Sterbenden gelingen kann, wird in Abschnitt 3 erörtert. In Abschnitt 4 werden Schlussfolgerungen für einen Begriff der Pflege als Gesundheitsförderung gezogen.

2. *Selbstbestimmung* und *gleichberechtigte Teilhabe* als Ziel von Pflege und Therapie

2.1 Was beinhalten diese großen Worte?

Der deutsche Gesetzgeber fasst im SGB IX, § 1 das Ziel von Pflege und Therapie als „*Selbstbestimmung und gleichberechtigte Teilhabe am Leben der Gesellschaft*" zusammen. Auf den ersten Blick sind sie allerdings höchst unkonkret und fast unverständlich. Es handelt sich gleich um eine ganze Kaskade an absoluten Metaphern im Sinne Blumenbergs (1987), oder? Das Wort *Teilhabe* kann sprachlich nicht für sich alleinstehen. Der Satz *Ich habe oder nehme teil* ist immer unvollständig; er bedarf eindeutig immer der Ergänzung, woran eine Person teilhat oder teilnimmt. Das ist im Englischen (*participation*) genauso und auch im römischen Recht. Woran eine Person einen Part hat oder nimmt, daran partizipiert sie. Diese notwendige Ergänzung des Wortes Teilhabe oder Partizipation bilden im Gesetzestext die Teilhabe am *Leben der Gesellschaft*. Das sind ebenfalls extrem umfassende Wörter. Da jedes menschliche Leben gesellschaftlich ermöglicht, geprägt und von vielfältigen Erwartungen umgeben ist (bis hin zum „guten" Sterben, für das es besonders viele gesellschaftliche Erwartungen zu erfüllen gilt), umfasst diese Bestimmung der Teilhabe als *gleichberechtigte Teilhabe am Leben der Gesellschaft* schlicht alles. Man kann auch schlecht Grundbedürfnisse von höheren oder kulturellen Bedürfnissen unterscheiden, wie es Maslow und später Inglehart (Maslow, 1970; Behrens, 1982) versuchten. Ein Maslow´sches *Grundbedürfnis* wie *Nahrungsaufnahme* kommt faktisch fast immer als kulturell geformtes Bedürfnis, also in Maslows Hierarchie der Bedürfnisse als höchstes Bedürfnis der *Selbstverwirklichung* vor. Denn Kalorienaufnahme bedarf – außer bei künstlicher Ernährung – des Essens. Und was man überhaupt essen und trinken kann, ohne sich gleich übergeben zu müssen, ist historisch- gesellschaftlich geprägt. Essen erfüllt daher immer viele der von Maslow und Inglehart getrennten Bedürfnisse zugleich. Es ist *Selbstverwirklichung*, Sicherheitsgewinn, Kalorienaufnahme und in der Regel bei gemeinsamem Essen und Trinken auch *Anerkennung* in ein und demselben Akt. Die analytische Unterscheidung von Grund- und höheren Bedürfnissen hilft also zur Konkretion dessen, woran ich teilhabe oder teilnehme, zur Konkretion des Begriffs *Leben der Gesellschaft* gar nichts.

Zur Konkretion hilft aber, dass der Gesetzgeber (siehe § 1 SGB XI) das Wort *Selbstbestimmung* in die Kaskade absoluter Metaphern eingefügt hat. Auf die Schwierigkeiten des Wortes Selbstbestimmung kommen wir gleich. Entscheidend ist hier zunächst nur: Selbstbestimmung trifft eine Auswahl unter allem, was als Teilhabe am Leben der Gesellschaft versammelt werden kann. Wie es Menschen gibt, die am Gottesdienst oder der Oper teilhaben wollen, so gibt es Menschen, die vom Gottesdienstbesuch oder vom Opernbesuch gerade befreit sein wollen. Wie es Menschen gibt, die an einem Bratwurstgelage mit Bier, so gibt es Menschen, die an einem veganen Essen teilhaben wollen. Teilhabe am Leben der Gesellschaft heißt also keineswegs, alle müssen am Opernbesuch mit anschließendem Bratwurstgelage partizipieren. Teilhabe am Leben der Gesellschaft ist immer etwas Konkretes. Und wenn es sich um selbstbestimmte Teilhabe handelt, ist es eine konkrete, selbstgewählte Teilnahme und keinesfalls eine durch noch so fürsorgliche Expert*innen fremdbestimmte. In stationären Pflegeeinrichtungen treffen wir Schwerst-Pflegebedürftige, die verantwortlich eine Voliere mitversorgen, eine Stola häkeln, das Essen mit vorbereiten wollen, sich mit ihrer Schwiegertochter versöhnen oder von ihren Besuchen verschont sein wollen. Für sie ist es ganz einfach, festzustellen, ob die Pflegeprofession ihnen eine selbstbestimmte Teilhabe am Leben der Gesellschaft ermöglicht: Wenn sie an der Voliere oder an der Essensvorbereitung teilnehmen, sehen sie selbstbestimmte Teilhabe ermöglicht. Abstrakt erkennt man das nicht.

Teilhabeziele ergeben sich häufig in einer dialektischen Dynamik von Inklusion und Exklusion. Zur Veranschaulichung ein Beispiel, das viele ganz ähnlich erlebten und genauso bewerten wie ich: Ich war mit meinem damals dreijährigen Sohn und meiner damals siebenjährigen Tochter im Park auf einer großen Wiese. Meine Tochter wollte mit ihren Freundinnen in einer Ecke der Wiese sitzen und ihren kleinen Bruder nicht dabeihaben. Ich übte mit meinem Sohn auf derselben Wiese, Tore zu schießen. Nach einer guten halben Stunde kam meine Tochter und sagte: „Consti darf für 10 Minuten bei uns auf der Decke sitzen, ohne Dich natürlich, Papa, dann muss er wieder zu Dir, Fußball spielen." Sofort setzte sich mein Sohn beglückt zu den großen Mädchen auf die Decke und hörte ihren Gesprächen zu. Nach gut 15 Minuten kam er wieder zurück zum Fußball mit mir. Ganz offensichtlich geht es hier um Teilhabe, um Inklusion und Exklusion. Für mich und alle, die die völlig gewöhnliche, oft ähnlich selbst erlebte Geschichte hörten, war es selbstverständlich, dass Väter, obwohl erziehungsberechtigt, kein Recht auf einen Platz auf der Decke der siebenjährigen Mädchen haben. Kinder brauchen das Recht zur Exklusion ihrer Erziehungsberechtigten. Sie brauchen auch das Recht auf temporäre (!) Exklusion ihrer Geschwister. Niemand hat das bisher je bestritten.

Für meinen Sohn war die Teilnahme am Fußballspiel erfreulich, aber die kurzzeitig gewährte Teilhabe an der Runde der großen Mädchen, von der er so lange exkludiert war, war noch viel erfreulicher. Er hatte eine Rangordnung wünschenswerter Teilhaben. Der Ausschluss von der Decke und die Neugier darauf, was sich die großen Mädchen zu sagen hatten, machte die Teilhabe an ihrer Runde besonders erstrebenswert. Hätte er immer bei den großen Mädchen sitzen dürfen oder sogar müssen, wäre ihm diese Teilhabe womöglich langweiliger geworden als Fußball zu spielen. Meine Tochter, die sich offensichtlich mit ihrem Bruder empathisch identifizierte, bewegte alle Teilhabe-, Inklusions- wie Exklusionswünsche in ihrem Herzen und fand eine für ihr Gewissen und das ihrer Freundinnen optimale sequentielle Balance.

So lässt sich der Inhalt des großen Wortes *gleichberechtigte Teilhabe am Leben der Gesellschaft* recht einfach resümieren, bevor das Adjektiv *selbstbestimmt* entscheidende Präzisierungen hinzufügt. Gleichberechtigte Teilhabe wird leicht erkennbar am beobachtbaren System der Berechtigungen. Berechtigungen zur Teilhabe werden regelmäßig in vorzuweisenden Berechtigungsausweisen dokumentiert, seien es Studierenden-, Personal- oder Dienstausweise, Fahrkarten oder Eintrittskarten und viele andere. Die Gesellschaft lässt sich beschreiben als ein System von Teilhabe-Berechtigungen. Daran wird dreierlei deutlich. Erstens: Eine Berechtigung ist nur real, wenn sich das Recht auch materialiter umsetzen lässt. Eine subventionierte Busfahrkarte, selbst ein Freifahrtschein nützen nichts, wenn die Stufen des Busses unüberwindbar sind. Deswegen gehören die Barrierefreiheit und die Bereitstellung, ja sogar das möglichst rechtzeitige Eintreffen des Busses zur Berechtigung. Diese materiale Berechtigung zur Busbenutzung endet bekanntlich auch nicht, wenn ein physio- oder ergotherapeutisches Training der Aktivität *selbständiges Stufenerklimmen* aussichtslos ist (darauf ist bei der ICF der WHO im Abschnitt 2.2 zurückzukommen). Das ist trivial und bedarf keiner weiteren Ausführung. Zweitens: Gleichberechtigte Teilhabe am Leben der Gesellschaft ist der materiale alltägliche Begriff der Demokratie, deswegen findet er sich in allen demokratischen Verfassungen, – wenn auch Demokratie als gleichberechtigte Teilhabe noch nirgendwo vollendet ist (Behrens, 1990; Behrens & Leibfried, 1987). Auch das ist trivial. Demokratie wirkt als unvollendetes Projekt der Verallgemeinerung gleicher Teilhabe-Berechtigungen. Drittens: Teilhabe-Berechtigungen verdanken sich nicht mehr sehr verehrten gnädigen Frauen und gnädigen Herren. In den vergangenen 200 Jahren ist die bis dahin selbstverständliche Abhängigkeit von persönlicher Gnade – nicht von Liebe – peinlich geworden und durch Anrechte ersetzt worden. Nur noch in Brief-Anreden lebt die vorgespielte, früher selbstverständliche Abhängigkeit von gnädigen Damen und Herren fort, von der *signora* und vom *signore*. *La mia cara signora* ist der Versuch, die peinliche Abhängigkeit von herrschaftlicher Gnade durch die überhaupt nicht peinliche, völlig selbstverständliche Abhängigkeit von Liebe zu ersetzen. Tatsächlich sind Berechtigungen keine Almosen. Auch das ist trivial (Behrens, 1990).

Etwas komplexer wird gleichberechtigte Teilhabe offenbar erst, wenn sie selbstbestimmt, also nicht fremdbestimmt sein soll. Dass sich individuelle Teilhabeziele oft in einer dialektischen Dynamik von Exklusion und Inklusion entwickeln, findet sich in jedem Alter. Teilhabebedürfnisse am Leben der Gesellschaft entstehen in Interaktionen und werden in Interaktionen befriedigt oder frustriert. Der Anspruch auf selbstbestimmte Teilhabe zerreißt diese Interaktionen keineswegs. Das wird deutlich bei der Reflektion des Begriffs Selbstbestimmung.

Die Schwierigkeiten des Begriffs Selbstbestimmung liegen auf der Hand. Seit weit mehr als 100 Jahren wird in Frage gestellt, ob Menschen die Auswahlen, die sie in ihren Handlungen treffen, wirklich selbstbestimmt vornehmen. Für die Antwort auf diese Frage lohnt sich ein Rückgriff auf die alte Phänomenologie und die neue Neurowissenschaft. Die Neurowissenschaft fügte der Phänomenologie nichts hinzu, bestätigte deren Positionen aber hirnphysiologisch.

Im Alltagsbewusstsein der Lebenswelt sind wir es gewohnt, viel öfter Kausalität zu unterstellen, als es die empirischen Wissenschaften für begründet halten. Man kann geradezu sagen, die Kausalitätsunterstellung ist eine grundlegende Annahme alltäglichen Handelns. Wir schmieren etwas auf eine schmerzende Stelle unseres Körpers, um zu erreichen, dass der Schmerz nachlässt. Fast alles Handeln folgt dieser Um-zu-Kausalität. Ohne Um-zu-Annahmen würden wir fast keine Hand heben und fast gar nichts unternehmen. Wenn dann der Schmerz tatsächlich nachlässt, denken wir, er habe nachgelassen, weil (!) wir etwas auf die schmerzende Stelle schmierten. Wir fühlen uns berechtigt, hier eine Weil-Kausalität für erwiesen zu halten. Der Wirksamkeitsnachweis scheint erbracht, die Schmiere hat sich bewährt. Tatsächlich weiß jeder, der das liest: Der Schmerz kann im Zeitverlauf aus vielen Gründen abgenommen haben, die mit der Schmiere überhaupt nichts zu tun haben. So denken wir auch in sehr langen, sehr komplexen Handlungsketten. Wir erziehen unsere Kinder viele Jahre lang mit großer Mühe, um (!) sie zu wohlgeratenen, glücklichen Erwachsenen heranzubilden. Wenn sie dann tatsächlich wohlgeraten und glücklich sind, kann das natürlich auf nichts anderes kausal zurückgeführt werden als auf unsere gute Erziehung, oder?

Im Verkehr miteinander unterstellen wir uns wechselseitig, den eigenen Absichten gemäß gehandelt zu haben. Wir unterstellen uns also wechselseitig Selbstbestimmtheit bei der Auswahl unserer Handlungen. Natürlich kommen allfällig *Versprecher* vor und *versehentliche Fehlgriffe*. Aber es ist ein Gebot des Anstands, nicht auf Versprechern herumzuhacken, sondern auf das zu antworten, was die Gesprächspartner*innen *sagen wollten*. Und auch bei Fehlgriffen ist es uns, sobald wir das dritte Lebensjahr erreichen, wichtig zu unterscheiden, ob sie „mit Absicht“ oder „aus Versehen“ getan und schnell wieder berichtigt werden. Die wechselseitige Unterstellung von Selbstbestimmtheit unseres Handelns ist die Basis aller unserer Verabredungen, Vereinbarungen und Kooperationen, ohne die wir gar nicht leben könnten. Die Fiktion des freien Willens ist bis zu einem gewissen Grad eine unverzichtbare Fiktion des Alltags-Lebens.

Selbstverständlich überrascht es uns trotzdem nicht, wenn Husserl – und später Schütz – über das Fremdverstehen schreibt, das Motiv einer Handlung zu verstehen, bedeute nicht, die Handlung zu verstehen, da die Handlung nicht allein aus dem Motiv des Handelnden hervorginge (Husserl, 1992; Behrens, 1979). Typischerweise entdecken wir erst im Rückblick auf unsere Taten, z.B. auf unsere Berufswahl, die uns seinerzeit bewegenden Motive, Gründe und Ursachen, die uns bei der Handlung Berufswahl damals noch gar nicht bewusst waren. Alle entdecken wir nie. Dennoch bleiben wir bei der Unterstellung, Menschen handelten hinreichend selbstbestimmt, um sie für ihre Taten verantwortlich machen zu können und ihren Willen zu respektieren. Für diesen Respekt vor dem Willen der anderen ist deren Geschäftsfähigkeit keineswegs notwendig vorauszusetzen. Auch Kinder haben einen Willen. Sonst könnte es den Reim gar nicht geben: „Kinder mit Willen kriegen eins auf die Brillen." Kinder haben nicht nur unbestreitbar einen Willen. Schon in den allerersten Jahren bringen wir ihnen bei, sich selber für ihre Taten kausal verantwortlich zu fühlen. Die typische Kinderfrage „wie ist das nur puttgekommen", wenn der Spinat-Teller vom Tisch segelt, beantworten wir mit: „Du hast den Teller" (durchaus selbstbestimmt) „vom Tisch gewischt." Auch wenn wir ganz kleinen Kindern eine verminderte Zurechnungsfähigkeit und noch geringe motorische Fähigkeiten zur Selbstkontrolle der Körperbewegungen zu Gute halten, respektieren wir trotzdem ihren Willen und unterstellen ihnen so viel Selbstbestimmung, dass wir sie zunehmend mehr für ihre Taten verantwortlich machen. Die Unterstellung eines völlig freien Willens ist dazu gar nicht nötig.

Die Hirnforschung kann bei der Erörterung des freien Willens gut an Husserl und Schütz anknüpfen, die von den Ergebnissen der Hirnforschung noch gar nichts wissen konnten. Schon bevor uns eine Handlungsabsicht bewusst wird, also willentlich erinnerbar wird, gingen der Handlung Hirnprozesse voraus, die die Neurowissenschaften mit ihren Messgeräten beobachten können. Ist das mit der Idee des freien Willens vereinbar?

> *„Um völlig frei und unabhängig von vorangehenden Hirnprozessen entscheiden zu können, bedürfte es eines* Entscheiders, *der nicht an neuronale Prozesse gebunden ist und* von außen *auf die Hirntätigkeiten einwirkt, damit diese ausführen, was der Entscheider wollte. Sollte dies der Fall sein, wären alle gegenwärtigen Erklärungsmodelle der Naturwissenschaften falsch"* (Singer, 2017, S. 27).

Gerade die mangelnde Bewusstheit der Hirnprozesse stützt alltäglich die Fiktion des freien Willens:

> *„Wir machen die Zuschreibung, frei entscheiden zu können, zum festen Bestandteil unseres Selbstmodells und erleben dabei keine Widersprüche, weil wir die Verarbeitungsprozesse in unserem Hirn gar nicht spüren"* (Singer, 2017, S. 27).

Der Satz könnte in seinen Konsequenzen von Husserl und Schütz sein. Die wechselseitige Zuschreibung selbstbestimmten und daher selbst verantworteten Handelns setzt die Unterstellung eines völlig freien Willens keinesfalls voraus;

es muss nur gerade so viel Selbstbestimmung geben, dass Vereinbarungen nicht völlig absurd sind. Ohne Vereinbarungen könnten Menschen nicht kooperieren.

Wie konkrete Gefühle und Wahrnehmungen zu einem Objekt der Außenwelt entstehen, stellt sich die Hirnforschung in ihrem gegenwärtigen Stand in einem Modell so vor, als habe das Gehirn die Einführung in Evidence based Nursing and Caring gelesen:

> „*Was uns als konkretes Objekt der Außenwelt erscheint, ist im Innern eine sehr komplexe, raumzeitlich strukturierte Wolke von Aktivitäten. Diese folgt aus dem Vergleich gespeicherter Informationen mit den jeweils eintreffenden Sinnessignalen. Wir konstruieren uns unsere Wahrnehmungen auf der Basis von Vorwissen und Hypothesen*“ (Singer, 2017, S. 27).

Wenn das stimmt, arbeitet das Hirn wie ein Sozial-Forscher im Aufbau externer und interner Evidence. Ob das stimmt oder ob das nur eine schöne Geschichte ist, kann und braucht hier nicht entschieden zu werden. Es genügt, sich darüber freuen zu können, dass sich im Anschluss an die Phänomenologie Husserls und gleichlautend an die Hirnphysiologie Singers mit dem Problem der Selbstbestimmung und des freien Willens auch das der Seele im Verhältnis zum Leib, des Geistes im Verhältnis zum Körper verblüffend einfach ein Stück weit klärt. Im Unterschied zur Psychologie (Wolf, 2018) und zur Organmedizin hatte ja die Pflegetheorie glücklicherweise nie wirklich die Last, von einer Leib-Seele oder Geist-Körper-Dichotomie auszugehen. Die Pflege sah das – wie auch die gesund-krank-Dichotomie – immer durchaus undifferenziert. Sie hatte es immer mit beidem zugleich zu tun, mit Leib und Seele, Körper und Geist. Deshalb war sie von den Revierabgrenzungsproblemen der Psychologie und der Spiritualität nie ganz betroffen. Psychologie und Spiritualität haben ihren Namen aus einer Zeit, in der ihr jeweiliger Gegenstand physikalisch einfach zu erfassen war: Sowohl das Wort Psyche als auch das Wort Spiritualität leiten sich von griechischen Wörtern für Atemhauch (psychä, spiros) ab, der einen Spiegel beschlägt, solange ein Mensch lebt, und aus dem Körper entwichen ist, sobald er tot ist. Die unsterbliche Seele, die Psyche, und der unsterbliche Geist, der spiros, das war dieser physikalisch nachweisbare Atemhauch, der den Körper als *sterbliche Hülle* zurücklässt und in die himmlischen Lüfte entschwindet. Als die Psyche nicht mehr dieser physikalisch leicht feststellbare Atemhauch sein sollte, hatten es Psychologie und Spiritualität schwerer, ihr Revier zu bestimmen. Hirnphysiologen wie Singer meldeten, sie hätten die Seele im Gehirn nicht gefunden. Die Lösung hatte schon Viktor v. Weizsäcker (1955, S. 379):

> *„Die Psychologie ist die Frage der Gegenseitigkeit, sie ist, mit modernem Ausdruck, im Grunde ein soziales Problem. Psychologie ist eigentlich immer ein soziales Verhältnis, man kann beides nicht trennen.“*

Weizsäckers Zurückführung der Psychologie auf Soziologie entspricht dabei verblüffend Singers bereits zitierter Verortung des freien Willens.

Weizsäckers Beschreibung und Erkenntnis der Psychologie als tatsächlich einer Soziologie gegenseitiger Erwartungen und Unterstellungen führt ihn auch zur Kritik an den Revieranerkennungen der Psychoanalyse und Psychosomatik in ihrem Verhältnis zur ‚naturwissenschaftlichen‘ Medizin. Am Beginn der Krankheiten stünden

> *„nicht nur die persönlichen Konflikte mit den nächsten und blutsverwandten Personen [...], sondern auch die Konflikte der Ideen, der Gebote, der Treue zu ihnen, der Hingabe an sie. Zeugung und Tod, aber auch Glaube und Geburt, Kirche und Staat, bringen die Konflikte, in denen und durch die der Mensch seine Krankheit bekommt“* (v. Weizsäcker, 1955, S. 389).

In diesem Satz sind keineswegs nur Kirche, Staat, Ideen und Glauben als Gesundheitsrisiken eingeführt, sondern auch als ein *soziales Verhältnis*. Soziale Verhältnisse erscheinen unvermeidbar. Ein Mitarbeiter v. Weizsäckers, Mitscherlich, wird später diese Interpretation der *Krankheit als Konflikt* (Mitscherlich, 1965) ausbauen, ohne v. Weizsäckers Kritik an der Psychoanalyse zu übernehmen (Wolf, 2018). V. Weizsäckers Kritik an der Revierabgrenzung der Psychoanalyse und Psychosomatik scheint zwar grundsätzlich, sie bleibt aber der kritisierten Dichotomie von Natur und Geist verhaftet, und Freud selbst entschuldigt die Revierabgrenzung in einem Brief an v. Weizsäcker als eher taktisch gemeint. V. v. Weizsäcker:

> *„Das Unternehmen, die Psychologie in die Medizin einzuführen, besteht nicht nur darin, dass man die kleine Gruppe der seelischen Erkrankungen, etwa Hysterie, Zwangsneurosen oder Psychosen, als seelische studieren muss. Dies ist immer getan worden. Es handelt sich vielmehr um die Frage, ob jede Krankheit, die der Haut, der Lunge, des Herzens, der Leber und der Niere, auch von seelischer Natur ist“* (v. Weizsäcker, 1955, S. 374).

Schon die spezifische Formulierung dieser Frage belegt, wie sehr die Formulierung der Frage von der Dichotomie zwischen ‚seelischer‘ und ‚physiologischer Natur‘ geprägt ist, gegen die sie sich doch wenden soll: Denn *„die materielle Substanz des organischen menschlichen Körpers sei etwas anderes als das, was die Physiologie bisher gelehrt hatte“* (v. Weizsäcker, ebd.). Auf diesen ausgreifenden Anspruch v. Weizsäckers hatte sich Sigmund Freud schon vorher eher flau und misstrauisch gegenüber den Fähigkeiten der von ihm fürsorglich-bevormundend „erziehlich“ zu betreuenden Analytiker geäußert:

> *„Von solchen Untersuchungen [wie die v. Weizsäckers, ergänzt jb] musste ich die Analytiker aus erziehlichen Gründen fernhalten, denn Innervationen, Gefäßerweiterung, Nervenbahnen wären zu gefährliche Versuchungen für sie gewesen, sie hatten zu lernen, sich auf psychologische Denkweisen zu beschränken. Dem Internisten können wir für die Erweiterung unserer Einsicht dankbar sein." (Freuds Brief an v. Weizsäcker am 16.10. 1932, abgedruckt in vWeizäcker, GS 1, S. 145–147).*

In diesem Zitat kommt das Taktische wechselseitiger Revierabgrenzung deutlich zum Ausdruck: Man kann eingesehen haben, dass Psychisches und Organisches in einem Körper, in dem alles mit allem in Wechselwirkung zusammenhängt, nicht zu trennen ist – und es dennoch taktisch geschickt finden, den Internisten und Neurologen ihre Reviere zu lassen, wenn sie dafür ein eigenes Revier der Psychotherapeuten anerkennen. Wissenschaftlich ist die scharfe Trennung von Psychischem und Organischem Unsinn, taktisch ist sie zur Reviersicherung in einer Welt von 300 punktuell konkurrierenden Fachvertretungen geschickt.

Und wenn es zur Reviersicherung taktisch klug ist, kann es auch taktisch klug sein, genau die unabhängigen Variablen zu untersuchen, welche definitionsgemäß in die eigene Revierzuständigkeit fallen. Da wird man auch immer fündig, eben weil im Körper multifaktoriell alles mit allem zusammenhängt. Das hat schon Thure v. Uexküll gesehen.

> *„Da im Körper letztlich alles mit allem zusammenhängt, kann man die Ursache für eine Funktionsstörung natürlich immer wieder in den Störungen anderer Funktionen suchen und finden. So kann man als Ursache für die Gefäßkrämpfe in der Magenschleimhaut Störungen in der Tätigkeit der Nerven suchen, welche die Gefäße versorgen. Man kann dafür wieder Giftstoffe, allergische Vorgänge, Vitaminmangel u.a. verantwortlich machen, wobei es dann immer sehr schwer zu entscheiden ist, was in einem so komplexen Geschehen Ursache und was Wirkung sein soll. Auf diese Weise kann man es immer wieder vermeiden, das Gebiet des Seelischen in seine Überlegungen miteinzubeziehen"* (v. Uexküll, 1963, S. 21).

Irgendeine interessante Korrelation findet man immer. Daher erscheint es mir lohnend, einmal weniger von theoretischen Barrieren gegen umfassendere Erkenntnisse auszugehen als von institutionell individuierten bzw. auch nur marktorganisatorischen Hindernissen. Dann wäre es nicht eine Art theoretischer, vorgeblich *naturwissenschaftlicher* Verbohrtheit, die verhindert, dass die falsche Dichotomie von Seelischem und Organischen überwunden wird und sich die Programme v. Weizsäckers und auch v. Uexkülls in Medizin und Gesundheitswesen verbreiteten – sondern stattdessen marktliche Bestandsinteressen von Schulen und Markenfirmen (Behrens, 2016). Träfe das zu, hätte eine Richtung, die sich auf die Fiktion des *Psychischen* beschränkte, als sei es ein klar abgrenzbares Revier, eine größere Verbreitungschance als eine Richtung, die in viele Reviere der Medizin zugleich eingreifen will, wie die Programme v. Weizsäckers und v. Uexkülls. Große Programme brauchen Einrichtungen in vielen Revieren, die sie durch Forschung ausfüllen. Sind die Programme v. Weizsäckers und v. Uexkülls soweit gekommen? Nach deren eigenen Bekunden nicht.

Meiner Vermutung nach kann von einer grundsätzlichen Verbohrtheit gegenüber Psychosomatischem, ja Seelischem und Spirituellem in der *Schulmedizin* und in der Pharmakologie eigentlich die Rede nicht sein. Diese Vermutung wird gestützt durch jede *schulmedizinische* Pharmastudie, die die Wirkung eines Medikaments am *Placebo* misst. Ihre Anlage beweist, dass die Schulmedizin selbstverständlich fast immer von Wirkungen nicht nur der Beziehung zwischen Therapeut*innen und Patient*innen, sondern auch von *psychischen*, ja *spirituellen* und *magischen* Effekten ausgeht, letztlich von der Bedeutungserteilung geschlossener Systeme. Genaugenommen gibt es gar kein „Placebo", sondern nur die Wirkung der Bedeutungserteilung. Nur daher misst die schulmedizinische Pharmakologie die Wirkung eines Medikaments meist am Vergleich mit dem Placebo, in dem sich alle Effekte der Bedeutungserteilung bündeln, seien sie *spirituell*, *psychisch*, *beziehungsgebunden* oder *magisch* aufgefasst. Sehr viele Medikamente übertreffen die Wirkung des „Placebos" nicht. Die medizinischen und therapeutischen Markenfirmen im Gesundheitswesen konzentrieren sich auf das, was sie am besten beherrschen, ohne theoretische Verbohrtheit gegen soziopsychosomatische Ansätze.

Die weitestgehende und heute von den Neurowissenschaften geteilte Leistung Viktor v. Weizsäckers ist nicht (nur) die, dass er hinter allen Funktionsstörungen die Person des erkrankten Menschen sah, die Individualität einer *Psyche* – sondern dass Viktor v. Weizsäcker *„Psychologie eigentlich immer als ein soziales Verhältnis"* erkannte und auf Soziologie zurückführte. Um das Zitat des Hirnforschers Singer noch einmal zu wiederholen:

> *„Was uns als konkretes Objekt der Außenwelt erscheint, ist im Innern eine sehr komplexe, raumzeitlich strukturierte Wolke von Aktivitäten. Diese folgt aus dem Vergleich gespeicherter Informationen mit den jeweils eintreffenden Sinnessignalen. Wir konstruieren uns unsere Wahrnehmungen auf der Basis von Vorwissen und Hypothesen"* (Wolf Singer, 2017, S. 27).

Was v. Weizsäcker über den Körper sagt – dass er einem manchmal recht fremd vorkomme –, kann man mit Husserl und Schütz (in ihren Ausführungen zum Selbstverstehen als Fremdverstehen) über die ganze eigene Person sagen.

Am Ende dieses Abschnittes über die pflege- und therapiewissenschaftlichen Zielbegriffe *Selbstbestimmung* und *Selbstbestimmte gleichberechtigte Teilhabe am Leben der Gesellschaft* muss auf die häufig geführte Diskussion eingegangen werden, ob die Betonung selbstbestimmter Teilhabe eher Ausdruck einer Selbstbescheidung oder einer Selbstüberhebung ist.

In Zeiten, in denen sogar die Akademie für Ethik in der Medizin Tagungen zur „wunscherfüllenden Medizin“ veranstaltet, klingt *selbstbestimmte Teilhabe* wie grenzenlose Wunscherfüllung. Daher sind zwei weitere Sätze zur *Selbstbestimmung* unumgänglich. Sie nehmen die Überlegungen des Theologen Paul Tillich in seiner Kritik von 1933 am Nationalsozialismus und an den Philosophen, die ihn unterstützten (z.B. Heidegger), auf. Anstatt sich den Herausforderungen der *Selbstbestimmung* zu stellen, so schreibt Tillich 1933 in *Die sozialistische Entscheidung* (Tillich, 1933, S. 252), verschanzten sie sich hinter den selbst ausgedachten *Ursprungsmächten* der tradierten Gemeinschaft, der Abstammung und des Bodens. Selbstbestimmung dagegen führt offenbar zur Selbstbescheidung verglichen mit dem Größenwahn der Berufung auf Ursprungsmächte der Gemeinschaft in der politischen Romantik des Nationalsozialismus. Wenig spricht dafür, dass selbstbestimmte Teilhabe zu maßlosen Forderungen führt, im Gegenteil. In vielen Ländern, in Deutschland zuletzt im sozioökonomischen Panel (SOEP), äußern Mehrheiten der Bevölkerung, dass ihnen eine Verlängerung der Lebenserwartung weniger wichtig ist als gute Pflege (Grabka & Pischner & SOEP 2018).

In genau diesem Sinn kann die *gleichberechtigte Teilhabe am Leben der Gesellschaft* (§1 SGB IX) als material konkrete Demokratie *selbstbestimmt* und nicht *fremdbestimmt* sein, ohne sich in den Fallstricken der Diskussion über einen freien Willen zu verfangen.

2.2 Die Unterscheidung von Aktivität und Teilhabe in der ICF

So argumentativ gerüstet, wenden wir uns der International Classification of Functioning, Disability and Health (ICF) zu (World Health Organization, 2001). Diese Klassifikation – um ein Beobachtungsinstrument handelt es sich bei dieser Klassifikation keineswegs – ist unter redaktionellen Anstrengungen auch der deutschen Therapie- und Pflegewissenschaften aus der ICIDH *International Classification of Impairment, Disabilities and Handicaps)* entstanden (Abb. 1).

Während es sich in diesem Beitrag bei der Klärung der *selbstbestimmten gleichberechtigten Teilhabe* in Abschnitt 2.1 um eine an der Alltagssprache orientierte lebensweltliche empirische Rekonstruktion handelte, so sprechen wir in diesem Abschnitt 2.2 über dieselben Begriffe in einer Klassifikation der WHO, der gemeinsamen Fachsprache aller Gesundheitsprofessionen der Erde. Das ist etwas ganz anderes. Es mag manchen Leserinnen und Lesern so erscheinen, als hätten sie schon im vorigen Abschnitt 2.1. alles gelesen, was es für das Konzept der *selbstbestimmten gleichberechtigten Teilhabe* an Argumenten gibt; Wiederholungen brauchten sie nicht. Aber die Auseinandersetzung mit der verbreitetsten Fachklassifikation aller Gesundheitsprofessionen ist ein eigenes Thema und etwas ganz anderes als lediglich unsere theoretische Rekonstruktion der alltagssprachlich gegebenen empirischen Lebenswelt (selbstverständlich kann man gleichwohl den Abschnitt 2.2. einfach überschlagen). Es wird niemanden erstaunen, dass die gemeinsame Klassifikation so vieler Fachleute und Fachgesellschaften manchmal inkonsequent und unhandlich wirkt. Aber im wichtigsten Aspekt, der Unterscheidung zwischen Teilhabe und Aktivität, ist sie klar.

Die ICIDH war ein sogenanntes *Krankheitsfolgenmodell*: Ein körperliches oder psychisches *impairment* bedingte eine Einschränkung der Handlungsmöglichkeiten (*disabilities),* und diese Einschränkung bedingte ein *handicap* in der Teilnahme am gesellschaftlichen Leben, z.B. am Berufs- und Partyleben. Es hat vielen von uns Jahre unseres Lebens gekostet, dieses Krankheitsfolgenmodell als Blödsinn erkennen zu lassen. Es mag ja noch angehen, dass organische und psychische *impairments* Aktivitäten einschränken, ja zu Herausforderungen machen. Aber der Schluss von dieser Einschränkung in den Aktivitäten zum *handicap* in der Teilhabe ist ein logischer Fehlschluss. Was übersehen wurde, war der jeweilige Kontext, der die Wirkung der Einschränkung von Fähigkeiten auf die Teilhabe weitgehend abschwächen konnte. Eine Querschnittslähmung ist ein impairment, das in der Regel nicht mehr zu heilen ist. Aber ob jemand mit dieser Einschränkung weit über das Rentenalter hinaus als Minister erwerbstätig ist oder kaum noch erwerbstätig sein kann, hängt weniger an der Querschnittslähmung, weniger an der dadurch gehinderten Aktivität des Aufstehens und Gehens, als an der Art der Tätigkeit, zu der jemand durch Kontextgestaltung befähigt wird.

Die drei Kategorien der ICF der WHO, also Körperfunktionen/Strukturen, Aktivitäten und Partizipation, liegen also nicht auf demselben Kontinuum, sondern auf drei unterschiedlichen und variieren relativ unabhängig voneinander (Abb. 2). Die Unterscheidung ist wichtig: Dass Gesundheit und Krankheit keine sich wechselseitig ganz ausschließenden Zustände sind, sondern zwei Endpunkte eines Kontinuums, hat sich in den vergangenen Jahren weit herumgesprochen (Hurrelmann, 2000). Personen sind, daran haben wir uns gewöhnt, selten völlig krank oder völlig gesund, sondern auf dem Krank-Gesund-Kontinuum gleichzeitig relativ krank und relativ gesund. Das relevante Neue an der ICF ist nicht das Konzept der relativen Gesundheit oder das biopsychosoziale Modell. Das relevante Neue an der ICF ist die Trennung der drei Dimensionen, auf denen jemand jeweils mehr oder weniger gesund sein mag. Es handelt sich nicht um ein Krank-Gesund-Kontinuum, sondern es sind drei unterschiedliche Krank-Gesund-Kontinua zu vergleichen. Die drei variieren relativ unabhängig voneinander und sind alle drei unabhängig voneinander einschätzbar und messbar.

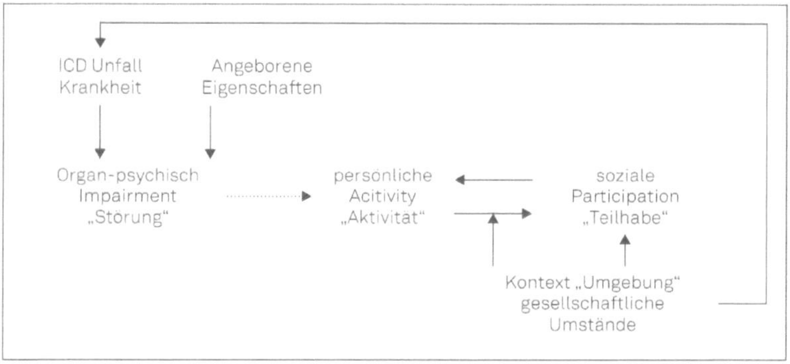

Abb. 1: Klassifikation ICF als Überwindung des Krankheitsfolgendeterminismus der ICIDH (Behrens & Zimmermann, 2017, S. 226, Abb. 8–1)

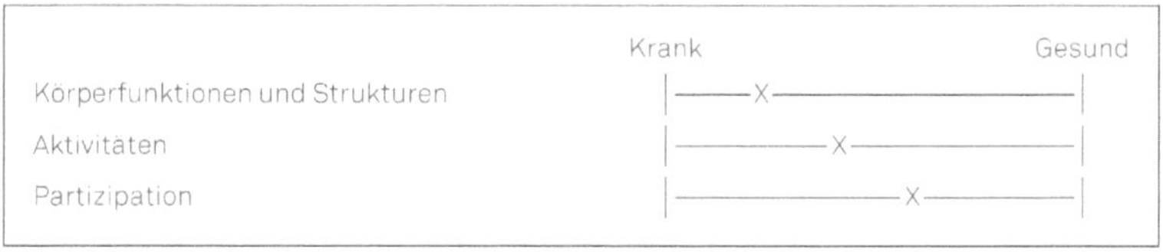

Abb. 2: Logische Unterscheidung von drei Krank-Gesund-Kontinua in der ICF (Behrens & Zimmermann, 2017, S. 227, Abb. 8–2)

Darin steckt eine gute Nachricht, und darin steckt eine weitreichende Aufgabe für beruflich Pflegende und Therapierende: Eine Person kann in ihren Körperfunktionen und Strukturen unheilbar krank sein und behindert werden – und dennoch an den für sie biographisch relevanten Bereichen relativ gesund teilhaben. Das ist die gute Nachricht. In ihr steckt eine große Aufgabe: Diese selbstbestimmte Teilhabe unterstützend zu ermöglichen trotz unheilbar eingeschränkten Körperfunktionen und Strukturen, ist eine wesentliche Aufgabe der pflegenden und therapierenden Professionen. Kann man sagen, welche der drei Ebenen von Gesundheit im Alltag für viele Menschen die wichtigste ist? Für viele Menschen ist die Partizipation oder Teilhabe die wichtigste Dimension von Gesundheit.

Körperfunktionen/Körperstrukturen sind zwar als ein mitwirkender Faktor für Partizipation relevant. Aber glücklicherweise sind Körperfunktionen/Körperstrukturen keineswegs der einzige kausal wirkende Faktor für Partizipation. Daher hat der Deutsche Bundestag weder gesunde Körperfunktionen/Körperstrukturen noch Selbstständigkeit in den Aktivitäten als Ziele der Rehabilitation definiert, sondern *Teilhabe* und *Selbstbestimmung* (§ 1 SGB IX). Pflegende und therapierende Professionen, die sich nur auf Selbstständigkeit in Aktivitäten oder auf Körperfunktionen/Körperstrukturen konzentrieren, verfehlen diesen gesetzlichen Auftrag.

Deswegen ist die ICF als gemeinsame Sprache geeignet, in der sich die Professionen des multiprofessionellen therapeutischen Teams untereinander und mit ihren Klient*innen verständigen und abstimmen können. Dabei ist die ICF nicht zu überschätzen. Sie ist eine Klassifikation, nicht mehr. Sie bietet erstens kein Assessment, keine Diagnostik. Vielmehr bedarf sie, um anwendbar zu sein, ausgearbeiteter Assessments und Diagnostiken, die sich auf die Klassifikation ICF beziehen können. Die ICF ist zweitens kein Modell – weder ein naturwissenschaftliches noch ein sozialwissenschaftliches – das Zusammenhänge erklären oder verständlich machen könnte. Es ist zwar üblich geworden, von einem *Modell* der ICF zu sprechen. Das erscheint mir aber völlig unberechtigt und daher irreführend. Eine Klassifikation ist nie ein Modell, das Zusammenhänge verständlich macht. Vielmehr bedürfen Klassifikationen, um ihre praktische Brauchbarkeit zu erhöhen, empirisch geprüfter Zusammenhangs- und Wirkungsmodelle.

Vor dreißig Jahren wählten wir daher die folgende Grafik der dann beschlossenen ICF, die ihre Herkunft aus dem Krankheitsfolgenmodell der ICIDH noch deutlich erkennen ließ (Abb. 3).

Die Querzeile „Organische oder psychische Schädigung – Aktivität – Partizipation" bildete ursprünglich das heute widerlegte Krankheitsfolgenmodell. Ausschluss von Partizipation folgt keineswegs zwingend aus der Einschränkung von Aktivitäten. An dieser Grafik war gut ablesbar, dass es nicht Aufgabe von Physio- und Ergotherapeut*innen ist, das „*jeweilig verletzte Glied zur Überwindung der durch Inaktivität entstandenen Schäden und zur Förderung der Funktionen des geschädigten Gliedes*" (Marquardt, 2004, S. 13) durch Übungen, Beschäftigung und Arbeit zu trainieren, sondern den Tätigkeitskontext, den Sozialraum zu ändern. Therapierende und Pflegende verließen ihre Einrichtungen und arbeiteten bei den Rehabilitand*innen zu Hause, so in der Kreuznacher Diakonie die ‚mobilen', also in die häusliche Umgebung gehenden multiprofessionellen Rehateams (Mobile Reha, MoRe). Wie Nicholls und Gibson (2018) schreiben,

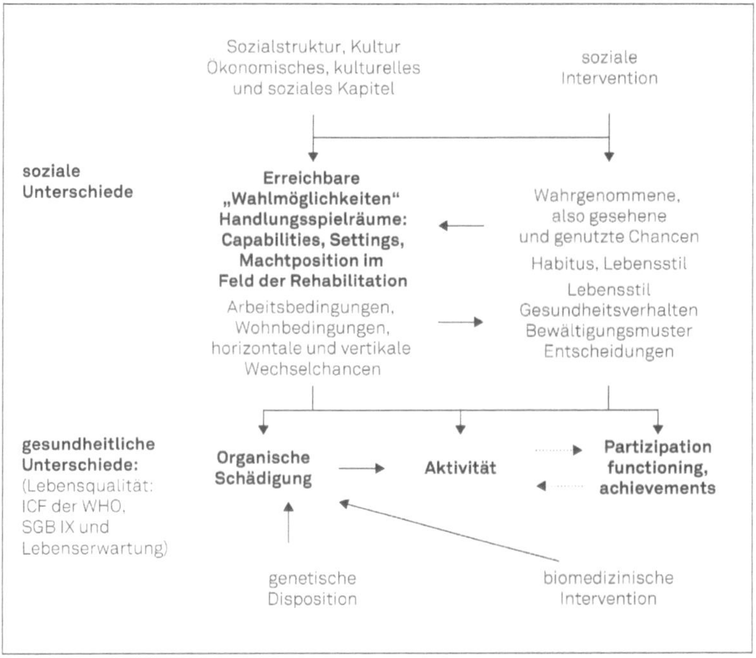

Abb. 3: Wirkung der Gene und der Gesellschaft auf die Gesundheit (Behrens & Zimmermann, 2017, S. 229, Abb. 8–3)

verunsichert diese Anforderung der Sozialraumgestaltung allerdings bis heute die Therapierenden, die bisher in ihren eigenen Übungsräumen einzelne Muskeln wie die Teile einer Maschine – wie im Fitness-Studio – behandeln. Wegen dieser Herausforderungen und „konkurrierender Berufe“ wollen sie

> *„instinktiv den traditionellen Kern ihrer Praxis (den biomedizinischen Körper als Maschine) beschützen. Und sie sind sich unsicher darüber, wie sie eine neue berufliche Identität [für Physiotherapierende, jb] konstruieren sollen, weil die benötigten Fähigkeiten nie Teil der Physiotherapieausbildung waren“* (Nicholls & Gibson, 2018, S. 159).

Demgegenüber sammeln sich in den universitären Graduiertenkollegs und primärqualifizierenden Therapie- und Pflegestudiengängen genau diejenigen Therapierenden und Pflegenden, die die Umorientierung auf selbstbestimmte Teilhabe im Sozialraum als Chance sehen. Es ist Gibson & Nicholls hoch anzurechnen, dass sie den möglichen Widerspruch zwischen berufsständischen Interessen der beruflich Physiotherapierenden und den physiotherapeutischen Einsichten so deutlich eingestehen. Dieser Widerspruch gilt für Pflege und Medizin sicher nicht weniger.[2]

Der *Sozialraum* ist nicht nur etwas Individuelles und auch nicht ganz mit der Kommune gleichzusetzen, sondern ändert sich auch im Lebenslauf. Während er Jahrzehnte unproblematisch vom Kosovo über China bis Kanada und USA reichte, wird er sich im hohen Alter so verengen, dass aus dem Möckernkiez in Berlin-Kreuzberg die Alice-Salomon-Hochschule in Berlin-Marzahn schon fast unerreichbar fern liegen wird. Ohne Aufbau interner Evidence ist daher der Sozialraum einer Person gar nicht zu bestimmen.

Die obige Abbildung 3 erweitert die ICF außerdem um die Umwelteinflüsse auf sie, einschließlich biomedizinischer und sozialer Interventionen. Genetische Unterschiede betreffen fast ausschließlich die organische Disposition, nicht direkt die Aktivitäten und die Partizipation. Auch biomedizinische Interventionen zielen fast ausschließlich auf organische Strukturen und Prozesse. Genetische Dispositionen wirken allerdings, wie schon Gross & Löffler (1997) betonen, meist nur in Wechselwirkung mit sozialen Faktoren. Dennoch sind genetische Dispositionen von sozialen Einflüssen zu unterscheiden.

Dass dagegen Soziales unmittelbar auf Partizipation, auf Aktivitäten und organisch-psychische Schädigungen (z.B. durch Gift, Lärm, anderen Distress) wirkt, bedarf eigentlich keiner Erwähnung mehr. Aber was ist das *Soziale*? Wenig hilfreich erscheint die verbreitete Unterscheidung zwischen *objektiven* und *subjektiven* Faktoren, zwischen *Verhältnissen* und *Verhalten*, die sogar

2 Allerdings sind (Behrens, 2019; Behrens & Langer, 2016) berufsständische Interessen und fachwissenschaftliche, also therapeutische/pflegewissenschaftliche Erkenntnisse nie gleichwertig. Denn das Vertrauen der Menschen in diese Berufsgruppen beruht auf der Erwartung, dass sie sich an ihren fachwissenschaftlichen Erkenntnissen, nicht nur an ihren berufsständischen Interessen orientieren. So verdienstvoll die insbesondere vielen Ärzt*innen selbstverständliche Unterscheidung von fachwissenschaftlichen Erkenntnissen und berufsständischen Interessen ist, immer muss klar sein, was Vorrang hat. Wie sich am sogenannten Hippokratischen Eid und der ‚hippokratischen' Schrift ‚Vorschriften' gut zeigen lässt, verdankt sich diese ‚Ethik' eindeutig dem strategischen Interesse an der Existenzsicherung einer Gesundheitsprofession – zu der die Sicherung des Vertrauens der Kundschaft unersetzbar gehört (ausführlicher Behrens, 2019, Kapitel 5).

Mielck (2000) und Helmert (2000) noch machen. Deren Unterscheidung scheint mit der Tatsache nicht vereinbar, dass Menschen Lebewesen sind und keine toten Werkstücke oder geöffnete Maschinen: Wie sollten denn Arbeits- und Wohnbedingungen, ökonomisches, kulturelles und soziales Kapital soziale Wirkungen entfalten können, ohne dass Personen sie wahrnähmen, ihnen eine Bedeutung erteilten und dann ihre Entscheidungen träfen? Lebewesen unterscheiden sich bekanntlich dadurch von toten Werkstücken und trivialen Maschinen, dass auf sie nicht direkt ein Außenreiz wirkt, sondern sie einem Reiz erst eine Bedeutung erteilen und dann auf diese Bedeutung reagieren. Diese Bedeutungserteilung nannte Peirce den *Interpretanten* (Peirce, 1955) und später in den 1930er Jahren identifizierte ihn der Biologe Jakob v. Uexküll (1973) bei allen Lebewesen. Sieht man Menschen als Lebewesen in ihrer Umwelt, unterscheidet man nicht mehr scharf zwischen Verhaltens- und Verhältnisprävention: Eins ohne das andere geht fast gar nicht. Daher geht die Abbildung 3 von subjektiv wahrgenommenen oder nicht wahrgenommenen Chancen und Risiken aus und begreift Arbeits- und Wohnbedingungen als erreichbare oder unerreichbare Wahlmöglichkeiten und Handlungsspielräume, denen Menschen Bedeutung erteilen und zwischen denen sie sich entscheiden. Erreichbare ‚Wahlmöglichkeiten' entsprechen den *Capabilities*. An *Capabilities* messen der Ökonom A. Sen (2000) und die Philosophin Martha Nussbaum (2012) Gesellschaften und Gemeinschaften. Wenn Sen (1953, S. 31) auch die Bedeutung der menschlichen Wahrnehmung viel zu sehr vernachlässigt, erscheint der Begriff der *Capabilities* doch fruchtbar. Denn die Bioethik ist zwar stark in der Diskussion von Selbstbestimmung und Freiheit, aber weniger stark in der Erörterung von Verwundbarkeiten von Personen und ganzen Bevölkerungsgruppen (Vulnerabilitäten). Die Bioethik ist also zuweilen schwach in der Erörterung der Voraussetzungen selbstbestimmter Teilhabe. Henkten Have, Professor für Bioethik und 10 Jahre lang Direktor des Bioethik-Programms der UNESCO, forderte daher einen bioethischen Paradigmenwechsel.

> „*Bioethik kreise zu häufig um die Selbstbestimmung. Wichtiger aber sei es, das Augenmerk auf die Vulnerabilität ganzer Bevölkerungsschichten zu legen. Ethik sei nicht nur eine Sache des persönlichen Gewissens und der eigenen Wahl, vielmehr sei es eine soziale Ethik*" (Sahm, 2018, S. 1).

Dieser Paradigmengegensatz ist aber gar keiner: Das Konzept der capabilities (Sen, 1999; Nussbaum, 2012) verbindet die Freiheit und Selbstbestimmung mit den Ressourcen selbstbestimmter Teilhabe, ohne die Selbstbestimmung und

Freiheit nicht zu denken sind. Deswegen wohl gab der Wirtschaftsnobelpreisträger Sen seinem Hauptwerk (1999) den Titel „Development as Freedom".

Für die Pflege lag die Orientierung an selbstbestimmter Teilhabe (*participation* in der ICF-Klassifikation) in den Redaktionssitzungen der Achtziger und Neunziger Jahre und heute immer besonders nahe. Denn während die Therapie den Status *austherapiert* kennt, in dem keine Besserung oder *Heilung* mehr zu erwarten ist, kennt die Pflege keinen Status *ausgepflegt*. Auch wenn die organisch-psychischen Einschränkungen einer Person nicht rückgängig zu machen sind und die Selbstständigkeit in den Aktivitäten nicht verbessert werden kann, ist immer noch die Selbstbestimmung in der Teilhabe zu *verbessern. Deswegen ist die Umstellung von Selbstständigkeiten in den Aktivitäten auf Selbstbestimmtheit in der Teilhabe* für die Pflege und die Therapie (DvfR, 2016) so entscheidend. Denn der *Selbstbestimmtheit in der Teilhabe* nehmen sich die Selbst- und die Berufspflege an. Sie ist in der Regel nur durch Kontextgestaltung zu erfüllen.

Die Orientierung an individueller, im Aufbau interner Evidence erhobener selbstbestimmter Teilhabe ist auch besser geeignet als die Orientierung an Kennziffern pflegerischer Verrichtungen oder allgemeiner *Lebensqualität*, um die Qualität der Pflege festzustellen. Das alte Problem der Qualitätsprüfung in der Pflege, wie der „Erhalt der Würde als Qualitätsmerkmal" (Luderer & Meyer, 2018, S. 17) zu erheben sei, lässt sich vermutlich aussichtsreicher einer Lösung zuführen. Der Aufbau interner Evidence setzt bei den Pflegenden die Fähigkeit zur *Perspektivenübernahme* (Mead & Singer, 2017) und die Fähigkeit, die gesamte aktuelle externe Evidence in Hinblick auf das individuelle Teilhabebedürfnis zu mustern, voraus. Diese Fähigkeit zur Perspektivenübernahme wird in der Pflegesprache oft als *Feinfühligkeit*, *Empathie* oder mit ähnlichen Begriffen gefasst, die der Präzisierung bedürfen. Ob interne Evidence teilhabeorientiert in der Begegnung mit individuellen Klient*innen aufgenommen wurde, ist ein entscheidender Aspekt bei der Beurteilung der Qualität von Pflege.

Diesen Aspekt in die *Qualitätsmessung der Pflege* einzubringen, ist ebenso schwer wie nötig (Luderer & Meyer, 2018). Zwar nimmt der Ethikkodex des Council of Nursing inzwischen Evidence based Nursing auf (ANA, 2015) und erklärte bereits in den Sechziger Jahren: „*The nurse practise with compassion and respect for the inherent dignity, worth, and unique attributes of every person*" (ANA, 2015, S. 5). Das entspricht dem teilhabeorientierten Aufbau interner Evidence unter Nutzung der aktuellsten externen Evidence. Aber der Weg von einem Ethikkodex in die Qualitätsfeststellung ist herausfordernd. Denn wie zwei

Projekte der WHO mit der ICOH bereits in den Achtziger Jahren zeigten (Baranski & Behrens & Westerholm, 1997; Menckel & Westerholm, 1999; Behrens, 1999), beschreibt jedes System der Qualitätsfeststellung und -sicherung, jedes Dokumentationssystem nicht nur pflegerisches und therapeutisches Handeln, es ist auch ein Anreizsystem, ein „System of Incentives" (Behrens, 1999, S. 148–153). Als solches beinhaltet es die Gefahr, leicht messbare Handlungen wichtiger erscheinen zu lassen als schwerer messbare, obwohl letztere eher dem Ethikkodex entsprechen. Unser damaliges Beispiel waren die beiden *Indikatoren* (Zielgrößen), Infektionen zu vermeiden, und selbstbestimmte Teilhabe beim eigenen Kathetersetzen bei denen, die das wollten, zu ermöglichen. Da die Infektion leicht messbar ist, die selbstbestimmte Teilhabe schwer, würde die Vermeidung jeder Infektion die *selbstbestimmte Teilhabe* als weniger wichtig an den Rand drängen. Die Beispiele lassen sich inzwischen enorm erweitern. Fachpflegende geraten dadurch leicht zwischen Ethikkodex und Qualitätssicherung. Ein Ethikkodex hat eigentlich die Funktion, bei Zeitknappheit und hoher Arbeitsdichte die eigenen Handlungen zu *priorisieren* (Raspe, 2015). Wenn das System der Qualitätssicherung dem teilhabeorientierten Ethikkodex widerspricht, bleiben beruflich Pflegenden und Therapierenden, die nicht einfach an ihrem Kodex festhalten, logisch zwei Auswege, die Grafe (2019), Schürmann & Gather (2018), Fida et al. (2016), Luderer & Meyer (2018) auch beobachteten: Man kann den Beruf verlassen oder die Ansprüche an sich selbst verringern. Beide Auswege führen für Pflege und Therapie zu nichts.

Daher ist aus Sicht der hier vertretenen Position die Frage, die Hasseler & Stemmer (2018, S. 35) zur Gewichtung von Qualitätszielen aufwerfen, „*Offen ist ebenfalls, ob alle Kennzeichen/Merkmale gleich zu gewichten sind?*" (Hassler & Stemmer, 2018, S. 35), eindeutig mit *nein* zu beantworten. Indikatoren individueller Teilhabe sind eindeutig höher zu gewichten. Jedes Dokumentationssystem, jedes System der Qualitätssicherung ist ein Instrument mit potentiell gefährlichen Nebenwirkungen.

Das Verdienst der WHO-Klassifikation *ICF* ist also unabhängig von allen verwirrenden Einzelgliederungen, dass sie zwei Phänomene unterscheidet, die bisher nicht unterschieden wurden: *Aktivität* und *Teilhabe*. Vorher konnte *Teilhabe* fast nur durch *Aktivität* ausgedrückt werden. Therapie- und Pflegeberufe orientierten ihre Aufgaben auf Förderung der *Selbstständigkeit in wichtigen Aktivitäten des alltäglichen Lebens*, nicht auf selbstbestimmte Teilhabe. Die falsche Gleichsetzung von Aktivität und Teilhabe hat sich gleichwohl in vielen verbreiteten Assessment-Instrumenten gehalten, so im *Barthel*, im *FIM* und in den *ICF-Core-Sets*. Alle diese Assessment-Instrumente beschreiben Grade der

Selbstständigkeit, nicht der Selbstbestimmung. Selbstständigkeit ist bekanntlich bestenfalls nur einer unter mehreren Wegen für das Ziel, selbstbestimmt an den Lebensbereichen teilhaben zu können, an denen eine Person teilhaben will. Wie in Abschnitt 3 geprüft werden soll, gibt es sehr einfache, likertskalierte Hilfsmittel, um das Erreichen individuell selbstbestimmter Teilhabeziele zu messen und zu vergleichen.

3. Aufbau interner Evidence *selbstbestimmter Teilhabe* bei Menschen mit Demenz, bei Ohnmächtigen und bei Sterbenden

Die entscheidende Frage für die Relevanz des Konzepts selbstbestimmter Teilhabe für die Qualitätssicherung in Pflege und Therapie lautet: Ist der Aufbau interner Evidence *selbstbestimmter Teilhabe* auch bei kognitiv sehr eingeschränkten Personen (mit einem Minimental Status unter 10) durchweg möglich? Lautet die Antwort auf diese – empirische – Frage *nein*, wäre das Ziel selbstbestimmter Teilhabe für viele Pflegebedürftige weder formulierbar noch erreichbar. Es ist eine empirische Frage. Und deswegen ist in diesem dritten Abschnitt eine empirische Untersuchung zu erörtern, die dieser Frage in einer klinisch epidemiologischen Studie an 750 zufällig ausgewählten Bewohner*innen stationärer Pflegeeinrichtungen in fünf deutschen Bundesländern nachging.

Die Unterscheidung zwischen *externer und interner Evidence* ist bekanntlich sehr einfach. *Externe Evidence* (Abb. 4) bezeichnet alles mehr oder weniger *gesicherte* Wissen, das wir überhaupt aus der Erfahrung anderer ziehen können. Dabei interessieren wir uns oder andere Pflegende und Therapierende sich nicht nur für Verläufe (Kohortenstudien, Fallberichte, digitale Mustererkennung in prozessproduzierten Daten, sogenannte Big Data), in denen sich überraschende vermeintliche und manchmal tatsächliche Zusammenhänge entdecken lassen. Im Alltag interessieren wir uns tatsächlich weniger für Zusammenhänge und Scheinzusammenhänge und mehr für kausal zuschreibbare Wirkungen von bestimmten Interventionen und deren Übertragbarkeit. Wie in Behrens (2019) im 4. Kapitel erörtert, ist diese kausale Zuschreibbarkeit mit Ausnahme offensichtlicher Fälle so voraussetzungsvoll, dass sie nicht mit einer einzelnen Methode (z.B. randomisierte Studie mit Kontrollgruppe), sondern in ihrer Validität nur mit einem Mix aus unterschiedlichen *qualitativen* und *quantitativen* Methoden, die alle dem Falsifikationsprinzip folgen, zu sichern ist (Kelle & Kluge, 2001).

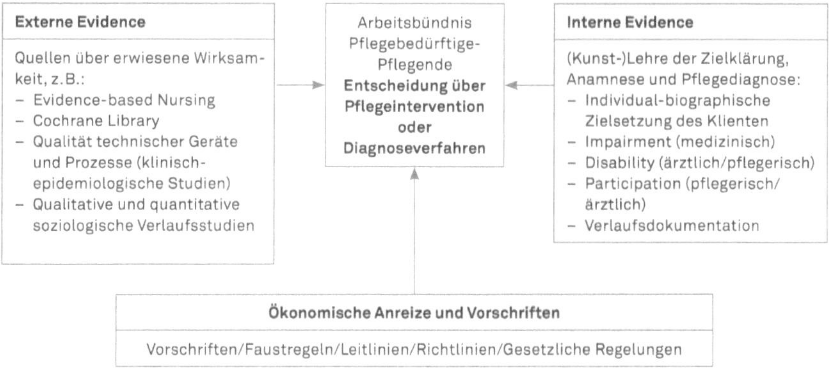

Abb. 4: Evidence-basierte Praxis: interne Evidence und externe Evidence bei Entscheidungen über Interventionen (Behrens & Langer, 2016, S. 29, Abb. G2)

Interne Evidence dagegen bezeichnet alles Wissen über uns selbst, unsere Freund*innen und unsere individuellen Klient*innen (Organisationen, Regierungen, Bürger*innen), das in der Regel nur im Selbstgespräch oder in der Begegnung zwischen jeweils einzigartigen Klient*innen und ihren Pflegenden, Therapierenden oder Beratenden geklärt werden kann. Nur in dieser Begegnung lässt sich die Validität, die Übertragbarkeit von Studienergebnissen für uns oder unsere individuellen Klient*innen erkennen. Denn externe Evidence, also Erfahrungen anderer, liegen uns typischerweise nicht als *All-Aussagen* vor, die bisher immer zutrafen und deshalb ohne weiteres vorläufig zu verallgemeinern sind. Solche All-Aussagen sind in Pflege und Therapie eher die Ausnahme. Viel typischer sind Wirksamkeits-Aussagen, die nur für den Durchschnitt oder einen Teil einer gepflegten oder behandelten Gruppe gelten. Folgen von Interventionen lassen sich oft nur als gruppenspezifische Häufigkeiten beschreiben. Die Ergebnisse unterrichten uns darüber, zu welchen Folgen eine Intervention häufig bei anderen geführt hat. Solche Häufigkeiten als Wahrscheinlichkeit in unserem Einzelfall interpretieren zu können, gibt die Statistik schwerlich her. Zwar wird oft eine erwartete Häufigkeitsverteilung in einer Population allen Mitgliedern dieser Population als individuelle Wahrscheinlichkeit zugeschrieben. Kein Statistiker würde aber diese Zuschreibung als Beleg dafür nehmen, tatsächlich die individuelle Wahrscheinlichkeit des Eintritts eines erhofften oder gefürchteten Ereignisses für dieses Gruppen-Mitglied angeben zu können. Viele Ereignisse, z.B. einige chronische Krankheiten, kommen nur bei weniger als einem unter 1000 gleichartigen Männern mit ähnlichen Lebensstilen vor. Eine Versicherung kann dann davon ausgehen, dass die Wahrscheinlichkeit des Eintritts dieser Krankheit für die Gesamtgruppe unter einem Promille liegt und die Versicherungsprämie für die 1000 Versicherten entsprechend kalkulieren. Das ist aber keinesfalls das gleiche, als jedem der 1000 zu sagen, seine individuelle Wahrscheinlichkeit, diese Krankheit zu bekommen, läge bei unter einem Promille. Zumindest ich würde mich nicht trauen, einem Erkrankten oder sonst irgendeinem zu sagen, seine individuelle Wahrscheinlichkeit sei geringer als ein Promille gewesen. Vielmehr würde ich sagen, die Kenntnisse, die ich für die Berechnung einer individuellen Wahrscheinlichkeit bräuchte, hätte ich nicht.

Externe Evidence informiert uns bestenfalls darüber, was bei anderen wie geholfen hat. Das ist großartig. Nicht aus externer Evidence ableitbar ist hingegen, was eine Pflegebedürftige will und wessen sie bedarf, ja nicht einmal, wie es ihr mit der Intervention geht. Welche Aspekte für eine Klientin relevant sind, kann nur im Gespräch mit dieser selbst erarbeitet werden. Deswegen kann z.B. eine Erhebung der Relevanz von Komponenten des sozialen Lebens für den Durchschnitt einer Bevölkerung prinzipiell nicht die Erhebung dieser Relevanz im einzigartigen Fall einer Klientin ersetzen. Interne Evidence existiert nie allein im Kopf einer/eines pflegerisch, therapeutisch oder ärztlich Handelnden, wie noch Sackett annahm, oder von Beratenden in der Stadt- oder in der Sozialplanung, sondern ist systemisches Ergebnis der Beziehung mit den jeweils einzigartigen Klient*innen.

Interne Evidence berücksichtigt, was seinerzeit für die Existentialisten Camus und Sartre (1960/66) und in anderer Weise auch für Heidegger (1977) zum Kern ihrer Argumentation wurde: Nicht nur in Siechtum und vor dem Tod, sondern in allen Situationen sind individuelle Entscheidungen zu treffen, die nicht aus der externen Evidence der Erfahrungen anderer abzuleiten sind. In solchen Situationen werden die Erfahrungen anderer für die Person sogar zunehmend unerheblich – so relevant die wohldokumentierten Erfahrungen anderer für den Aufbau externer Evidence sind (Raspe, 2015). Nur in der internen Evidence kann eine existentielle Entscheidung getroffen werden. Nur in der internen Evidence einer Person kann das Ziel *selbstbestimmter Teilhabe* konkret formuliert werden, es kann nicht für diese Person aus den durchschnittlichen Meinungen anderer fürsorglich abgeleitet werden.

Daher hat die Theorie des Aufbaus interner Evidence, will sie für alle Pflegebedürftigen relevant sein, den Beleg zu erbringen, dass die Erkundung selbstbestimmter Teilhabeziele auch bei Menschen mit schweren kognitiven

Einschränkungen möglich ist. Ohne diesen Beleg geht es nicht. Deswegen ist die nun zu berichtende klinische Studie mit 750 Bewohnerinnen und Bewohnern stationärer Pflegeeinrichtungen in fünf Bundesländern entscheidend. Die Frage des freien Willens und andere Grundlagen erörterten wir bereits in den vorhergehenden Abschnitten. Aber fraglos wäre es der wichtigste Einwand gegen die Theorie, das Konzept des Aufbaus interner Evidence mit jeweils einzigartigen Klient*innen funktioniere nur bei einer Teilgruppe von Klient*innen. So hat schon Meleis (1999, S. 580) gegen die Ansätze von Wiedenbach und der Schule von Yale (Wiedenbach 1965) eingewandt:

> *„Die Theorie ist auf Personen beschränkt, die in einem Krankenhaus liegen, bei Bewusstsein und grundsätzlich bereit sind, an ihrer pflegerischen Versorgung mitzuwirken und imstande sind, ihren Hilfebedarf zu erkennen."*

Diese Bedingungen entsprechen dem Paradigma, also dem Beispielfall einer/eines Kranken, der sich unter Leidensdruck hilfesuchend an eine/n Ärztin/Arzt, Pfarrer*in, Wunderheiler*in, Kräuterexpertin bzw. -experten u. ä. wendet; dieses Paradigma liegt bekanntlich vielen Erörterungen des Ärztin/Arzt-Patient*innen-Verhältnisses zu Grunde. Eine Beschränkung auf diese Kriterien würde in der Tat riesige Gruppen Pflege- und Therapiebedürftiger ausgrenzen. Solche Einschränkungen sind bei der Theorie des Aufbaus interner Evidence nicht gegeben. Weil das auf den ersten Blick nicht trivial ist, sei es kurz an typischen Situationen geprüft, wobei die Lage kognitiv eingeschränkter Personen die schwierigste ist. Alle diese Situationen stehen unter Missbrauchsgefahren einer übergriffigen Therapie und Pflege (vgl. ausführlicher Behrens, 1990; Darmann, 2000). Personen in den folgenden Situationen sind daher in der Praxis besonders pfleglich zu behandeln:

- Bei einer *bewusstlosen Person* gehen wir in unseren Rettungshandlungen davon aus, dass diese uns einen Rettungsauftrag gäbe, wäre sie bei Bewusstsein und zur Auftragsvergabe in der Lage. Diese Unterstellung ist für unser Rettungshandeln von enormer Bedeutung. Könnten wir nämlich nicht von einem Auftrag der/des Bewusstlosen ausgehen, machten wir uns in unserem Rettungshandeln oft der schweren Körperverletzung schuldig. Strafverschärfend käme noch hinzu, dass wir mit unserem Rettungshandeln Geld verdienen, bei den meisten unserer beruflichen Rettungshandlungen unser finanzieller Vorteil also eindeutig ist. Wir müssen schließlich nicht nur einen Auftrag des Verletzten haben, sondern auch so viel an interner Evidence über seine Ressourcen und Umstände in Erfahrung bringen, wie für die Rettung nötig ist. Deswegen führen viele Menschen in ihrem Portemonnaie oder Auto Hinweise auf ihre besonderen Eigenschaften (z.B. Bluter/Allergiker) mit sich. Zusammenfassend ist festzustellen, dass auch mit Bewusstlosen interne Evidence so gut es geht aufgebaut werden muss, sonst wäre ein wirksames Handeln gar nicht möglich. Sobald sie nicht mehr bewusstlos sind, müssen fehlende Schritte des Aufbaus interner Evidence nachgeholt werden und die unterstellten Annahmen des Auftrags geprüft werden. Dazu gehören auch die biographisch relevanten Ziele und Umstände der Klient*innen. Keinesfalls ist der Auftrag der Klientin und des Klienten durch einen überindividuellen gesellschaftlichen Auftrag, die Gesundheit der Organe generell immer, auch gegen die Person, der die Organe zu eigen sind, durchzusetzen. Das alte *im Zweifel für die Gesundheit* gilt nicht mehr; wer sich allein darauf beruft, kann sich gegenüber dem Vorwurf schwerer Körperverletzung nicht rechtfertigen.

- Der Umgang mit *Patient*innenverfügungen* ist ein besonders bekanntes Beispiel des Aufbaus interner Evidence mit Personen, deren Äußerungsfähigkeit stark eingeschränkt ist. Denn auch in dieser Situation geht es darum, den Patient*innenwillen, also die Ziele der Patientin oder des Patienten aktuell zu erfassen und zu befolgen. Menschen können ihre Patientenverfügung jederzeit widerrufen. Eine Patient*innenverfügung ist kein Kreditvertrag. Eine Zahlungsverpflichtung kann man bekanntlich nicht jederzeit widerrufen, wenn man einen Kauf bereut. Eine Patient*innenverfügung sehr wohl. Eine Pflegebedürftige oder Patientin bzw. ein Pflegebedürftiger oder Patient ist keineswegs an eine einmal gegebene Patient*innenverfügung gebunden. Auch die Angehörigen entscheiden nicht statt der Patientin/des Patienten. Patient*innenverfügung und Angehörigen-Erinnerungen dienen lediglich als Quellen, die allein dabei helfen sollen, den entscheidenden aktuellen Patient*innenwillen im Aufbau interner Evidence zu vergegenwärtigen. Methodisch geht man daher besser nach der Hermeneutik des Fremdverstehens vor, wie es schon Husserl und Schütz entwickelten (vgl. Behrens, 1979), als nach der Fiktion, man habe über Empathie einen privilegierten Zugang zum fremden Innersten. Denn was ein/e Pfleger*in, ein/e Ärzt*in oder eine nahe Verwandte tun würden, wäre sie in der Situation der/des Patient*in, ist völlig unbeachtlich. Es gilt der Patient*innenwille, nicht der Wille wohlmeinender anderer Personen. Die fürsorgliche Mühe der Hermeneutik des Fremdverstehens beim Aufbau interner Evidence lässt sich durch Empathie nicht einsparen. Diesen für die Theorie des Aufbaus interner Evidence entscheidenden Fall haben wir in der AG Patientenwillen der Akademie für Ethik in der Medizin einige Jahre lang intensiv erörtert. Auf die ausführliche Veröffentlichung sei hiermit verwiesen (AG Patientenwillen der Akademie für Ethik in der Medizin, 2021 i.E.). Selbstverständlich ist der Patient*innenwille völlig unabhängig davon zu respektieren, ob eine Patient*innenverfügung vorliegt oder nicht.

- Noch schwieriger ist die Sicherung selbstbestimmter Teilhabe bei Personen mit *kognitiven Einschränkungen.* Sehr viele Pflegebedürftige leiden unter *Demenzen,* die es ihnen unmöglich machen, sich sprachlich gut verständlich auszudrücken. Wie der Pflegeforschungsverbund „Evidence basierte Pflege chronisch Kranker und Pflegebedürftiger in kommunikativ schwierigen Situationen" (Schaeffer & Behrens & Görres, 2008; Behrens & Zimmermann, 2008) gezeigt hat, fehlt es Personen mit Demenz in der Regel an einer entscheidenden Fähigkeit – der Fähigkeit, unsere Missverständnisse ihrer Äußerungen zu berichtigen. Alltägliche Kommunikationen sind laufend durch Missverständnisse geprägt, die in Sekundenschnelle in der Interaktion iterativ berichtigt werden (Behrens, 2019, S. 93ff.). Das zeigt, wie entscheidend die Fähigkeit (power) zur Berichtigung von Missverständnissen ist – und wieviel fehlt, wenn einem diese *power* abgeht.

Ob der Aufbau interner Evidence selbstbestimmter Teilhabe auch bei kognitiv sehr eingeschränkten Personen (mit einem Minimental Status unter 10) möglich ist, wurde u.a. in dem Projekt zur „Evaluation Mobiler Geriatrischer Rehabilitation" untersucht, das von 2014 bis 2019 durch ein Konsortium unter wissenschaftlicher Beratung des Frankfurter „Instituts für Supervision, Institutionsberatung und Sozialforschung e.V." durchgeführt wurde. Im Rahmen dieser Studie wurden in fünf Bundesländern in 16 stationären Pflegeeinrichtungen insgesamt 750 zufällig ausgewählte Bewohnerinnen und Bewohnern von langjährig erfahrenen Reha-Mediziner*innen bzw. Geriater*innen in einer durchschnittlich einstündigen epidemiologischen Reihen-Untersuchung auf ihren Bedarf an medizinischer Rehabilitation gemäß § 61 geprüft, wobei auch konkrete Ziele selbstbestimmter Teilhabe gemäß § 1 SGB IX erfasst wurden.

Im Ergebnis wurde 59 % aller Bewohner*innen in der Langzeitpflege und 62,3 % aller Gäste in der Kurzzeitpflege von Fachärzt*innen bescheinigt, medizinisch rehabilitationsbedürftig zu sein. Aber bei nur bei 22,7 % der Bewohner*innen der Langzeitpflege, also nur einem Drittel der *Rehabilitationsbedürftigen*, und bei 32% der Gäste der Kurzzeitpflege hielten die Ärzt*innen tatsächlich eine Rehabilitation für geboten, also indiziert. Wie kam es zu dieser enormen Differenz zwischen dem Befund *rehabedürftig* und der Indikation einer Rehabilitation? Grund dafür war eine Reihe von Filtern zwischen Befund *rehabedürftig* und der Indikation. Einer der wichtigsten Filter betraf die Erreichbarkeit des Reha-Ziels selbstbestimmter Teilhabe durch eine Rehabilitation. Der § 61 mit dem *Formblatt 61 a* enthält nämlich ein *Filtermodell*, wie es das Frankfurter Institut handlich zusammenfasst: Die aus Sicht der Geriater*innen und Reha-Mediziner*innen erstellte medizinische Befunderhebung bildet den ersten und offensten Filter, die Feststellung des medizinischen Befunds der „Rehabilitationsbedürftigkeit". Er umfasst rehabilitationsrelevante befundbare Funktions- und Strukturschädigungen zuzüglich nicht nur vorübergehender alltagsrelevanter Beeinträchtigungen der Aktivitäten oder der Teilhabe sowie rehabilitationsrelevanter Kontextfaktoren.

Für die mangelnde Indikationsstellung sind drei weitere Untersuchungsfilter ursächlich. Der erste dieser drei Filter ist die Prüfung der Reha-Fähigkeit, also umgangssprachlich gesprochen der Fähigkeit, die Anstrengungen und Zumutungen einer medizinischen Rehabilitationsmaßnahme aushalten und bewältigen zu können. Selbstverständlich hängt diese Reha-Fähigkeit von der Form der medizinischen Rehabilitation ab. Eine Rehabilitation in einer geriatrischen Reha-Klinik beinhaltet andere Belastungen, Zumutungen und Anstrengungen als eine medizinische Rehabilitation am gewohnten Wohnort. Wenn der Wechsel von der stationären Pflegeeinrichtung in eine Klinik mit Verwirrtheit und Angst bis hin zu Panikattacken verbunden ist, dann ist die Reha-Fähigkeit in einer geriatrischen Klinik eher nicht gegeben, die Reha-Fähigkeit für eine mobile geriatrische Rehabilitation in der gewohnten Umgebung der Pflegeeinrichtung oder der eigenen Häuslichkeit hingegen schon.

Die letzten beiden Filter bilden das Vorhandensein eines konkreten Reha-Ziels (selbstbestimmte Teilhabe) und einer günstigen Reha-Prognose. Diese beiden Filter hängen so sehr zusammen, dass sie fast wie ein einziger Filter wirken. Wenn ein konkretes Reha-Ziel selbstbestimmter Teilhabe formulierbar und erreichbar ist, ist auch die Reha-Prognose gut. Da 23,2 % der Bewohner*innen der Langzeitpflege und 32,6 % der Gäste der Kurzzeitpflege ein konkretes Reha-Ziel und dann auch eine günstige Reha-Prognose aufwiesen, führte eben dieser Filter zur Indikation/Allokation einer medizinischen Reha. Die prognostizierte Erreichbarkeit des Rehabilitationsziels selbstbestimmter Teilhabe erwies sich neben der Reha-Fähigkeit als entscheidender Filter zwischen Befund und Indikation.

Dabei ist es keineswegs trivial, wie Reha-Ziele erhoben werden. Die Reha-Ziele wurden in zwei Gruppen abgefragt: Erstens Ziele „aus Sicht des Arztes" (tatsächlich gab es nur Ärztinnen), zweitens „Ziele aus Sicht des Bewohners/der Bewohnerin", also Ziele selbstbestimmter Teilhabe gemäß § 1 SGB IX. Für diese zweite Gruppe waren vier Zeilen Klartext vorgesehen, die die selbstbestimmten Teilhabeziele der Rehabilitation der Bewohner*innen in ihrer eigenen Sprache beinhalten sollten, während für die Ziele aus Sicht der Ärzt*innen mehr als 30 einzelne Vorgaben zum Ankreuzen vorgegeben waren.

Alle Klartextangaben wurden durch das Frankfurter Institut auf Plausibilität sprachlich geprüft. Wenn als selbstbestimmtes Teilhabeziel „Bett-Stuhl-Transfer" oder „mehrstündiges Sitzen“ eingetragen war, bezweifelte das Frankfurter Institut, dass Bewohner*innen dieses Ziel formuliert hatten. Wenn „am Tisch mit alten Freunden spielen“ oder „malen“, „Voliere verantwortlich mitversorgen“, „Servietten für alle falten“ oder „mit Tochter zusammen häkeln und schwätzen“ geschrieben stand, schien das dem Frankfurter Institut eher authentisch. „Bett-Stuhl-Transfer“ ist genau genommen ebenso wenig wie „mehrstündiges Sitzen“ ein richtiges Reha-Ziel, geschweige denn ein Ziel selbstbestimmter Teilhabe. Es ist ein Mittel, eine günstige Voraussetzung für das Reha-Ziel selbstbestimmter Teilhabe an etwas Bestimmtem. Eigentlich waren alle fast 20 000 genannten „Ziele aus Sicht der Ärztin“ für die 750 Untersuchten keine Ziele, sondern *lediglich* Mittel, also begünstigende Voraussetzungen. Da jede Rehabilitation mit erheblichen Anstrengungen verbunden ist und schwerlich gegen die sich rehabilitierende Person durchgesetzt werden kann und darf, ist es für jede Rehabilitation entscheidend, das selbstbestimmte Teilhabeziel zu finden, das die Mühe lohnt. Dazu bedarf es, wie oben beschrieben, des Aufbaus interner Evidence. Ein ärztlich definierter Reha-Bedarf muss zum Reha-Bedürfnis werden, um praktisch relevant zu sein. Warum soll ein schwer niedergeschlagener Mann den Transfer vom Bett zum Stuhl üben, wenn er auf dem Stuhl gar nichts vorhat? Erst die Aussicht, Verantwortung für die Voliere mit zu übernehmen, rechtfertigt für ihn die Mühen, das Bett zu verlassen. Oft liegen die Ziele selbstbestimmter Teilhabe darin, sich für andere nützlich zu machen, und sei es durch das Falten von Servietten. Die konkreten Teilhabeziele sind höchst individuell. Selbstbestimmte Teilhabe lässt sich nicht in Form standardisierter Aktivitäten fassen, wie *Selbstständigkeit beim Duschen*. Gleichwohl ist die *selbstbestimmte Teilhabe* nach § 1 Sozialgesetzbuch IX das gesetzliche Ziel der Rehabilitation sowie der anderen Sozialgesetzbücher und muss daher individuell erhoben, definiert und für die Zielerreichung in seiner individuellen Erfüllung durch den Pflege- und Rehaprozess ermittelt werden.

Die Messung der Erreichung individuell selbstbestimmter Ziele ist dabei, das ist die gute Nachricht, methodisch kein großes Problem. Bei allen individuell unterschiedlichen Zielen lässt sich mit derselben ordinal skalierten Likert-Skala messen, ob es ganz und gar, teilweise, wenig, fast nicht oder überhaupt nicht erreicht wurde. Eindeutig gesetzeswidrig wäre es, träte unter der Hand ein ärztlich (oder pflegerisch oder sozialarbeiterisch) bestimmtes Teilhabeziel an die Stelle des selbstbestimmten Teilhabeziels. Soviel ist klar. Methodisch diskussionswürdiger ist: Wie kommt das selbstbestimmte Teilhabeziel der Bewohner*in in die ärztliche, pflegerische oder sozialarbeiterische Dokumentation? Das ist nur möglich im Aufbau interner Evidence. Können sich da auch Bewohner*innen durchsetzen, die kognitiv eingeschränkt sind?

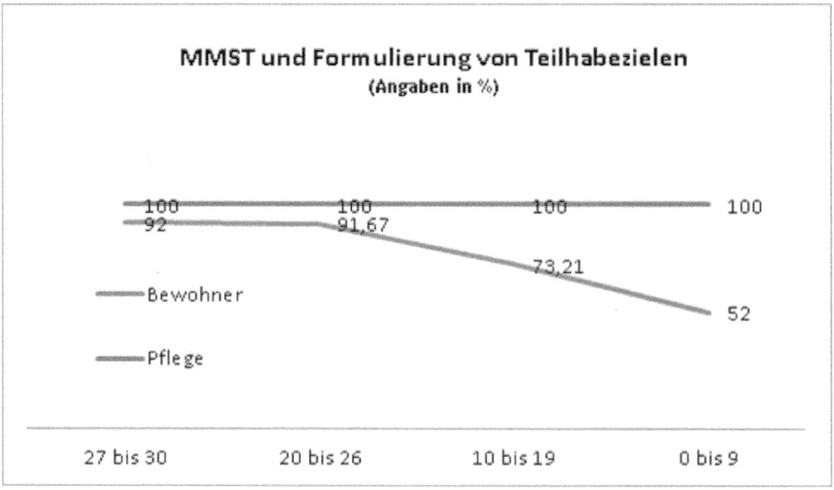

Abb. 5: Formulierung von Teilhabezielen und kognitive Beeinträchtigung

Bei den vielen, die in der Studie rein verbal nicht zu einer verständlichen Äußerung in der Lage waren, wurden die körpersprachlichen Äußerungen eingetragen. Bei einer Person, die sich oft an der Tür hochzog, wurde dies so interpretiert, dass sie gerne hinausgehen würde. Wie die Abbildung 3 zeigt, konnten bis zu einem Minimentalstatus von 20 noch so gut wie alle ihre selbstbestimmten Teilhabeziele verbal zu Protokoll geben und bei einem Minimentalstatus von 10 bis 19 immerhin noch fast 73 %. Erst bei einem Minimentalstatus unter 10 gelang es zu 52% den Ärzt*innen nicht mehr, Teilhabeziele zu ermitteln, vielmehr waren es in fast 48 % die Bezugspflegenden, die aus ihrer Beobachtung körpersprachlicher Signale und ihrer bezugspflegerischen Kenntnis der Pflegebedürftigen deren selbstbestimmte Teilhabeziele zu Protokoll gaben (s. Abbildung 3), d. h. bei einem MMST von 0 bis 9 übernahmen die Fachärzt*innen bei der Hälfte aller Bewohner*innen von den teilnehmend beobachtenden Pflegenden die Teilhabeziele der Bewohner*innen. Die Bezugs-Pflege konnte aufgrund ihrer langen und intensiven teilnehmenden Beobachtung der Bewohner*innen in 100 % aller dokumentierten Fälle Teilhabeziele identifizieren (braunrote Linie). Letztlich ließen sich für alle daraufhin untersuchten pflegebedürftigen Personen, gleichgültig wie niedrig ihr Minimental-Status war, individuelle Ziele selbstbestimmter Teilhabe erkennen.

Da dieses Ergebnis für alle zukünftigen gesetzeskonformen Qualitätsevaluationen der Pflege und der medizinischen Rehabilitation entscheidend ist, soll sein Zustandekommen etwas genauer erörtert werden. In der folgenden Darstellung werden dann auch Glanz und Elend, Gefahren und Chancen, Stärken und Schwächen einer direkten klarschriftlichen Erfassung individueller Ziele selbstbestimmter Teilhabe diskutierbar:

- Auf die Interpretationsleistungen der Bezugspflege angewiesen zu sein, das unterschied die Erhebung selbstbestimmter Teilhabeziele keineswegs von der ärztlichen Befundung. Es war eine der überraschendsten Ergebnisse der klinisch epidemiologischen Untersuchung: Nicht einmal eine Stunde fachärztlicher Untersuchung reichte den Geriater*innen und Reha-Mediziner*innen, den Befundbericht nach Formblatt 61 a allein zu erstellen. Ausnahmslos erklärten alle Fachärzt*innen, auf die Pflegedokumentation einschließlich vorhandener Epikrisen und haus- und fachärztlicher Eintragungen sowie die Gespräche mit Bezugspflegenden und Angehörigen angewiesen zu sein, um ihre fachärztliche Befunderhebung abschließen zu können. Diese Abhängigkeit heißt: Wer keine gute Bezugspflege hat, ist auch fachärztlich nicht gut dran. Das gilt für die fachärztliche Befunderhebung nicht weniger als für die gesetzeskonforme Feststellung und Dokumentation selbstbestimmter Teilhabeziele.
- Da Ärzt*innen es waren, die die Äußerungen selbstbestimmter Teilhabeziele der pflegebedürftigen Personen ins Formblatt eintrugen, ist ein Einwand des Direktors des sozialmedizinischen Instituts Magdeburg und ehemaligen Präsidenten der DGMSP (Deutsche Gesellschaft für Sozialmedizin und Prävention), Robra, einer empirischen Prüfung wert. Robra äußerte gegenüber dem Verfasser, als der ihm 1999 die relativ einfache Klartext-Erhebung selbstbestimmter Teilhabeziele vorstellte: Ärztinnen/Ärzte würden diese Ziele immer so anspruchslos formulieren und protokollieren, dass sie durch ihre Rehabilitationsmaßnahmen voll und ganz erreicht werden könnten. Diese Vermutung ist in der Tat mehr als nur plausibel. Empirisch bestätigte sie sich allerdings überhaupt nicht. Die folgende Verlaufsanalyse während, unmittelbar nach und etwa ein halbes Jahr nach der mobilen geriatrischen Rehabilitation in der stationären Pflegeeinrichtung zeigte, dass kaum ein Reha-Ziel voll und ganz erfüllt war. Falls es eine Versuchung zum Opportunismus bei der Protokollierung von Zielen selbstbestimmter Teilhabe gibt, wie Robra sehr plausibel annimmt, dann widerstanden die teilnehmenden Ärzt*innen dieser Versuchung.
- Für jede Qualitätssicherung der Pflege ist entscheidend, dass Qualität an selbstbestimmten individuellen Teilhabezielen gemessen wird und nicht an

fremdbestimmten, mögen sie auch noch so fürsorglich gemeint sein (Behrens & Weber & Schubert, 2012). Das gilt gerade auch für die Strukturqualität. Denn nur aus der Kenntnis der Ergebnisqualität lässt sich etwas über den Pflegeprozess sagen, also über die Pflegequalität. Und nur wenn man den für das Pflegeziel erforderlichen Pflegeprozess kennt, kann man etwas über die Struktur sagen, die für diesen Pflegeprozess nötig ist.

- Die Erkenntnis oder *Anerkenntnis des eigenen Hilfebedarfs* mag ein Arbeitsbündnis zum Aufbau interner Evidence erleichtern. Eine Voraussetzung dafür ist sie keineswegs. Den eigenen Hilfebedarf zu erkennen und sogar anzuerkennen, gehört zu den schwersten Übungen des Menschen. Noch schwerer ist es, Hilfe anzunehmen. Wären Erkenntnis und sogar Anerkenntnis der eigenen Hilfsbedürftigkeit Voraussetzung für den Aufbau interner Evidence, wären große Gruppen Pflegebedürftiger ausgeschlossen. Und selten ist eine Hilfe so, dass man mit ihr rundum zufrieden ist. Kränkung, Übergriffigkeit, Bevormundung, Belehrung, Unverschämtheit, Ungeschicklichkeit: Irgendetwas ist immer. So erscheint Skepsis gegenüber Menschen, die einem helfen wollen, nicht völlig unverständlich. Den Aufbau interner Evidence schließt das nicht aus. Im Gegenteil: Sich über seine Unwilligkeit klar zu werden, einen Hilfebedarf anzuerkennen und Hilfe anzunehmen, ist ein wichtiges Ergebnis beim Aufbau interner Evidence, das unbedingt Respekt verdient.

Faktisch gib es so gut wie keinen Menschen, der überhaupt keine Dienstleistungen kauft oder auf andere Weise Hilfeleistungen in Anspruch nimmt. Deshalb kennen nahezu alle Menschen die Situation, Dienste anzunehmen und sich darüber auszutauschen. Die Abneigung, Hilfebedarf anzuerkennen, ist also immer eine Abneigung gegen spezifische Hilfe. Diese spezifische Abneigung hat ihre Gründe, die erst einmal zu verstehen und zu respektieren sind. Gründe können die Furcht vor einer Einschränkung der Selbstbestimmung, aber auch Scham und vieles andere sein. Wegen solcher guten Gründe ist der individuelle Aufbau interner Evidence für Kooperation notwendig – es sind gerade keine Ausschlussgründe.

Als Fazit dieses dritten Abschnitts lässt sich nun ziehen: Die Pflegetheorie, die sich am Ziel *selbstbestimmter Teilhabe* statt am Mittel *Selbstständigkeit* orientiert, taugt keineswegs nur für Pflegebedürftige, „*die in einem Krankenhaus liegen, bei Bewusstsein und grundsätzlich bereit sind, an ihrer pflegerischen Versorgung mitzuwirken und imstande sind, ihren Hilfebedarf zu erkennen*" (Meleis, 1999, S. 580). Eine Pflege- und Therapietheorie oder eine Pflegepraxis nur für diesen Personenkreis wäre meiner Ansicht nach auch nahezu handlungstheoretisch irrelevant.

4. Schlussfolgerungen für die Theorie der Pflege als Gesundheitsförderung

Theorie kommt bekanntlich vom griechischen Wort für Anschauen (Fleck, 1935; Luhmann, 1992). In diesem Beitrag wird der Vorschlag gemacht, die Theorie, also das *Anschauen* der Pflege und der Therapie und die *Haltung* zur Pflege und Therapie umzustellen vom derzeit dominierenden Begriff der Selbstständigkeit auf den der Selbstbestimmung. Denn Selbstständigkeit in alltäglichen Verrichtungen und Bewegungen ist lediglich ein – den meisten Menschen leiblich viele Jahre ihres Lebens unerreichbares – Mittel, um Selbstbestimmung zu erlangen. Zum Glück kann Selbstbestimmung (Autonomie) auch dann noch erreicht werden, wenn Selbstständigkeit (Autarkie) unerreichbar ist. Für die Theorie der Therapie wird entsprechend vorgeschlagen, sie nicht auf akutmedizinische Eingriffe in einen – als offenliegende reparaturbedürftige Maschine verstandenen – Körper ohne Seele oder auf psychotherapeutische Eingriffe in eine Seele ohne Körper zu beschränken, sondern sie ebenfalls auf selbstbestimmte Teilhabe zu orientieren, also auf die UN-Behindertenrechtskonvention, die ICF der Weltgesundheitsorganisation und entsprechend den Grundgesetzartikel 2 und den § 1 ff. des deutschen Sozialgesetzbuches IX (SGB IX), der das Ziel von rehabilitativer Pflege und Therapie definiert als *„Selbstbestimmung und die Förderung gleichberechtigter Teilhabe am Leben der Gesellschaft“*. Das ist zurzeit, wie auch das Positionspapier der Deutschen Vereinigung für Rehabilitation (2016) sowie Nicholls & Gibson (2010; 2018), Höppner & Richter (2018) feststellen, in der Therapie noch keineswegs der Fall. Auch die verbreitetsten Assessment-Instrumente sind nahezu ausschließlich auf Selbstständigkeit und Unabhängigkeit bezogen (z.B. Barthel-Index, FIM, AEDL). Diese Instrumente können genaugenommen das im § 1 SGB IX genannte Ziel rehabilitativer Pflege und Therapie gar nicht wirklich erfassen.

Es lässt sich millionenfach beobachten, dass Menschen auf Selbstständigkeit gerne verzichten, solange sie selber bestimmen können, was für sie getan wird. Quälend ist die Angewiesenheit auf andere dagegen dann, wenn sie mit dem Verlust der Selbstbestimmung einhergeht, die ohnehin durch Schmerz und Krankheit gefährdet erscheint. Dies Quälende am Verlust der Selbstständigkeit hat sich in den letzten 150 Jahren noch durch eine kulturelle Entwicklung verschärft: Wie sich figurationssoziologisch im Anschluss an Norbert Elias zeigen lässt, ist in diesen 150 Jahren jede Unterwürfigkeit gegenüber einer gnädigen Frau oder einem gnädigen Herrn peinlich geworden, die vorher noch ganz selbstverständlich war. Die Abhängigkeit von Gnade, von einer gnädigen Herrschaft schien immer weniger vereinbar mit der Menschenwürde. Gnade wurde durch Anrechte ersetzt. Angewiesenheit auf andere wurde dadurch mit Selbstbestimmung vereinbar. Mit Gnade war Selbstbestimmung schwer vereinbar gewesen. Gnade kränkte Selbstbestimmung.

Es geht, in den Worten von Habermas, in Pflege und Therapie generell um die Verringerung der Gewalt und der fürsorglichen Bevormundung. Entsprechend wären verbreitete Fachbegriffe wie der der „Pflegeedukation“ und der der „aktivierenden Pflege“ sehr kritisch zu sehen, ganz zu schweigen vom Begriff „Laienpflege“. In diesen eingedeutschten Begriffen hallt autoritäres Gedankengut nach (zu ihrer historischen Rekonstruktion vgl. Behrens, 2019, Kapitel 1 und 5). Vielleicht wären solche Begriffe, da missverständlich und übergriffig, besser aus dem Verkehr zu ziehen.

Die hier genutzte Pflege- und Therapietheorie entspricht den Perspektiven unzähliger Pflegebedürftiger, die an der stationären, aber auch ambulanten Pflege und Therapie nichts so fürchten wie den Verlust von Selbstbestimmung. Sie fürchten ihn wie Schmerzen und den Tod, ja, mehr als den Tod. 2017 ist den Deutschen eine anständige Pflege wesentlich wichtiger als eine Verlängerung der Lebenserwartung (vgl. SOEP, zitiert nach Gert G. Wagner et al., FAS vom 5.2.2017) Die hier vorgestellte Pflegetheorie entspricht damit eher Vorstellungen der Pflegebedürftigen als der Tradition fürsorglicher Bevormundung, in der sich Berufspflegende und Therapeut*innen entweder als autorisierte Anwälte der Organe einer Person gegen diese Person verstehen – oder auch als Beauftragte des Willens Gottes gegenüber dieser Person. Vielmehr müssen physiologische und andere vermeintlich von den Pflege- und Therapieprofessionen erkannte *Bedarfe* als selbstbestimmte Bedürfnisse der pflegebedürftigen Person legitimiert werden.

Hieraus ergibt sich ein präziserer Begriff von Pflege und damit der Unterscheidung von *Selbst-Pflege und Professions-Pflege*, von *Selbst-Therapie* und *Professions-Therapie*. Man kann zwar als Berufsgruppe und als Wissenschaftler*in bekanntlich definieren, wie man will und „wie aus der Pistole geschossen“. Wenn man aber behaupten will, es gäbe im Leben der Menschen einen ihnen bewussten Handlungsbereich *Pflege* und *Therapie*, kommt man nicht darum herum, diesen Handlungsbereich phänomenologisch und hermeneutisch aus der Alltagssprache herauszuhören. Wie sich ein eindeutig abgegrenztes System der *Arbeit* aus der Alltagssprache heraushören lässt (Behrens, 1982; Luhmann, 1992), ebenso lässt sich ein eindeutig abgegrenztes System pflegerischer Gesundheitsförderung aus der Alltagssprache heraushören. Es zeigt sich, dass es den alltäglich Handelnden keineswegs schwerfällt, jede Sekunde genau anzugeben, ob eine Handlung unter Pflege fällt oder nicht. Der alltägliche Begriff der Pflege ist von bemerkenswerter systematischer Klarheit: In den unterschiedlichsten

Bereichen benennt *Pflege* immer das gleiche. *Pflege* bezeichnet zielgerichtete, spezialisierte Arbeit gegen die – in den Augen der Pflegenden täglich überall drohende – Verrottung, von der Pflege von Freundschaften bis zur kulturell tradierten Körperpflege. Körperpflege lässt sich dabei keineswegs auf Behandlung und Vermeidung von Krankheit reduzieren. Sie hat Gesundheitsförderung und vor allem Schönheit zum Ziel (oder, wie Soldaten statt Schönheit lieber sagen: Schliff). Wie Habermas auf der Frankfurter Adorno-Konferenz 2003 und dann in der Schrift „Zwischen Naturalismus und Religion" wenn auch ohne expliziten Bezug auf die Pflege ausführte: Die frei handelnde Person identifiziere sich *„mit dem Körper als ihrem eigenen Leib"* (Habermas, 2005, S. 208). Personen wissen im Alltag jede Sekunde, ob sie sich gerade pflegen oder mit anderen Handlungen beschäftigen. Man pflegt sich nicht unbewusst. Zwar mag unser Hirn, also unser Körper, schon entsprechende Verknüpfungen aktivieren, bevor uns bewusst wird, was wir als nächstes vorhaben. Aber in der Pflegehandlung – wie auch in der Selbstbehandlung – beziehen wir uns bewusst auf unseren Körper als unserem Leib. Der Anthropologe Plessner hatte die berühmte Unterscheidung zwischen *Körper haben* und *Körper sein* getroffen. In der Pflegehandlung arbeiten wir bewusst an unserem Körper, um ihn gegen unsere alltäglichen Verrottungsbefürchtungen in eine Form zu bringen, die uns kulturell zusagt. Das tun wir keineswegs überwiegend allein. Ein großer Teil der Pflegehandlungen wird intersubjektiv erbracht. Die meisten unserer Liebkosungen leiten sich bei uns Säugetieren von ursprünglichen Pflegehandlungen ab, vom wechselseitigen Entlausen und Füttern bis zum Streicheln und Küssen.

Unser der Alltagssprache abgelauschte Begriff der Pflege ist wesentlich spezifischer als der vom International Council of Nurses definierte Begriff in seiner von einigen deutschsprachigen Berufsverbänden Österreichs, der Schweiz und Deutschlands konsentierten Übersetzung (Behrens, 2019, S. 13ff.). Die sich selbst pflegende Person bedient sich zu ihrer Unterstützung nach ihrem Geschmack helfender Berufe, und zwar keineswegs erst, wenn sie zu Selbstpflege und Selbsttherapie körperlich oder kognitiv nicht mehr in der Lage ist. Auch Personen, die ihre Wunden selber verbinden können, sich selber baden, ihr Zimmer selber putzen und ihre Haare selber schneiden können, ziehen es oft vor, zu einem Friseur ihrer Wahl zu gehen, ihr Zimmer von einem Putzdienst reinigen zu lassen, sich in einem Bad verwöhnen zu lassen oder ihre Wunden von Fachleuten versorgen zu lassen. Das ist nicht nur im reichen Nordwesten so, sondern nahezu überall auf der Erde. Weder ihre eigene Verantwortung noch ihre Selbstbestimmung geben die Personen dadurch ab, sie sind es, die die Dienste wählen. Zweifellos haben Menschen in verschiedenen Umständen unterschiedlich viele Wahlmöglichkeiten, die soziale Ungleichheit ist unübersehbar, was Sen (2000) und Nussbaum (2012) nie zu betonen vergessen, aber gewählt wird auch unter eingeschränktesten Bedingungen. Oft wird in Interviews gefragt, ob es pflegerische Gewalt sei, wenn eine Bewohnerin einer Senioreneinrichtung, die neun Male ihre Waschung verweigerte, beim zehnten Mal gegen ihren Willen höchst fürsorglich gewaschen wird. Die Antwort ist für mich völlig klar, und nicht nur für mich, auch für alle Fachpflegenden, denen ich von dieser Interviewfrage erzählte: Selbstverständlich ist es ein Gewaltakt.

Von der Selbstpflege einschließlich der Selbstpflege, die Eltern ihren Kindern beizubringen versuchen, und der Selbsttherapie unterscheidet sich professionelle Pflege und Therapie grundlegend. Sie unterscheidet sich keineswegs dadurch, dass Professionspflege Pflegebedürftigen Vorschriften macht, was gut für sie ist. Im Gegenteil. Ein Hauptunterschied zwischen Selbstpflege einschließlich elterlicher Pflege und Professionspflege ist: Professionspflege ist im Vergleich zu innerfamilialer und insbesondere Elternpflege wesentlich abstinenter. Weit über 90 % aller Pflege ist Selbstpflege, und auch die meisten Behandlungen bei Erkrankungen und Störungen bestehen in Selbst- und Familientherapien. Professionelle Pflege und Therapie bezieht sich (im besten Fall unterstützend) auf die Selbstpflege und Selbsttherapie von Personen – die nur dann als *Laienpflegende* zu bezeichnen wären, wenn Berufspflegende und Berufstherapierende priesterliche *Eminenz* mit einem privilegierten Zugang zu speziellen unfehlbaren Offenbarungen für sich in Anspruch nähmen. Ich bin keine priesterliche Eminenz mit einem privilegierten Zugang zu Berufsgeheimnissen. Der Begriff *Laienpflege* ist eine Unverschämtheit Personen gegenüber, die die Arbeit der Selbstpflege und Selbsttherapie für sich und ihre Familien mit langjähriger Erfahrung und großer Expertise verantwortlich ausüben. Für dieses Argument sind zwei Epochenbrüche entscheidend, die hier nur angedeutet werden können (ausführlicher siehe Behrens, 2019). Pflegende, die nicht Berufspflegende sind, können sich irren, wir alle irren uns häufig. Aber sie sind nicht prinzipiell vom wohldokumentierten Wissen über die Erfahrungen anderer mit pflegerischen und therapeutischen Maßnahmen ausgeschlossen, wie sie als sogenannte externe Evidence z.B. im Internet vorliegt. Externe Evidence ist kein Berufsgeheimnis der Pflege- und Therapieprofessionen mehr, wie sie es noch bei den Pflegetheoretikern vor 2500 Jahren war.[3]

3 Zur ältesten schriftlich niedergelegten diätetischen Pflegetheorie und zur Tatsache, dass sie spätestens nach der Epochenschwelle 1989 als einzige unter allen detaillierten Lehren richtigen Lebens nicht an Reputation verlor und daher heute zum ersten Mal durch nationalökonomische, religiöse, sozialistische und andere Lehren richtigen

So lässt sich verstehen, wie *Take Care of Yourself* in der englisch wie französisch sprechenden Welt sich so verbreiten konnte. In seinen letzten Vorlesungen 1982 bis 1984 am Collège de France hatte Michel Foucault, seinen Tod an AIDS öffentlich vor Augen, den letzten Rat des Sokrates an seinen Schüler Kriton als Take Care of Yourself zum Programm gemacht: Care of the body, Care of the other, Care of the spirit, und insbesondere care of the freedom to speak freely, from a place of truth. Alle diese Formen der Pflege fasste Foucault zusammen als Take Care of Yourself.

Für jede Qualitätssicherung der Pflege ist entscheidend, dass Qualität an selbstbestimmten individuellen Teilhabezielen gemessen wird und nicht an fremdbestimmten, mögen sie auch noch so fürsorglich gemeint sein (Behrens & Weber & Schubert, 2012). Ohne Kenntnis und Anerkenntnis selbstbestimmter individueller Teilhabeziele können wir über Qualität der Pflege fast gar nichts sagen.

Literatur

Arendt, H. (2002) [1958]. Vita activa oder vom tätigen Leben. Piper.

Aristoteles. (2012, 1995). Nikomachische Ethik, Philosophische Schriften 3. Edition Kramer.

Baranski, B. & Behrens, J. & Westerholm, P. (1997). Occupational Health Policy, Practice and Evaluation. WHO.

Behrens, J. (2019). Theorie der Pflege und der Therapie. Huber.

Behrens, J. & Zimmermann, M. (2017). Sozial ungleich behandelt? A. Sens und P. Bourdieus Theorien und die soziale Ungleichheit im Gesundheitswesen – am Fallbeispiel präventiver Rehabilitation. Hogrefe.

Behrens, J. & Langer, G. (2016). Evidence-based Nursing and Caring. Methoden und Ethik der Pflegepraxis und Versorgungsforschung – vertrauensbildende Entzauberung der „Wissenschaft". Hogrefe.

Behrens, J. & Görres, S. & Schaeffer, D. & Bartholomeyczik, S. & Stemmer, G (2012). Agenda Pflegeforschung für Deutschland. Universität Halle-Wittenberg. Martin-Luther-Universität Halle-Wittenberg.

Behrens, J. & Weber, A. & Schubert, M. (2012). Von der fürsorglichen Bevormundung über die organisierte Unverantwortlichkeit zur professionsgestützten selbstbestimmten Teilhabe? Verlag Barbara Budrich.

Lebens nicht mehr relativiert ist – mit allen Risiken und Nebenwirkungen, die diese Monopolstellung hat s. Behrens (2019).

Behrens, J. (2006). Meso-soziologische Ansätze und die Bedeutung gesundheitlicher Unterschiede für die allgemeine Soziologie sozialer Ungleichheit. In M. Richter & K. Hurrelmann (Hrsg.), Gesundheitliche Ungleichheit (53–72). Springer VS.

Behrens, J. & Langer, G. (2004). Evidence-based nursing. Vertrauensbildende Entzauberung der „Wissenschaft". Qualitative und quantitative Methoden bei täglichen Pflegeentscheidungen. Huber, Programmbereich Pflege.

Behrens, J. & Rothgang, H. (2000). Hallesches Memorandum zur weitgehend ausgabenneutralen Reform der Pflegeversicherung. In Zeitschrift für Sozialreform, 46 (12).

Behrens, J. (1999). Evaluation of OHS as a system of incentives – a German example. In: E. Menckel & P. Westerholm (Hrsg.), Evaluation in Occupational Health Practice (148 – 153). Butterworth Heinemann.

Behrens, J. (1990). Gnade, bürgerliche Autonomie, Krankheit. Staatliche Sozialpolitik und betriebliche Sozialverfassung. In Zeitschrift für Sozialreform, 11(12), 803–827.

Behrens, J. & Leibfried, S. (1987). Sozialpolitische Forschung. Eine Übersicht zu universitären und universitätsnahen Arbeiten. In Zeitschrift für Sozialreform, 33(1), 1–19.

Blumenberg, H. (1987). Das Lachen der Thrakerin. Eine Urgeschichte der Theorie. Suhrkamp.

Bourdieu, P. (1987). Die feinen Unterschiede. Kritik der gesellschaftlichen Urteilskraft. Suhrkamp.

Cronbach, L.J. (1982). Designing Evaluations of Educational and Social Programs. In A Joint publication in the Jossey-Bass series in social behavioral science & in higher education (357–379). Jossey-Bass.

Darmann, I. (2000). Kommunikative Kompetenz in der Pflege. Kohlhammer.

Detel, W. (1998). Macht, Moral, Wissen. Foucault und die klassische Antike. Suhrkamp.

Dewey, J. & Suhr, M. (2002). Logik. Die Theorie der Forschung. Suhrkamp.

Elias N. (2001) [1939]. Die Gesellschaft der Individuen. Suhrkamp.

Foucault, M. (1978). Die „Gouvernementalität". In D. Defert & F. Ewald (Hrsg.), Dits et Ecrits. Schriften in vier Bänden (Band 3) (796–823). Suhrkamp.

Gadamer, H.-G. (1972). Wahrheit und Methode – Grundzüge einer philosophischen Hermeneutik (3. Aufl.). Mohr Siebeck Verlag.

Ginzburg, C. (1983). Spurensicherung. Verlag Klaus Wagenbach.

Grabka, M. M.; Pischner, R. & SOEP Group (2018). SOEP-Core v34 – PFLEGE: Generated Person-level Long-term Care Variables. https://www.econstor.eu/bitstream/10419/183595/1/1038705398.pdf

Gross, R. & Löffler, M. (1997). Prinzipien der Medizin. Springer.

Guyatt, G. H. & Akl, E. A. & Hirsh, J. & Kearon, C. et al. (2010). The vexing problem of guidelines and conflict of interest: a potential solution. In Annals of Internal Medicine, 152, 738–41.

Habermas, J. (2005). Zwischen Naturalismus und Religion. Philosophische Aufsätze. Suhrkamp.

Habermas, J. (2010). „Bohrungen an der Quelle des objektiven Geistes". Laudatio bei der Verleihung des Hegel-Preises an Michael Tomasello. In WestEnd, 7(1), 166–170.

Heinz, W. & Behrens, J. (1991). Statuspassagen und soziale Risiken im Lebensverlauf. In BIOS, Zeitschrift für Biographieforschung und Oral History, 1, 121–140.

Hontschik, B. (2006). Körper, Seele, Mensch: Versuch über die Kunst des Heilens. Suhrkamp.

Honneth, A. (1998). Kampf um Anerkennung. Zur moralischen Grammatik sozialer Konflikte. Suhrkamp.

Honneth, A. (2001). Zur Zukunft des Instituts für Sozialforschung. In Mitteilungen des Institutes für Sozialforschung, 12, 54–63.

Husserl, E. (1992). Die Krisis der europäischen Wissenschaften und die transzendentale Phänomenologie (Text nach Husserliana VI). Felix Meiner Verlag.

Kelle, U. & Kluge, S. (2001). Validitätskonzepte und Validierungsstrategien bei der Integration qualitativer und quantitativer Forschungsmethoden. In S. Kluge & U. Kelle (Hrsg.), Methodeninnovation in der Lebenslaufforschung (135–168). Juventa.

Klemperer V. (1995). LTI. Notizbuch eines Philologen. Reclam.

Lakatos, I. (1982). Die Methodologie der wissenschaftlichen Forschungsprogramme. Philosophische Schriften, 1. Vieweg.

Lange, S. & Thomas, S. (2010). Anforderungen an die Evidenz für Systementscheidungen zur Aufnahme medizinischer Maßnahmen in den Leistungskatalog der Gesetzlichen Krankenversicherung. In Zeitschrift für Evidenz, Fortbildung und Qualität im Gesundheitswesen, (104), 642–647. https://doi.org/10.1016/j.zefq.2010.09.025.

Luhmann, N. (1993). Soziologische Aufklärung 5: Konstruktivistische Perspektiven (2. Aufl.). Westdeutscher Verlag.

Luhmann, N. (1995). Die Kunst der Gesellschaft. In N. Luhmann, Theorie der Gesellschaft. Suhrkamp.

Maslow, A. H. (1970). Motivation and Personality. Harper and Row.

Meleis, A. (1999). Pflegetheorie. Gegenstand, Entwicklung und Perspektiven des theoretischen Denkens in der Pflege. Huber.

Menckel, E. & Westerholm, P. (1999). Evaluation in Occupational Health Practice. Butterworth-Heinemann.

Nicholls, D.A. & Gibson, B.E. (2018). Kommentar zu ‚The body and physiotherpy'. In H. Höppner & R. Richter (Hrsg.), Theorie und Modelle der Physiotherapie: Ein Handbuch (151–164). Hogrefe.

Parsons, T. (1968). Professions. In International Encyclopedia of the Social Science, 12, 536–547.

Parsons, T. (1985). Das System moderner Gesellschaften. Juventa.

Peirce, C.S. (1955). What is a sign. In J. Buchler (Hrsg), Philosophical Writings of Peirce. Dower Publications.

Plessner, H. (1982). Mit anderen Augen. Aspekte einer philosophischen Anthropologie. Reclam.

Sackett, D.L. & Rosenberg, W. M. & Gray J. & Haynes R. B. & Richardson, W.S. (1996). Evidence based medicine: What it is and what isn't. In Brit med, 71(2).

Safranski, R. (2009). Romantik. Eine deutsche Affäre. Fischer.

Schaeffer, D. & Behrens, J. & Görres, S. (2008). Optimierung und Evidenzbasierung pflegerischen Handelns. Juventa.

Singer, W. (2017). Zu Hirnforschung und Willensfreiheit. In Frankfurter Rundschau, 73, 27.

Schütz, A. (1932). Der sinnhafte Aufbau der sozialen Welt. Eine Einleitung in die verstehende Soziologie (2. Aufl.). Suhrkamp.

Sen, A. (1999). Development as Freedom. Anchor Books.

Steppe, H. (2000). Zu Situierung und Bedeutung von Pflegetheorien in der Pflegewissenschaft. In Pflege, 13, 91–98.

Stichweh, R. (1994). Wissenschaft, Universität, Professionen. Suhrkamp.

Strauss, A. & Corbin, J. (1996). Grundlagen qualitativer Sozialforschung. Beltz.

Tillich, P. (1933). Die sozialistische Entscheidung. In Gesammelte Werke, Band 2. Protte.

Uexküll, J.v. (1973). Theoretische Biologie. Suhrkamp.

Uexküll, Th.v. (1963). Grundfragen der psychosomatischen Medizin. Rowohlt.

Uexküll, Th.v. (1990). Lehrbuch der Psychosomatischen Medizin (4. Aufl.). Urban und Schwarzenberg.

Weizsäcker v. V. (1971). Gesammelte Schriften, Briefwechsel. Suhrkamp.

Wiedenbach, E. (1964). Clinical Nursing: A helping art. Springer.

Andreas Büscher

Qualitätsentwicklung in der Langzeitpflege durch Expertenstandards

1. Einleitung

In der mit 25 Jahren noch relativ jungen Geschichte der Pflegeversicherung hat das Thema der Qualitätssicherung und Qualitätsentwicklung kontinuierlich eine wichtige Rolle gespielt. Zwar gab es bereits vor Einführung der Pflegeversicherung im Jahr 1996 sowohl Diskussionen um die Qualität der Pflege – das Deutsche Netzwerk für Qualitätsentwicklung in der Pflege (DNQP) wurde bereits 1992 gegründet – als auch um Fragen der Langzeitversorgung, jedoch war die Verknüpfung nicht so prominent ausgeprägt wie es nach Einführung der Pflegeversicherung der Fall war und aktuell ist. Zum einen ist dies damit zu erklären, dass die Qualitätsdiskussion in der gesundheitlichen und pflegerischen Versorgung in den 1990er Jahren sich insgesamt erst langsam zu formieren begann. Zum anderen gab es aber auch spezifische Aspekte in der Pflegeversicherung, die die Qualitätsdiskussion befördert haben.

In diesem Beitrag werden einige sozialpolitische Festlegungen zur Qualität in der Langzeitpflege und der Beginn der berufsgruppengesteuerten Qualitätsentwicklung in der Pflege zunächst getrennt voneinander und anschließend in ihren Zusammenhängen betrachtet. Davon ausgehend werden Perspektiven für die Weiterentwicklung der Qualität in der Langezeitversorgung aufgezeigt

2. Qualität in der Langzeitpflege

Einer der wesentlichen Einflussfaktoren für die Einführung umfangreicher Regelungen zur Qualität in der Langzeitpflege war die Entwicklung eines Pflegemarktes. Ein erklärtes Ziel der Pflegeversicherung war die Entwicklung einer flächendeckenden Pflegeinfrastruktur, um die pflegerische Versorgung der Bevölkerung sicherzustellen (Deutscher Bundestag, 1997). Ein Mittel zum Aufbau dieser Infrastruktur war die Öffnung des Marktes für Anbieter ambulanter, teilstationärer und stationärer Pflegeleistungen. Das Ziel des Aufbaus einer flächendeckenden Infrastruktur wurde nach Auffassung der Bundesregierung erreicht. Sie konstatierte bereits im ersten Bericht zu den Auswirkungen der

Pflegeversicherung, dass eine ausreichende Zahl von Einrichtungen zur ambulanten und stationären Versorgung der Bevölkerung vorhanden ist (Deutscher Bundestag, 1997). So war die Zahl der ambulanten Pflegedienste von ca. 4.000 im Jahr 1992 auf etwa 11.700 im Jahr 1996 angestiegen. Die Zahl der stationären Pflegeeinrichtungen erhöhte sich im selben Zeitraum von ca. 4.000 auf etwa 8.000. Bis zum Jahr 2017 sind diese Zahlen noch einmal auf 14.100 ambulante Pflegedienste und 14.500 Pflegeheime angestiegen (Statistisches Bundesamt, 2018).

Mit Öffnung des Marktes ging die Notwendigkeit einher, Qualitätskriterien und -anforderungen zu formulieren, die durch die Anbieter pflegerischer Leistungen auf dem Markt zu erfüllen sind, um den Schutz pflegebedürftiger Menschen vor unsachgemäßer Pflege und Versorgung und ein Mindestmaß an Pflegequalität zu gewährleisten. Die Zuständigkeit für die Festlegung dieser Anforderungen wurde politisch der Selbstverwaltung aus Kostenträgern und Leistungserbringern übertragen (Igl, 2007). Diese vereinbarte nach § 80 SGB XI Maßstäbe und Grundsätze zur Sicherung und Weiterentwicklung der Pflegequalität für die ambulante, stationäre und teilstationäre Pflege und legte weitere Bestimmungen in den Rahmenverträgen zur Leistungserbringung nach § 75 SGB XI fest. Die besondere inhaltliche Herausforderung lag darin, Qualitätsmaßstäbe für die Pflege zu definieren, ohne Bezug auf medizinische Kriterien zu nehmen (Dangel & Korporal, 2002) bzw. nehmen zu können, da die Pflegeversicherung einen weitgehend arztfreien Versorgungssektor darstellt und pflegerisches Handeln ohne ärztliche Ver- und/oder Anordnung erfolgt. Zur Bewältigung dieser Herausforderung konnte in den 1990er Jahren kaum auf pflegewissenschaftliche Grundlagen zurückgegriffen werden. Unter anderem aus diesem Grund nahmen die inhaltlichen Festlegungen zur Qualität der Pflege ihren Ausgangspunkt im Begriff der Pflegebedürftigkeit mit seinem auf Alltagsverrichtungen in den Bereichen Körperpflege, Ernährung und Mobilität reduzierten Verständnis (professionellen) Pflegehandelns.

Darüber hinaus wurde die Bedeutung von Maßnahmen innerhalb der Pflegeeinrichtungen zur Entwicklung und Sicherung der Pflegequalität betont. Als solche wurden die interne Entwicklung von Pflegestandards, die Einstellung von Qualitätsbeauftragten, die Etablierung von Qualitätszirkeln oder die Beteiligung an Qualitätskonferenzen verstanden. Trotz dieser in den Maßstäben und Grundsätzen zur Pflegequalität betonten Bedeutung der internen Qualitätsentwicklung gab es offensichtlich – anders als im Krankenhaussektor – große Zweifel daran, dass die per Versorgungsvertrag zugelassenen Pflegeeinrichtungen und-dienste diesem Anspruch aus intrinsischer Kraft und Motivation gerecht zu werden vermögen. Entsprechend wurde darüber hinaus bereits zu Beginn der Pflegeversicherung dem Instrument der externen Qualitätsprüfung große

Bedeutung für die Sicherstellung der Pflegequalität zugeschrieben. Die Verantwortung für die Qualitätsprüfungen wurde an die Medizinischen Dienste der Krankenversicherung (MDK) und den Medizinischen Dienst des Spitzenverbandes Bund der Krankenkassen (MDS) übergeben. Die MDK-Gemeinschaft wurde somit zu einer wichtigen Institution auf dem Gebiet der Qualität in der Langzeitpflege (Igl, 2007). Die Verantwortung für die Durchführung der Qualitätsprüfungen bedeutete gleichzeitig auch die Verantwortung für die Konkretisierung der Prüfkriterien, die in den Qualitätsprüfrichtlinien ihren Ausdruck fanden.

Die Qualität der Versorgung war Gegenstand verschiedener Reformbestrebungen in der Pflegeversicherung. Durch das Pflegequalitätssicherungsgesetz (PQsG) von 2002 sollte eine genauere Definition von Qualität durch Leistungs- und Qualitätsvereinbarungen vorgenommen werden. Diese sollte durch Leistungs- und Qualitätsnachweise nachgewiesen sowie durch die Prüftätigkeit von MDK und Heimaufsicht gesichert werden. Betont wurde auch im PQsG die Eigenverantwortung der Pflegedienste und -einrichtungen für die Qualität. Sie wurden zum Aufbau eines internen Qualitätsmanagements verpflichtet. Durch das Gesetz sollte betont werden, dass Qualität sich nur durch interne Qualitätsentwicklungsmaßnahmen in den Pflegediensten und -einrichtungen herstellen lässt und nicht durch externe Instanzen hineingeprüft werden kann (Hallensleben, 2002). Faktisch wurden die Intentionen des PQsG aufgrund einer Gemengelage aus politischen Interessen, Verhalten der Pflegekassen in Pflegesatzverhandlungen sowie Befürchtungen und Desinteresse der Leistungserbringer jedoch nicht umgesetzt (Igl, 2007). Größere Veränderungen in den gesetzlichen Regelungen zur Qualitätssicherung in der Langzeitpflege erfolgten dann erst wieder durch das Pflegeweiterentwicklungsgesetz 2008, von dem später noch die Rede sein wird.

Unabhängig von, zum Teil aber auch parallel zu den gesetzlichen Entwicklungen gab es Entwicklungen auf fachlicher und wissenschaftlicher Ebene zur Weiterentwicklung der Qualität in der Langzeitpflege. Zu nennen sind dabei vor allem

- die „Charta der Rechte hilfe- und pflegebedürftiger Menschen" (BMFSFJ & BMG, 2009), in der in acht Artikeln grundlegende Rechte benannt sind und Ansatzpunkte zu ihrer Gewährleistung in Pflegeeinrichtungen gegeben werden,
- sieben Expertenstandards des DNQP, die dieses mit finanzieller Förderung des Bundesministeriums für Gesundheit (BMG) zu zentralen Risikobereichen der Pflegepraxis entwickeln konnte und die eine hohe Resonanz in der Pflegepraxis erfahren haben und

- die mit finanzieller Förderung des Bundesministeriums für Familie, Senioren, Frauen und Jugend (BMFSFJ) erarbeiteten Qualitätsniveaus zu drei wichtigen Aspekten der pflegerischen Versorgung durch die Bundeskonferenz Qualitätssicherung (BUKO-QS).

Neben diesen durch die zuständigen Ministerien geförderten Initiativen wurden von unterschiedlichen Personen und Organisationen eine Reihe von Zertifikaten und Gütesiegeln entwickelt, die es Pflegeeinrichtungen und -diensten auf freiwilliger Basis ermöglichten, die Qualität ihrer Leistungen weiter zu entwickeln und nach außen darzustellen. Innerhalb der Berufsgruppe der Pflegenden hat die Entwicklung von Expertenstandards große Auswirkungen auf die weitere Diskussion um die Qualität der Pflege gehabt.

3. Expertenstandards und das Deutsche Netzwerk für Qualitätsentwicklung in der Pflege (DNQP)

3.1 Gründung und Entwicklung des DNQP

Die Entwicklung von Expertenstandards ist in Deutschland untrennbar mit dem Deutschen Netzwerk für Qualitätsentwicklung in der Pflege verbunden. Die Gründung des DNQP erfolgte im Jahr 1992, also deutlich vor Einführung der Pflegeversicherung und vollkommen unabhängig von den gesetzlichen Bestrebungen zur Qualitätsentwicklung und -sicherung in der Langzeitpflege. Stattdessen geht die DNQP-Gründung zurück auf die Arbeiten des Europäischen Netzwerks für Qualitätsentwicklung in der Pflege (EuroQUAN). Sie war und ist geleitet von der Überzeugung, dass Netzwerke anderen Organisationsformen zur Qualitätsentwicklung deutlich überlegen sind, weil sie Austauschprozesse befördern und Synergieeffekte ermöglichen (Schiemann, 2017).

EuroQUAN ging hervor aus einer Arbeitsgruppe des Regionalbüros für Europa der Weltgesundheitsorganisation (WHO), die sich auf Basis des Programms „Gesundheit für alle bis zum Jahr 2000“ gebildet hatte. In diesem Programm formulierte die WHO die Zielsetzung, dass die Mitgliedsstaaten im Rahmen ihrer jeweiligen Gesundheitssysteme effektive Verfahren zur Qualitätssicherung in der Patientenversorgung entwickeln und anwenden sollen. Für die Qualitätsentwicklung in der Pflege war die Arbeit dieser Gruppe deshalb so bedeutsam, weil erstmals auf europäischer Ebene Erkenntnisse zusammengetragen und weiterentwickelt werden konnten. Auf diesem Weg wurden wichtige inhaltliche und methodische Grundlagen gelegt, an denen sich die weitere Entwicklung von Standards in der Pflege und anderen Methoden zur Qualitätsentwicklung orientieren konnte. Auch die Ziele des „Networking for Quality“, die

EuroQUAN gesetzt hat (Schiemann, 2017, S. 20), haben weiter Relevanz für die Qualitätsentwicklung in der Pflege:

- hervorragende Leistungen zu fördern,
- traditionelle Verhaltensmuster zu reflektieren,
- transkulturelle Ähnlichkeiten und Unterschiede zu nutzen,
- effektive Praktiken in der Qualitätsentwicklung zu verbreiten und
- Forschungsergebnisse in einer durchdachten und systematischen Weise zu nutzen.

Mit dieser Zielsetzung hat das DNQP 1992 an der Hochschule Osnabrück mit der Netzwerkbildung in Deutschland seine Arbeit aufgenommen und konnte dabei auf zahlreiche Kontakte zu Akteuren aus der Pflege und dem Gesundheitswesen zurückgreifen. Zum strukturellen Aufbau gehörten die Bildung eines Lenkungsausschusses zur inhaltlichen Steuerung der Netzwerkarbeit, bestehend aus Personen, die sich im Pflegemanagement, der Pflegebildung, der Pflegewissenschaft, den unterschiedlichen Settings der Pflege und berufspolitisch mit Fragen der Pflegequalität auseinandersetzen. Mit Unterstützung der Hochschule war es zudem möglich, eine Geschäftsstelle einzurichten, um die Arbeit zu koordinieren und als Anlaufstelle zu fungieren.

Inhaltlich war die Anfangszeit des DNQP geprägt von der Verbreitung und Förderung dezentraler Ansätze der Qualitätsentwicklung. So wurden im DNQP-Netzwerk-Katalog vielfältige Qualitätsaktivitäten von Netzwerkpartnern dargestellt, um als Beispiele guter Praxis Impulse für die Qualitätsentwicklung andernorts zu geben. Methodisch wurde der Ansatz der stationsgebundenen Qualitätsentwicklung (SQE) weiterentwickelt und beforscht (Schiemann & Moers, 2004), der bis heute Wege aufzeigt, Standards für die unterschiedlichen Bereiche der Pflegepraxis auf der Ebene von Stationen oder Bereichen zu entwickeln. Der Strategiewechsel zur Entwicklung evidenzbasierter Expertenstandards für alle Bereiche pflegerischer Praxis erfolgte zum Ende der 1990er Jahre basierend auf der Einschätzung, dass diese eine wichtige Orientierungsfunktion für die Entwicklung haus- oder betriebsinterner Pflegestandards haben würden (Schiemann, 2017). Sämtliche Aktivitäten des DNQP waren und sind davon geleitet, dass es für die Qualität der Pflege unerlässlich ist, dass die relevanten Standards und Prinzipien durch die Berufsgruppe der Pflegenden selbst zu entwickeln und festzulegen sind.

Förderlich für die Entwicklung von Expertenstandards war der Beschluss der Gesundheitsministerkonferenz der Länder von 1999 über „Ziele einer einheitlichen Qualitätsstrategie im Gesundheitswesen“ (Gesundheitsministerkonferenz, 1999). Die in der Strategie ausgesprochene Verpflichtung zur Entwicklung wissenschaftlicher und evidenzbasierter Verfahren nicht nur für die Ärzteschaft, sondern explizit auch für die Pflegeberufe war ein wichtiger Anstoß zur Förderung der Entwicklung von Expertenstandards durch das Bundesministerium für Gesundheit (BMG) (Schiemann, 2017). Seit 1999 arbeitet das DNQP in Kooperation mit dem Deutschen Pflegerat (DPR) an der Entwicklung und Einführung evidenzbasierter Expertenstandards, die für alle Aufgabenfelder der professionellen Pflege als richtungweisend anzusehen sind. Bis 2009 wurde die vom DNQP initiierte und verantwortete Entwicklung von Expertenstandards durch das BMG gefördert. In diesem Zeitraum konnten die folgenden Expertenstandards entwickelt werden:

- Dekubitusprophylaxe in der Pflege (DNQP, 2002),
- Entlassungsmanagement in der Pflege (DNQP, 2004),
- Schmerzmanagement in der Pflege bei akuten oder tumorbedingten chronischen Schmerzen (DNQP, 2005),
- Sturzprophylaxe in der Pflege (DNQP, 2006),
- Förderung der Harnkontinenz in der Pflege (DNQP, 2007),
- Pflege von Menschen mit chronischen Wunden (DNQP, 2009a),
- Ernährungsmanagement zur Sicherstellung und Förderung der oralen Ernährung in der Pflege (DNQP, 2010a)

Ermöglicht wurde durch die Förderung zudem die erste Aktualisierung des Expertenstandards „Entlassungsmanagement in der Pflege“ (DNQP, 2009b).

Ohne jegliche Förderung konnten weitere Expertenstandards durch das DNQP aus selbst generierten Mitteln entwickelt werden:

- Schmerzmanagement in der Pflege bei chronischen Schmerzen (DNQP, 2015),
- Expertinnenstandard für das Hebammenwesen „Förderung der physiologischen Geburt“ in Kooperation mit dem Verbund Hebammenforschung (DNQP & Verbund Hebammenforschung, 2014),
- Expertenstandard „Beziehungsgestaltung in der Pflege von Menschen mit Demenz“ (DNQP, 2018; 2019c).

2020 wird ein Expertenstandard zur „Erhaltung und Förderung der Mundgesundheit“ veröffentlicht, der in Kooperation mit der Bundeszahnärztekammer, der Deutschen Gesellschaft für Alterszahnmedizin und der Arbeitsgemeinschaft Zahnmedizin für Menschen mit Behinderung und besonderem medizinischen Unterstützungsbedarf, der ebenfalls ohne öffentliche, private oder gewerbliche Förderung entwickelt wurde.

Seit 2008 gewährleistet das DNQP die für evidenzbasierte Instrumente notwendige regelmäßige Aktualisierung der Expertenstandards:

- Dekubitusprophylaxe in der Pflege, erste und zweite Aktualisierung (DNQP, 2010b; 2017a),
- Schmerzmanagement in der Pflege bei akuten Schmerzen, erste Aktualisierung (DNQP, 2011a),
- Sturzprophylaxe in der Pflege, erste Aktualisierung (DNQP, 2013),
- Förderung der Harnkontinenz in der Pflege, erste Aktualisierung (DNQP, 2014),
- Pflege von Menschen mit chronischen Wunden, erste Aktualisierung (DNQP, 2015),
- Ernährungsmanagement zur Sicherung und Förderung der oralen Ernährung in der Pflege, erste Aktualisierung (DNQP, 2017b).
- Entlassungsmanagement in der Pflege, zweite Aktualisierung (DNQP, 2019a),

2018 wurde der zweiten Aktualisierung des Expertenstandards „Schmerzmanagement in der Pflege bei akuten Schmerzen" gemeinsam mit der ersten Aktualisierung des Expertenstandards „Schmerzmanagement in der Pflege bei chronischen Schmerzen" begonnen, die 2020 als Zusammenführung der beiden Expertenstandards zu einem Expertenstandard „Schmerzmanagement in der Pflege" veröffentlicht wurde.

3.2 Was sind Expertenstandards?

Um den Beitrag der Expertenstandards für die Qualität in der Pflege generell und für die Langzeitversorgung im Besonderen einordnen zu können, ist es erforderlich die Möglichkeiten und Grenzen von Expertenstandards zu verstehen. Zur qualitätsmethodischen Einordnung von Expertenstandards ist im DNQP-Methodenpapier (2019d, S. 7) ausgeführt:

> *„Die nationalen Expertenstandards des DNQP sind evidenzbasierte, monodisziplinäre Instrumente, die den spezifischen Beitrag der Pflege für die gesundheitliche Versorgung von Patient*innen bzw. Bewohner*innen sowie ihren Angehörigen zu zentralen Qualitätsrisiken aufzeigen und Grundlage für eine kontinuierliche Verbesserung der Pflegequalität in Gesundheits- und Pflegeeinrichtungen bieten. Sie stellen ein professionell abgestimmtes Leistungsniveau dar, das dem Bedarf und den Bedürfnissen der damit angesprochenen Bevölkerung angepasst ist und Kriterien zur Erfolgskontrolle dieser Pflege einschließt. Expertenstandards zeigen die Zielsetzung komplexer, interaktionsreicher pflegerischer Aufgaben sowie Handlungsalternativen und Handlungsspielräume in der direkten Patient*innen- bzw. Bewohner*innenversorgung auf. Sie erheben den Anspruch, wirksame Instrumente der Qualitätsentwicklung zu sein und durch aktiven Theorie/Praxis-Transfer zur Entwicklung und Professionalisierung der Pflegepraxis beizutragen. In diesem Kontext kommt der Tatsache, dass die Qualitätsziele in Form von Standards und Kriterien von der Berufsgruppe selbst definiert werden, zentrale Bedeutung zu."*

Bereits der erste Satz verweist auf drei zentrale Charakteristika der Expertenstandards: Evidenzbasierung, Monodisziplinarität und Spezifität des pflegerischen Beitrags. Die Expertenstandards basieren – auch wenn der Name anderes suggerieren mag – auf einer Recherche, Identifikation und Bewertung der verfügbaren Evidenz zum jeweiligen Standardthema. Die Recherche wird in der Regel vergeben an die wissenschaftliche Leitung der Expertenarbeitsgruppen und verfolgt das Ziel, eine Grundlage für die Beratungen der Expertenarbeitsgruppen zu schaffen, von der aus Empfehlungen abgeleitet werden können. Das Verfahren zur Suche, Aufbereitung und Bewertung der Literatur entwickelt sich kontinuierlich weiter. Erkenntnisse aus der Suche und Nutzung von Literatur im Rahmen von Leitlinienentwicklungen und anderen Verfahren im medizinisch-pflegerischen Kontext werden dabei ebenso berücksichtigt wie eigene Erkenntnisse aus der Arbeit zur Entwicklung und Aktualisierung von Expertenstandards wie beispielsweise Ausmaß und Form der Einbindung von Mitgliedern der Expertenarbeitsgruppe in den Prozess der Festlegung von Suchkriterien im Rahmen der Literaturstudie.

Die monodisziplinäre Entwicklung der Expertenstandards wird teilweise kritisiert. Diese Kritik bleibt jedoch oftmals auf einer oberflächlichen Ebene stehen, indem lediglich konstatiert wird, dass viele Aufgaben in Gesundheitswesen und Pflege interdisziplinärer Natur seien und eine monodisziplinäre Herangehensweise daher nicht angezeigt ist. Seltener werden jedoch die Herausforderungen diskutiert, die im interdisziplinären Diskurs entstehen können. Aus Sicht des DNQP ist die Verständigung innerhalb der pflegerischen Berufsgruppe über die Sektorengrenzen hinweg bereits eine sehr große Herausforderung, die nicht dadurch erschwert werden sollte, dass die Frage nach der berufsgruppenspezifischen Zuständigkeit und Verantwortlichkeit die Antwort darauf, was für die Empfänger pflegerischer Leistungen das richtige Verfahren ist, überlagert. Die monodisziplinäre Herangehensweise bedeutet keinesfalls, – und das wird gerne übersehen – dass daraus die Forderung nach einer monodisziplinären Praxis resultiert. Nach Auffassung des DNQP erleichtert die berufsgruppenspezifische Verständigung und Konsentierung der eigenen Qualitätsmaßstäbe und Vorgehensweisen den interdisziplinären Dialog und bildet eine wichtige Voraussetzung zur Entwicklung und Implementierung interdisziplinärer Versorgungspfade. Nicht zuletzt ist darauf hinzuweisen, dass es seit langem gelebte Praxis bei der Entwicklung und Aktualisierung von Expertenstandards ist, externe Fachberater*innen aus anderen Berufsgruppen in die Expertenarbeitsgruppen zu berufen und ihre Perspektive mit zu diskutieren. Im Rahmen der DNQP-Konsensus-Konferenzen werden gezielt wissenschaftliche Fachgesellschaften und andere Organisationen aus der gesundheitlichen und pflegerischen

Versorgung eigeladen und um Stellungnahme gebeten, bevor ein Expertenstandard veröffentlicht wird. Die jüngsten Arbeiten zur Entwicklung eines Expertenstandards zur „Erhaltung und Förderung der Mundgesundheit in der Pflege" mit zahnärztlichen Organisationen gehen noch einen Schritt weiter, in dem in Kooperation ein Expertenstandard für das pflegerische Handeln erarbeitet wird.

Der Bezug zum pflegerischen Handeln leitet über zum dritten Charakteristikum, der Spezifität der Expertenstandards für das Pflegehandeln. Es wird der pflegerische Beitrag zur Versorgung bei zentralen Qualitätsrisiken beschrieben. Auf Basis verfügbarer Evidenz und fachlicher Expertise wird herausgearbeitet, welchen Beitrag Pflegefachkräfte im Rahmen der Versorgung leisten können und sollen. Das pflegerische Leistungsniveau explizit zu machen, ist ein wichtiger Aspekt der Expertenstandards. Es ist die Voraussetzung für weitere Diskussionen. Insgesamt fehlt es an expliziten Aussagen zum pflegerischen Handeln im Bereich des Gesundheitswesens und der Langzeitpflege. Im Gesundheitswesen ist pflegerisches Handeln ohne Ankopplung an ärztliche An- oder Verordnung kaum vorgesehen und im Bereich der Langzeitpflege wird über sehr umfangreiche und kleinteilige Beschreibungen versucht, das Handlungsfeld der Pflege zu beschreiben. Die Stimmigkeit mit grundlegenden pflegerischen Handlungsansätzen und Wissensbeständen ist dabei nicht immer gegeben. Die explizite Formulierung eines pflegerischen Leistungsniveaus in den Expertenstandards geht deutlich darüber hinaus. Der Aufbau der Expertenstandards folgt auf der waagerechten Achse den Schritten des Pflegeprozesses und damit dem Ansatz, der seit den 1980er Jahren maßgebliche Grundlage der Pflegeausbildungen ist und durch das Pflegeberufegesetz seit 2020 zur pflegerischen Vorbehaltsaufgabe erklärt worden ist.

„Die Expertenstandards stellen ein professionell abgestimmtes Leistungsniveau dar, das dem Bedarf und den Bedürfnissen der damit angesprochenen Bevölkerung angepasst ist und Kriterien zur Erfolgskontrolle dieser Pflege einschließt." Auch der zweite Satz des Auszugs aus dem DNQP-Methodenpapier enthält drei wesentliche Aspekte: den professionellen Abstimmungsprozess, die Bedürfnisse der angesprochenen Bevölkerung und die Formulierung von Kriterien zur Erfolgskontrolle.

Die Abstimmung des Leistungsniveaus erfolgt auf unterschiedlichen Ebenen und durchläuft mehrere Feedbackschleifen. Zunächst erfolgt sie zwischen den Mitgliedern der Expertenarbeitsgruppen, die für jeden Expertenstandard auf Basis einer öffentlichen Ausschreibung ausgewählt und zusammengestellt werden. Sie verfügen über praktische und wissenschaftliche Expertise zum Thema und haben die Aufgabe, einen ersten Entwurf eines Expertenstandards zu erarbeiten beziehungsweise den Aktualisierungsbedarf eines veröffentlichten

Expertenstandards zu prüfen. Angestrebt wird in den Beratungen der Expertenarbeitsgruppen ein Konsens über das zu empfehlende professionelle Vorgehen. Sollten sich die Expertenarbeitsgruppen nicht im Konsens auf Empfehlungen verständigen können, so ist es unwahrscheinlich, dass sich in der Praxis auf breiterer Basis eine Verständigung erzielen lässt. Bislang war es noch in allen Entwicklungen und Aktualisierungen der Expertenstandards möglich, einen Konsens über das anzustrebende Leistungsniveau zu erzielen und einen Entwurf zu formulieren. Dieser wird dann im zweiten Schritt des professionellen Abstimmungsprozesses im Rahmen einer Konsensus-Konferenz mit mehreren hundert Teilnehmer*innen mit der Fachöffentlichkeit diskutiert und im Anschluss konsentiert. Das Ziel der Konsensus-Konferenzen besteht in der Durchführung eines Fachdiskurses, nicht in der Präsentation von Ergebnissen. Die Rückmeldungen aus der Konsensus-Konferenz fließen in die abschließende Version des Expertenstandards ein. Diese wird vor der abschließenden Veröffentlichung modellhaft implementiert, um Erkenntnisse zur Verständlichkeit, Akzeptanz und Praktikabilität des Expertenstandards zu gewinnen und anderen Einrichtungen Hilfestellungen für die Einführung an die Hand zu geben. Erst nach Durchlaufen dieser Diskussions- und Feedbackschleifen ist der professionelle Abstimmungsprozess beendet und der Expertenstandard wird abschließend veröffentlicht.

Expertenstandards erheben den Anspruch, dem Bedarf und den Bedürfnissen der angesprochenen Bevölkerung zu entsprechen. Dies geschieht einerseits durch die Berücksichtigung der Nutzer*innenperspektive im Rahmen der Literaturbewertung, andererseits durch die regelhafte Beteiligung von Vertreter*innen aus der Selbsthilfe, dem Verbraucherschutz oder anderen Organisationen zur Vertretung der Interessen pflegebedürftiger und behinderter Menschen in den Expertenarbeitsgruppen und bei den Konsensus-Konferenzen. Mittlerweile wurden auch Materialien entwickelt, in denen die Inhalte der Expertenstandard zur Information und Stärkung der Nutzungskompetenzen pflegebedürftiger Menschen und ihrer Angehörigen enthalten sind (ZQP, 2019).

Die Kriterien zur Erfolgskontrolle des angestrebten Leistungsniveaus finden sich in allen Expertenstandards. Jeder Standard ist gleich aufgebaut. Nach Festlegung der Zielsetzung und Begründung werden die einzelnen Kriterien in Form einer Tabelle aufbereitet und formuliert. Auf der senkrechten Ebene erfolgt eine Differenzierung in Struktur-, Prozess- und Ergebniskriterien. Auf der waagerechten Ebene finden sich die Schritte des Pflegeprozesses: Einschätzung des jeweiligen Sachverhalts, Planung von Maßnahmen und deren Vereinbarung mit dem auf Pflege angewiesenen Menschen und ggf. seinen/ihren Angehörigen, die Durchführung der Maßnahmen, die oftmals in unterschiedliche Einzelschritte (Information/Anleitung/Beratung, andere Maßnahmen, Nutzung von

Hilfsmitteln) unterteilt sind, und abschließend deren Evaluation. Für die Evaluation in Einrichtungen stellt das DNQP ein standardisiertes und an die jeweiligen Standardinhalte angepasstes Audit-Instrument zur Verfügung, das genutzt werden kann, um den Grad der Zielerreichung zu den einzelnen Kriterien zu bestimmen und damit wichtige Erkenntnisse für das interne Qualitätsmanagement zu gewinnen (DNQP, n.d.).

„Expertenstandards zeigen die Zielsetzung komplexer, interaktionsreicher pflegerischer Aufgaben sowie Handlungsalternativen und Handlungsspielräume in der direkten Patient*innen- bzw. Bewohner*innenversorgung auf". Diese Aussage aus dem Methodenpapier verweist auf mögliche Inhalte von Expertenstandards und verdeutlicht, wie Expertenstandards in der pflegerischen Praxis genutzt werden sollten. Das Instrument Expertenstandard ist sinnvoll, wenn es um komplexe und interaktionsreiche pflegerische Aufgaben geht. Es geht um die systematische Herangehensweise auf Basis des Pflegeprozesses zu zentralen Qualitätsrisiken, die in der Pflegepraxis sektorübergreifend eine hohe Bedeutung haben. Dieser Ansatz ließe sich für jeden Expertenstandard genauer beschreiben, worauf allerdings an dieser Stelle verzichtet wird. Beispielhaft sei der Expertenstandard zur Dekubitusprophylaxe genannt, in dem die Verhinderung eines Dekubitus aus dem komplexen Zusammenspiel der Einschätzung eines vorliegenden Risikos, daraus abgeleiteter Maßnahmen, der Information der Nutzer*innen, ggf. der Nutzung von Hilfsmitteln und der Evaluation erwächst. Es handelt sich dabei nicht um die korrekte Durchführung einer einzelnen Verrichtung, sondern ein systematisches Vorgehen. Vor diesem Hintergrund wird auch deutlich, was mit dem Aufzeigen von Handlungsalternativen und -spielräumen gemeint ist. Die Arbeit auf der Basis von Expertenstandards erfordert eigenständige Entscheidungen und ein eigenständiges Urteilsvermögen der Pflegenden. Aus diesem Grund richtet er sich auch an Pflegefachkräfte, die über diesen Handlungsspielraum und dieses Urteilsvermögen verfügen. Im Rahmen der Entwicklung und Aktualisierung von Expertenstandards bildet das Handlungsspektrum der Fachkräfte den Ausgangspunkt der Empfehlungen. Dort, wo weitergehende Expertise in der Pflege, z. B. durch Pain Nurses, oder anderen Berufsgruppen erforderlich ist, werden in den Expertenstandards Kriterien beschrieben, anhand derer entschieden werden kann, ob weitere Expertise hinzuzuziehen ist. Was die Expertenstandards nicht leisten, sind Hilfestellungen für Einrichtungen, in denen nur wenige oder kaum Fachkräfte beschäftigt sind. Expertenstandards sind hilfreich für die Entwicklungen von Verfahrensregelungen im Rahmen des internen Qualitätsmanagements, sie setzen jedoch das Vorhandensein und die Gestaltung des Prozesses durch Fachkräfte vor Ort voraus.

Expertenstandards „erheben den Anspruch, wirksame Instrumente der Qualitätsentwicklung zu sein und durch aktiven Theorie/Praxis-Transfer zur Entwicklung und Professionalisierung der Pflegepraxis beizutragen.“(DNQP, 2015, S. 5f.) Sie ermöglichen die Qualitätsentwicklung durch die Festlegung von Zielen und die bereits beschriebene Formulierung von Kriterien zur Erfolgskontrolle. In der Praxis führt dies zu einer Sichtbarmachung des pflegerischen Beitrags zur Versorgung, an der es oftmals mangelt. Expertenstandards befördern den Praxis-Theorie-Transfer, indem forschungs- und theoriebasiertes Wissen in einer praxisorientierten Form aufbereitet und zur Verfügung gestellt wird. Sicherlich wäre es grundsätzlich auch möglich, diese Form des Theorie-Praxis-Transfers in Einrichtungen zu leisten. Allerdings geht sie mit einem erheblichen Aufwand einher und bedarf erheblicher Kompetenz, für die die entsprechenden Ressourcen nicht flächendeckend vorhanden sind.

Wichtige Faktoren für die Akzeptanz der Expertenstandards liegen nach Ansicht des DNQP darin, dass Themen angesprochen werden, die in der Praxis von hoher Bedeutung sind und die Pflegenden kontinuierlich vor Herausforderungen stellen. Es handelt sich nicht um Themen, die künstlich entwickelt wurden, sondern um Aufgaben, die Pflegende aller kontinuierlich zu bewältigen haben. Die Tatsache, dass die Expertenstandards innerhalb der Berufsgruppe und ausdrücklich für die interne Qualitätsentwicklung entwickelt werden, ist für die Akzeptanz von hoher Bedeutung.

3.3 Erfahrungen aus der Arbeit mit Expertenstandards

Die Veröffentlichung eines Expertenstandards führt nicht unmittelbar dazu, dass seine Inhalte und Empfehlungen auch Eingang in die Pflegepraxis finden. Aus mittlerweile mehr als 20 Jahren Erfahrung mit Expertenstandards lassen sich, ergänzt und erweitert durch Erkenntnisse aus der internationalen Literatur, jedoch einige Aspekte benennen, die für eine Umsetzung von Leistungsniveaus, Qualitätsanforderungen oder anderen Innovationen in der Praxis entscheidend sind (Moers & Schiemann & Stehling, 2017; Damschroder et al., 2009; Dixon-Woods & McNicol & Graham, 2012).

Zu nennen ist zunächst die Berücksichtigung einrichtungsspezifischer Bedingungen. Jede Einrichtung der Gesundheits- oder Langzeitversorgung hat ihre eigenen Bedingungen und Organisationskulturen, die sich nicht ohne weiteres verändern lassen. Die Anpassung und Konkretisierung eines Expertenstandards ohne das festgelegte Leistungsniveau zu unterschreiten sind daher wichtige Schritte der Umsetzung. Im Phasenmodell zur modellhaften Implementierung von Expertenstandards (DNQP, 2019) bilden sie den zweiten Schritt. Ein zentraler

Faktor für die erfolgreiche Arbeit mit Expertenstandards und anderen Instrumenten sind die in den Einrichtungen benannten Projektverantwortlichen. Sie bilden den Dreh- und Angelpunkt der Implementierung und sie übernehmen in der Praxis die entscheidenden Schritte, um die Veränderung einer bestehenden Praxis zu realisieren. Ihnen obliegen Steuerungs- und Vermittlungsaufgaben im mono- und interdisziplinären Kontext und sie stellen ein Bindeglied zwischen Pflegefachkräften, Pflegeleitungen und Angehörigen anderer Berufsgruppen dar, die am Implementierungsprozess beteiligt sind. Sie benötigen vielfältige kommunikative und fachliche Kompetenzen, die in der Regel durch eine akademische Qualifikation vermittelt werden. Eine wichtige Rahmenbedingung ist die kundige Unterstützung durch das Management der jeweiligen Einrichtung, zu der die Herstellung und Förderung von Akzeptanz und die Bereitstellung von Ressourcen für eine Veränderung der bestehenden Praxis gehören. Der Beitrag der Expertenstandards zur Qualitätsentwicklung in der Langzeitversorgung ist daher davon abhängig, wie es gelingt, organisationsinterne Prozesse anzustoßen und im Hinblick auf formulierte Ergebniserwartungen zu evaluieren. Für das Gesamtergebnis haben daher neben den inhaltlichen Empfehlungen der Expertenstandards die Aktivitäten im Rahmen des internen Qualitätsmanagements eine entscheidende Bedeutung.

4. Expertenstandards und Pflegeweiterentwicklungsgesetz

Im dargestellten Sinn kann den Expertenstandards eine große Auswirkung auf die Qualitätsentwicklung in allen Bereichen der pflegerischen Versorgung zugeschrieben werden, in den Krankenhäusern ebenso wie in den stationären, teilstationären und ambulanten Einrichtungen der Langzeitversorgung. Ausgehend von dieser Erkenntnis wurde im Rahmen des Pflegeweiterentwicklungsgesetzes von 2008 durch die Einführung des § 113a SGB XI eine komplizierte strukturelle Verknüpfung von Expertenstandards und Qualitätsentwicklung vorgenommen. Diese Verknüpfung soll nachfolgend ausführlicher aufgezeigt und in ihren Konsequenzen beleuchtet werden.

Die Inhalte des Pflegeweiterentwicklungsgesetzes wurden stark beeinflusst durch vermehrte Berichterstattung über Skandale und Probleme in der Pflege. Statt eines intensiveren Diskurses über sinnvolle Reformen zur Steigerung der Versorgungsqualität wurden – neben anderen – drei zentrale Bestimmungen in das Gesetz aufgenommen und anschließend unter hohem Zeitdruck konkretisiert:

a) die regelmäßige, jährliche Prüfung aller Pflegedienste und -einrichtungen durch die Medizinischen Dienste nach § 114 SGB XI
b) die Pflege-Transparenzvereinbarung zur Darstellung der Ergebnisse der Qualitätsprüfungen in verständlicher und vergleichender Form nach § 115 SGB XI
c) die Entwicklung und Einführung von Expertenstandards zur Sicherung und Weiterentwicklung der Qualität der Pflege nach § 113a SGB XI

Die Vorschrift der regelmäßigen Prüfungen durch die Medizinischen Dienste führten zu einem notwendigen Ausbau der personellen Kapazitäten der MDK, um die gesetzlichen Bestimmungen umsetzen zu können. Zugleich erhöhte sich die ohnehin schon hohe Wichtigkeit der MDK für Fragen der Qualitätsentwicklung und -sicherung in der Pflege. Für die in diesem Beitrag relevante Frage der Bedeutung der Expertenstandards für die Qualität in der Langzeitversorgung sind die Regelungen zur Qualitätsprüfung und zur Pflege-Transparenzvereinbarung insofern von Bedeutung, da die Inhalte der Expertenstandards sowohl in den Qualitätsprüfrichtlinien wie auch in den Kriterien zur Pflege-Transparenzvereinbarung ihren Niederschlag gefunden haben. Allerdings wurden sie dort oftmals funktionalistisch verwendet und ihre Anwendung auf „Ja"-„Nein"-Antworten reduziert.

Eine umfassende Analyse, wozu diese Nutzung der Expertenstandards in der Praxis genau führte, ist nicht vorhanden, aber es gibt Anhaltspunkte. Positiv formuliert kann davon ausgegangen werden, dass in der Praxis eine erhöhte Nachfrage nach und verstärkte Auseinandersetzung mit Expertenstandards stattgefunden hat. Weniger positiv formuliert hat sich die Vorstellung herausgebildet, dass Expertenstandards formell umzusetzen sind, um externen Prüfkriterien zu genügen. Aus den bisherigen Ausführungen dürfte deutlich geworden sein, dass dieser Ansatz nicht dem Charakter von Expertenstandards entspricht und vermutlich auch nicht zu einer Verbesserung der Pflegequalität führt. Dennoch hat sich dieses eher mechanistische Verständnis in der Arbeit mit Expertenstandards verbreitet. Zwar kann die Betrachtung einzelner, isolierter Aspekte hilfreiche Hinweise hervorbringen, sie dürfte allein jedoch kaum geeignet sein, tragfähige Aussagen zur generellen Pflegequalität einer Einrichtung zu treffen. Sichtbar wurde die mechanistische Sichtweise auch an einer Untersuchung zu den Auswirkungen des Pflege-Weiterentwicklungsgesetzes, in der unter anderem nach der Anwendung von Expertenstandards gefragt wurde (BMG, 2011). Einerseits zeigt die Untersuchung einen hohen Bekanntheitsgrad der Expertenstandards auf, andererseits lässt sich vermuten, dass hier ein sozial erwünschtes

Antwortverhalten vorliegt, wenn 47% der Pflegeheime und 43% der ambulanten Pflegedienste angeben, den Expertenstandards zum „Entlassungsmanagement in der Pflege“ anzuwenden, der explizit für die Entlassung aus dem Krankenhaus entwickelt wurde. Er beschreibt zwar auch grundsätzliche Prinzipien, die bei der Überleitung zwischen Versorgungssektoren beachtet werden sollten, aber selbst vor diesem Hintergrund ist eine hohe Umsetzungsrate des Expertenstandards in der Langzeitpflege nicht zu erklären. Offensichtlich sind die Befragten davon ausgegangen, dass eine positive Antwort auf die Frage der Befragungserwartung entspricht und keine negativen Konsequenzen nach sich ziehen wird.

Verstärkt wurde diese Sichtweise jedoch durch die Bestimmung der verpflichtenden Anwendung von Expertenstandards nach § 113a SGB XI. Ein Blick in die Gesetzesbegründung zum Pflegeweiterentwicklungsgesetz (Schmidbauer, 2008) verdeutlicht, dass der Gesetzgeber vor allem die Expertenstandards des DNQP und die damit gemachten positiven Erfahrungen im Sinn hatte, als er den § 113a in das Pflegeversicherungsgesetz eingefügt hat. Die Zuständigkeit für die Entwicklung der Expertenstandards nach § 113a SGB XI wurde jedoch den Vertragsparteien im SGB XI, also der Selbstverwaltung von Kostenträgern und Leistungserbringern, übertragen und ging durch die Pflegestärkungsgesetze an den Qualitätsausschuss Pflege über. Das Verfahren zur Entwicklung von Expertenstandards wurde in einer Verfahrensordnung festgelegt, die eng angelehnt ist an das Methodenpapier des DNQP von 2007 (DNQP, 2007b), mit diesem jedoch nicht vollkommen übereinstimmt. (GKV-Spitzenverband, 2009). Das Gerüst der Verfahrensordnung wurde nicht durch die Selbstverwaltung entwickelt, sondern bediente sich pflegewissenschaftlicher Vorarbeiten des DNQP. Zwar kann diese Entwicklung in gewissem Sinne als Erfolg für die Arbeit des DNQP gewertet werden, sie war aber aufgrund der weiteren Entwicklungen sehr problematisch. Kurz nach Einführung des § 113a SGB XI erging die Forderung an das DNQP, die Verwertungsrechte an den Expertenstandards an die Vertragsparteien zu übertragen. Die Forderung wurde abschlägig beschieden, aber es darf schon als bemerkenswerter Vorgang betrachtet werden, wenn die erfolgreiche wissenschaftliche und berufspolitische Entwicklung durch den Gesetzgeber einerseits gelobt, andererseits gleichzeitig unmittelbar sanktioniert wird, indem die weitere Förderung ersatzlos eingestellt wird und Verwertungsrechte durch die Selbstverwaltung eingefordert werden. Es lässt sich in diesem Zusammenhang fast von einer Enteignung, mindestens jedoch dem Versuch einer „nicht freundlichen“ Übernahme sprechen.

Betrachtet man darüber hinaus die Bilanz der Entwicklung von Expertenstandards nach § 113a SGB XI, so fällt diese ernüchternd aus. Seit Inkrafttreten des Gesetzes im Jahr 2008 bis zum Zeitpunkt dieses Buchbeitrags im Sommer 2020 wurde kein Expertenstandard nach § 113a SGB XI veröffentlicht. Das DNQP hat im gleichen Zeitraum vier Expertenstandards entwickelt und neun Aktualisierungsprojekte ohne öffentliche Förderung durchgeführt. Vor diesem Hintergrund lässt sich konstatieren, dass die Intention des § 113a SGB XI erheblich verfehlt wurde und nicht umgesetzt werden konnte. Die Entwicklung eines Entwurfs des Expertenstandards nach § 113a SGB XI zur „Erhaltung und Förderung der Mobilität" ändert grundlegend an dieser Einschätzung nicht viel. Sie wird im Folgenden noch näher betrachtet.

Vorher sei noch darauf verwiesen, dass die zentrale Norm im Rahmen der Pflegeversicherung in der Orientierung am aktuellen Stand der medizinisch-pflegerischen Erkenntnisse nach § 11 SGB XI besteht. Aus juristischer Perspektive wurde mehrfach geäußert (Igl, 2010; Axer, 2015; Theuerkauf, 2017), dass auch andere Instrumente den aktuellen Stand der wissenschaftlichen Erkenntnisse zur Qualität der Pflege zum Ausdruck bringen können. Neben den Expertenstandards des DNQP gehören dazu Leitlinien und andere Ansätze zur Beschreibung und Entwicklung der Qualität in der Langzeitpflege. Vor diesem Hintergrund muss der § 113a SGB XI als Instrument zur Sicherstellung der Formulierung des Stands der wissenschaftlichen Erkenntnisse als obsolet betrachtet werden, da er dieser Anforderung bislang nicht gerecht werden konnte. Andersherum lässt sich festhalten, dass für die Formulierung des Stands der aktuellen Erkenntnisse insbesondere das DNQP durch die Expertenstandards Sorge getragen hat.

Es ist jedoch nicht so, dass es keine Aktivitäten zur Entwicklung eines Expertenstandards nach § 113a SGB XI gegeben hat. Bereits 2012 haben die Vertragsparteien nach § 113 SGB XI die Entwicklung eines solchen Expertenstandards zum Thema „Erhaltung und Förderung der Mobilität" ausgeschrieben und den Zuschlag zur Entwicklung dem DNQP erteilt, das den Entwurf dieses Expertenstandards im Juni 2014 vorgelegt hat. Im Anschluss wurde dieser Expertenstandard-Entwurf modellhaft implementiert und auf seine Wirksamkeit untersucht (Universität Bremen, 2016). Im Ergebnis kommt die Untersuchung zu der Einschätzung einer vorhandenen Praxistauglichkeit und einem fehlenden Nachweis der klinischen Wirksamkeit hinsichtlich der in der Untersuchung verwendeten Endpunkte. Ähnlich wie bei der Entwicklung der Pflege-Transparenzkriterien wurde auch zur Frage der Untersuchung der Praktikabilität und Wirksamkeit von Expertenstandards keine intensivere Diskussion geführt, so dass die Feststellung der Nicht-Wirksamkeit des Expertenstandards – unabhängig von Kritik am Design der Untersuchung – zu einer Nicht-Einführung führte. Da seit der Erstellung des Entwurfs des Expertenstandards bereits wieder einige Zeit vergangen war, wurde mittlerweile die Aktualisierung des Expertenstandards nach § 113a SGB XI zur „Erhaltung und Förderung der Mobilität" an das DNQP vergeben. Sie wurde im Jahr 2020 abgeschlossen und über den Qualitätsausschuss Pflege veröffentlicht. Wie es danach mit diesem Expertenstandard und den Regelungen zu Expertenstandards nach § 113a SGB XI weiter geht, lässt sich nur bedingt vorhersagen.

Wichtig wäre es, dass die fachlichen Impulse zur Erhaltung und Förderung der Mobilität pflegebedürftiger Menschen den Vorrang vor Fragen der Prüfung und Sanktionierung von Pflegediensten und -einrichtungen erhalten, die den Expertenstandard nicht anwenden. Wie bereits ausgeführt, dürften die Impulse zur Verbesserung der Pflegequalität, die einem formalistischen Verständnis der Expertenstandards entstammen, nur sehr begrenzte Wirkung entfalten.

Fasst man die Diskussion zusammen, so ist durch das Pflegeweiterentwicklungsgesetz eine kaum noch nachzuvollziehende Gemengelage entstanden, mit der die Pflegepraxis zurechtkommen muss und die kurz so beschrieben werden kann:

- Expertenstandards sollten dauerhaft und verbindlich Eingang in die Qualitätsentwicklung in der Langzeitpflege finden.
- Die Förderung derjenigen, die das wissenschaftliche Fundament entwickelt und die Entwicklung von Expertenstandards ermöglicht haben, wurde parallel zu diesem Anliegen eingestellt.
- Die Zuständigkeit wurde der Selbstverwaltung übertragen, die nach mehr als 12 Jahren kein Ergebnis vorweisen kann.
- Das DNQP hat kontinuierlich weiter Expertenstandards entwickelt und ihre Aktualisierung gewährleistet.
- Für die Praxis ist der Unterschied zwischen Expertenstandards nach § 113a SGB XI und Expertenstandards des DNQP nicht wirklich nachzuvollziehen, zumal der bislang einzige Entwurf nach § 113a SGB XI durch das DNQP entwickelt wurde.

Weitergehende Fragen danach, wie sinnvoll es ist, Qualitätsmaßstäbe evidenzbasiert getrennt für die Pflege nach einzelnen Sozialgesetzbüchern zu entwickeln, obwohl die Prinzipien des professionellen Handelns unabhängig davon beschrieben werden können oder ob durch die Bestimmungen des § 113a SGB XI in irgendeiner Art und Weise die Qualität in der Versorgung beeinflusst wird, wurden und werden leider nicht diskutiert. Insgesamt jedoch ist die gesetzliche Regelung grundsätzlich in Frage zu stellen. Aus sicherlich gutem Grund erfolgt die Erstellung von Leitlinien unter dem Dach der Arbeitsgemeinschaft der Wissenschaftlich-Medizinischen Fachgesellschaften und nicht auf Veranlassung des Gemeinsamen Bundesausschusses. Auch für den Sektor der Langzeitpflege wäre es angezeigt, die Entwicklung fachlicher Qualitäts- und Leistungsniveaus dem fachwissenschaftlichen Diskurs und der fachpraktischen Expertise zu überlassen und dafür Sorge zu tragen, dass sie dort entwickelt werden kann.

5. Der zukünftige Beitrag der Expertenstandards zur Qualität in der Langzeitpflege

Unabhängig davon, ob die Regelungen des § 113a SGB XI mittel- und langfristig Bestand haben oder nicht, lassen sich einige Perspektiven für einen zukünftigen Beitrag der Expertenstandards zur Qualität in der Langzeitpflege aufzeigen. Für einige dieser Perspektiven ist der Weg bereits bereitet, andere bedürfen weiterer Voraussetzungen.

Eingang gefunden haben die Expertenstandards in die neuen Verfahren zur Qualitätsprüfung und -darstellung für die stationäre und ambulante Pflege (Wingenfeld & Stegbauer & Willms & Voigt & Woitzik, 2018; Büscher et al., 2018). Dabei wurde Wert darauf gelegt, eine Abkehr von der geschilderten formalistischen Nutzung von Expertenstandards einzuleiten und eine bessere Verzahnung von interner Qualitätsentwicklung in Pflegeeinrichtungen und -diensten und externer Qualitätsprüfung zu ermöglichen. Entsprechend soll keine formalistische Prüfung des Vorhandenseins von Expertenstandards oder eine auf isolierte Einzelaspekte fokussierte Prüfung erfolgen, sondern die Expertenstandards sollen zu fachlichen Orientierungspunkten zu in der Prüfung angesprochenen Qualitätsaspekten werden. Gefragt wird dabei nicht danach, ob ein Expertenstandard umgesetzt wird, sondern es findet ein Fachgespräch über Qualitätsaspekte (z.B. Ernährungsfragen) statt, zu denen der Expertenstandard in der jeweils gültigen Fassung den fachlichen Bezugspunkt bildet. Es besteht die Hoffnung, dass die Auseinandersetzung mit Expertenstandards in der Praxis weniger auf das Prüfgeschehen bezogen geführt, sondern stattdessen die fachliche Auseinandersetzung gefördert wird. Für die ambulante Pflege stehen die Festlegungen über das zukünftige Prüfgeschehen noch aus, in den vorliegenden Konzepten ist jedoch eine ähnliche Vorgehensweise angelegt.

Aus der Binnenperspektive des DNQP gibt es ebenfalls Aspekte, die Eingang in die zukünftigen Arbeiten zu Expertenstandards finden sollten. Diese beziehen sich vor allem auf die Unterstützung von Einrichtungen der Gesundheits- und Langzeitversorgung bei ihren Qualitätsentwicklungsaktivitäten. Dazu gehören die Erfahrungen aus den bisherigen Aktualisierungen, die vor allem einen

Bedarf an einer Anpassung der Kommentierungen der Expertenstandards aufgezeigt haben, weniger an den Standards selbst. Dies kann als Anzeichen dafür gewertet werden, dass sich die wissenschaftliche Evidenz zu den grundlegenden Aussagen und Empfehlungen der Standards wenig weiter entwickelt hat. Es zeigen sich jedoch viele Hinweise aus der Praxis auf bestehende Herausforderungen in der Arbeit mit den Standards, die durch Rahmenbedingungen, Veränderungen auf Seiten pflegebedürftiger Menschen, fachliche Weiterentwicklungen und anderes hervorgerufen werden.

Initiiert hat das DNQP 2016 ein modulares Weiterbildungsprogramm, durch das interessierte Pflegefachkräfte, die sich in stationären und ambulanten Pflegeeinrichtungen sowie in Krankenhäusern aktiv mit der Einführung und Anwendung von Expertenstandards auseinandersetzen, eine Unterstützung zur Arbeit mit Expertenstandards und Auditinstrumenten erfahren. Begonnen wurde darüber hinaus im Rahmen der zweiten Aktualisierungen der Expertenstandards mit der Durchführung eines Praxisprojekts und der Entwicklung und Erprobung von Indikatoren für das interne Qualitätsmanagement. Die Koppelung der Indikatorenentwicklung an das in den Expertenstandards formulierte professionelle Leistungsniveau soll dazu beitragen, durch die Nutzung von Indikatoren als internem Steuerungsinstrument in Krankenhäusern, Pflegeheimen und ambulanten Pflegediensten einen Beitrag zur Steigerung der Pflegequalität zu leisten.

Inhaltlich hat sich das DNQP bislang Themen zugewandt, die sektorübergreifend in der Pflege von Bedeutung sind. Daneben gibt es aber auch eine Reihe anderer Themen in der Pflegepraxis, die nicht in allen Sektoren gleichermaßen relevant sind, zu denen aber durch die Entwicklung von Expertenstandards oder anderen Qualitätsinstrumenten ein Beitrag zur Weiterentwicklung der Pflegequalität geleistet werden könnte. Bislang jedoch sind Themen aus der pädiatrischen, psychiatrischen oder Intensivpflege noch nicht durch das DNQP aufgegriffen worden. Ob dieser Weg eingeschlagen wird, hängt auch damit zusammen, wie es insgesamt mit der Arbeit des DNQP weitergeht.

Strukturell wird es erforderlich sein, die Entwicklung und Aktualisierung von Expertenstandards nachhaltig abzusichern. Das DNQP ist seit mittlerweile 12 Jahren in der glücklichen Lage, dies aus selbst generierten Mitteln zu gewährleisten. In Kooperation mit dem Deutschen Pflegerat, unterstützt durch den DNQP-Lenkungsausschuss und basierend auf einem gewachsenen Netzwerk aus wissenschaftlichen Institutionen, Einrichtungen der gesundheitlichen und pflegerischen Versorgung und viele weitere Personen und Organisationen konnte diese wichtige Arbeit geleistet werden. Die Struktur und Arbeitsweise des Jahres 2020 ist jedoch keinesfalls unbefristet gesichert, so dass der nächste Schritt darin bestehen muss, die Entwicklung von Expertenstandards und die Beforschung von weiteren Verfahren dauerhaft zu garantieren. Eine Abschaffung des § 113a SGB XI würde Möglichkeiten einer Neuordnung eröffnen, vielleicht aber auch die Finanzierung von Qualitätsinstrumenten wie Expertenstandards erschweren. Von Bedeutung ist auch der Prozess des Aufbaus von Pflegekammern auf Landesebene und der Bildung einer Bundespflegekammer. Ihnen käme in hohem Maße die Verantwortung dafür zu, professionsgesteuerte Maßstäbe zur Entwicklung und Bestimmung der Pflegequalität zu erarbeiten. Eine dauerhafte Kooperation zwischen Pflegekammern und DNQP ist entsprechend ein denkbares Szenario. Vielleicht entwickeln sich jedoch auch andere Formen zur zukünftigen professionsgesteuerten Qualitätsentwicklung. Stefan Görres schrieb 2002 (S. 139), dass es in der Bundesrepublik für die Altenpflege an in der Breite anerkannten nationalen Qualitätsprogrammen und Qualitätsnetzwerken fehle, dass sich aber das DNQP zu organisieren beginnt. Im Jahr 2020 kann dazu festgestellt werden, dass mittlerweile ein bundesweites Qualitätsnetzwerk mit einem klar erkennbaren Programm existiert und hohe Akzeptanz erfährt.

Literatur

Axer, P. (2015). Instrumente der Qualitätssicherung in der Pflegeversicherung – Zugleich zu den Unterschieden in der Qualitätssicherung zwischen Kranken und Pflegeversicherung. Kranken- und Pflegeversicherung. Rechtspraxis im Gesundheitswesen, (3), 97–103. https://doi.org/10.37307/j.2193-5661.2015.03.04.

Bundesministerium für Familie, Senioren, Frauen und Jugend (BMFSFJ) & Bundesministerium für Gesundheit (BMG). (2018). Charta der Rechte hilfe- und pflegebedürftiger Menschen. https://www.bmfsfj.de/blob/93450/534bd1b2e04282ca14bb725d684bdf20/charta-der-rechte-hilfe-und-pflegebeduerftiger-menschen-data.pdf.

Bundesministerium für Gesundheit. (BMG). (2011). Abschlussbericht zur Studie „Wirkungen des Pflegeweiterentwicklungsgesetzes.

Bundestags-Drucksache 13/9528 vom 19.12.1997. Erster Bericht über die Entwicklung der Pflegeversicherung, Unterrichtung durch die Bundesregierung. Deutscher Bundestag. 13. Wahlperiode. http://dip21.bundestag.de/dip21/btd/13/095/1309528.pdf.

Büscher, A. & Wingenfeld, K. & Wibbeke, D. & Loetz, F. & Rode, M. & Gruber, E.-M. & Stomberg, D. (2018). Entwicklung der Instrumente und Verfahren für Qualitätsprüfungen nach §§ 114 ff. SGB XI und die Qualitätsdarstellung nach § 115 Abs. 1a SGB XI in der ambulanten Pflege. Abschlussbericht.

Damschroder, L.J. & Aron, D.C. & Keith, R.E. & Kirsh, S.R. & Alexander, J.A. & Lowery, J.C. (2009). Fostering implementation of health services research findings into practice: a consolidated framework for advancing implementation science. Implementation Science, 4(50). https://doi.org/10.1186/1748-5908-4-50.

Dangel, B. & Korporal, J. (2002). Konzept und Verfahren der Qualitätssicherung im Rahmen der Pflegeversicherung. In: G. Igl & D. Schiemann & B. Gerste & J. Klose (Hrsg.), Qualität in der Pflege. Betreuung und Versorgung von pflegebedürftigen alten Menschen in der stationären und ambulanten Altenhilfe (35–63). Schattauer.

Deutsches Netzwerk für Qualitätsentwicklung in der Pflege (DNQP). (2002). Expertenstandard Dekubitusprophylaxe in der Pflege. Entwicklung – Konsentierung – Implementierung. Hochschule Osnabrück.

Deutsches Netzwerk für Qualitätsentwicklung in der Pflege (DNQP). (2004). Expertenstandard Entlassungsmanagement in der Pflege. Entwicklung – Konsentierung – Implementierung. Hochschule Osnabrück.

Deutsches Netzwerk für Qualitätsentwicklung in der Pflege (DNQP). (2005). Expertenstandard Schmerzmanagement in der Pflege bei akuten oder tumorbedingt chronischen Schmerzen. Entwicklung – Konsentierung – Implementierung. Hochschule Osnabrück.

Deutsches Netzwerk für Qualitätsentwicklung in der Pflege (DNQP). (2006). Expertenstandard Sturzprophylaxe in der Pflege. Entwicklung – Konsentierung – Implementierung. Hochschule Osnabrück.

Deutsches Netzwerk für Qualitätsentwicklung in der Pflege (DNQP). (2007a). Expertenstandard Förderung der Harnkontinenz in der Pflege. Entwicklung – Konsentierung – Implementierung. Hochschule Osnabrück.

Deutsches Netzwerk für Qualitätsentwicklung in der Pflege (DNQP). (2007b). Methodisches Vorgehen zur Entwicklung, Einführung und Aktualisierung von Expertenstandards in der Pflege. Hochschule Osnabrück.

Deutsches Netzwerk für Qualitätsentwicklung in der Pflege (DNQP). (2009a). Expertenstandard Pflege von Menschen mit chronischen Wunden. Entwicklung – Konsentierung – Implementierung. Hochschule Osnabrück.

Deutsches Netzwerk für Qualitätsentwicklung in der Pflege (DNQP). (2009b). Expertenstandard Entlassungsmanagement in der Pflege. 1. Aktualisierung 2009 einschließlich Kommentierung und Literaturstudie. Hochschule Osnabrück.

Deutsches Netzwerk für Qualitätsentwicklung in der Pflege (DNQP). (2010a). Expertenstandard Ernährungsmanagement zur Sicherstellung und Förderung der oralen Ernährung in der Pflege. Entwicklung – Konsentierung – Implementierung. Hochschule Osnabrück.

Deutsches Netzwerk für Qualitätsentwicklung in der Pflege (DNQP). (2010b). Expertenstandard Dekubitusprophylaxe in der Pflege. 1. Aktualisierung 2010 einschließlich Kommentierung und Literaturstudie. Hochschule Osnabrück.

Deutsches Netzwerk für Qualitätsentwicklung in der Pflege (DNQP). (2011a). Expertenstandard Schmerzmanagement in der Pflege bei akuten Schmerzen. 1. Aktualisierung 2011 einschließlich Kommentierung und Literaturstudie. Hochschule Osnabrück.

Deutsches Netzwerk für Qualitätsentwicklung in der Pflege (DNQP). (2011b). Methodisches Vorgehen zur Entwicklung, Einführung und Aktualisierung von Expertenstandards in der Pflege. Version März 2011. Hochschule Osnabrück.

Deutsches Netzwerk für Qualitätsentwicklung in der Pflege (DNQP). (2013). Expertenstandard Sturzprophylaxe in der Pflege. 1. Aktualisierung 2013 einschließlich Kommentierung und Literaturstudie. Hochschule Osnabrück.

Deutsches Netzwerk für Qualitätsentwicklung in der Pflege (DNQP). (2014). Expertenstandard Förderung der Harnkontinenz in der Pflege. Aktualisierung 2014 einschließlich Kommentierung und Literaturstudie. Hochschule Osnabrück.

Deutsches Netzwerk für Qualitätsentwicklung in der Pflege (DNQP). (2015). Expertenstandard Schmerzmanagement in der Pflege bei chronischen Schmerzen. Entwicklung – Konsentierung – Implementierung. Hochschule Osnabrück.

Deutsches Netzwerk für Qualitätsentwicklung in der Pflege (DNQP). (2017a). Expertenstandard Dekubitusprophylaxe in der Pflege. 2. Aktualisierung 2017 einschließlich Kommentierung und Literaturstudie. Hochschule Osnabrück.

Deutsches Netzwerk für Qualitätsentwicklung in der Pflege (DNQP). (2017b). Expertenstandard Ernährungsmanagement zur Sicherung und Förderung der oralen Ernährung in der Pflege. 1. Aktualisierung 2017 einschließlich Kommentierung und Literaturstudie. Hochschule Osnabrück.

Deutsches Netzwerk für Qualitätsentwicklung in der Pflege (DNQP). (2018). Expertenstandard Beziehungsgestaltung in der Pflege von Menschen mit Demenz. Hochschule Osnabrück.

Deutsches Netzwerk für Qualitätsentwicklung in der Pflege (DNQP). (2019a). Expertenstandard Entlassungsmanagement in der Pflege. 2. Aktualisierung 2019 einschließlich Kommentierung und Literaturanalyse. Hochschule Osnabrück.

Deutsches Netzwerk für Qualitätsentwicklung in der Pflege (DNQP). (2019b). Praxisprojekt zum Expertenstandard Dekubitusprophylaxe in der Pflege. 2. Aktualisierung 2017. Hochschule Osnabrück.

Deutsches Netzwerk für Qualitätsentwicklung in der Pflege (DNQP). (2019c). Die modellhafte Implementierung des Expertenstandards Beziehungsgestaltung in der Pflege von Menschen mit Demenz. Projektbericht und Ergebnisse. Hochschule Osnabrück.

Deutsches Netzwerk für Qualitätsentwicklung in der Pflege (DNQP). (2019d). Methodisches Vorgehen zur Entwicklung, Einführung und Aktualisierung von Expertenstandards in der Pflege und zur Entwicklung von Indikatoren zur Pflegequalität auf Basis von Expertenstandards. Hochschule Osnabrück.

Deutsches Netzwerk für Qualitätsentwicklung in der Pflege (DNQP). (n.d.). Expertenstandards und Auditinstrumente. Hochschule Osnabrück. Abgerufen am 07.10.2020, von https://www.dnqp.de/expertenstandards-und-auditinstrumente/.

Deutsches Netzwerk für Qualitätsentwicklung in der Pflege (DNQP) & Verbund Hebammenforschung. (2014). Expertinnenstandard Förderung der physiologischen Geburt. Entwicklung – Konsentierung – Implementierung. Hochschule Osnabrück.

Dixon-Woods, M. & McNicol, S. & Graham, M. (2012). Ten challenges in improving quality in healthcare: lessons from the Health Foundation's programme evaluations and relevant literature. BMJ Quality & Safety, 21(10), 876–884. https://doi.org/10.1136%2Fbmjqs-2011-000760.

GKV-Spitzenverband. (2009). Vereinbarung nach § 113a Abs. 2 Satz 2 SGB XI über die Verfahrensordnung zur Entwicklung von Expertenstandards zur Sicherung und Weiterentwicklung in der Pflege vom 30. März 2009. https://www.gkv-spitzenverband.de/media/dokumente/pflegeversicherung/qualitaet_in_der_pflege/expertenstandard/Vereinbarung_Verfahrensordnung_fuers_Internet.pdf.

Gesundheitsministerkonferenz. (GMK). (1999). Ziele für eine einheitliche Qualitätsstrategie im Gesundheitswesen. 72. Gesundheitsministerkonferenz am 9./10. Juni 1999 in Trier.

Görres, S. (2002). Theoretische Überlegungen zur Qualitätsentwicklung. In: G. Igl & D. Schiemann & B. Gerste & J. Klose (Hrsg.), Qualität in der Pflege. Betreuung und Versorgung von pflegebedürftigen alten Menschen in der stationären und ambulanten Altenhilfe (131–145). Schattauer.

Hallensleben, J. (2002). Pflegequalität auf dem Prüfstand. Neue Regelungen zur Qualitätssicherung und zur Stärkung des Verbraucherschutzes im SGB XI und im Heimgesetz. Pflege & Gesellschaft, 7(1), 1–20.

Igl, G. (2007). Qualitätsanforderungen in der Langzeitpflege: Wie hat eine rechtliche Rahmenordnung auszusehen? Eine historische, rechtliche und rechtspolitische Analyse. Die Sozialgerichtsbarkeit, (7), 381–394. https://doi.org/10.37307/j.1864-8029.2007.07.03.

Igl. G. (2010). Fachliche Standards und Expertenstandards für die Pflege im System der Qualitätsentwicklung nach §§ 113a, 113b SGB XI. In M. Frommelt & M. Roes & R. Schmidt (Hrsg.), Implementierung wissenschaftsbasierter Qualitätsniveaus (1–18). Medhochzwei Verlag.

Institut für Public Health und Pflegeforschung (IPP). (2016). Modellhafte Implementierung des Expertenstandard-Entwurfs „Erhaltung und Förderung der Mobilität in der Pflege" (ExMo). Abschlussbericht. Universität Bremen. https://www.gkv-spitzenverband.de/media/dokumente/pflegeversicherung/qualitaet_in_der_pflege/expertenstandard/2016-08-31_Pflege_Abschlussbericht_ExMo.pdf.

Moers, M. & Schiemann, D. & Stehling, H. (2017). Expertenstandards implementieren – Spezifika gelingender Einführungsprozesse. In D. Schiemann & M. Moers & A. Büscher (Hrsg), Qualitätsentwicklung in der Pflege. Konzepte, Methoden und Instrumente (71–101). Kohlhammer Verlag.

Schiemann, D. (2017). Networking for Quality: Qualitätsnetzwerke der Pflege auf europäischer und nationaler Ebene. In D. Schiemann & M. Moers & A. Büscher (Hrsg.), Qualitätsentwicklung in der Pflege. Konzepte, Methoden, Instrumente (19–29). Kohlhammer Verlag.

Schiemann, D. & Moers, M. (2004). Werkstattbericht über ein Forschungsprojekt zur Weiterentwicklung der Methode Stationsgebundene Qualitätsentwicklung in der Pflege. Fachhochschule Osnabrück. https://www.dnqp.de/fileadmin/HSOS/Homepages/DNQP/Dateien/Weitere/WerkstattberichtSQE.pdf.

Schmidbauer, B. (2008). Soziale Pflegeversicherung SGB XI. Das aktuelle Recht der sozialen Pflegeversicherung, unter anderem mit dem Pflege-Weiterentwicklungsgesetz und dem Pflegezeitgesetz. Gesetzestext mit Verweisen und Auszügen aus den amtlichen Gesetzesbegründungen und den Beschlussempfehlungen der zuständigen Bundestagsausschüsse. Wolfs Sozial-Leitfäden. Leitfadenverlag Sudholt.

Statistisches Bundesamt. (2018). Pflegestatistik 2017. Pflege im Rahmen der Pflegeversicherung. Deutschlandergebnisse.

Theuerkauf, K. (2017). Rechtliche Verbindlichkeit von Expertenstandards. In D. Schiemann & M. Moers & A. Büscher (Hrsg.), Qualitätsentwicklung in der Pflege. Konzepte, Methoden, Instrumente (150–169). Kohlhammer Verlag.

Wingenfeld, K. & Stegbauer, C. & Willms, G. & Voigt, C. & Woitzik, R. (2018). Entwicklung der Instrumente und Verfahren für Qualitätsprüfungen nach

§§ 114 ff. SGB XI und die Qualitätsdarstellung nach § 115 Abs. 1a SGB XI in der stationären Pflege. Abschlussbericht: Darstellung der Konzeptionen für das neue Prüfverfahren und die Qualitätsdarstellung.

Zentrum für Qualität in der Pflege – ZQP (2019). Ambulante Pflege. Gute professionelle Pflege erkennen. ZQP-Ratgeber. ZQP. https://www.zqp.de/wp-content/uploads/ZQP_Ratgeber_GutePflegeerkennen.pdf.

Martina Hasseler / Susann Behrendt / Chrysanthi Tsiasioti /
Stephanie Krebs / Antje Schwinger / Tanyel Özdes / Elisa Studinski /
Gerald Willms / Christina Franzisket / Jürgen Klauber

Qualitätsindikatoren in der stationären Langzeitpflege mit Routinedaten der gesetzlichen Kranken- und Pflegeversicherung

1. Einleitung

Die Messung von Qualität in der stationären Langzeitpflege ist seit vielen Jahren auf internationaler wie auf nationaler Ebene ein hoch relevantes Thema. Zahlreiche nationale Reformmaßnahmen im SGB XI unterstreichen den Willen des Gesetzgebers (Hensen, 2018), die Messung der Qualität in der Langzeitpflege zu optimieren. Mit einer adäquaten sowie wissenschaftlich fundiert entwickelten Qualitätsmessung wird die Hoffnung verbunden, die wichtigsten problematischen Bereiche pflegerischer Versorgung zu identifizieren, um anschließend mit entsprechenden, möglichst auf Evidenz basierenden Maßnahmen und Interventionen reagieren zu können (Schwinger et al., 2018). Übergeordnet wird damit das Ziel verfolgt, die pflegerische und gesundheitliche Situation von pflegebedürftigen Menschen in der stationären Langzeitpflege auf einem möglichst hohen Niveau halten bzw. das Niveau zu steigern. Mit der Entwicklung von Qualitätsmessinstrumenten sind bisher noch nicht ausreichend geklärte theoretische und methodische Fragen verbunden, wie bspw.

a) wie Qualität in der Langzeitpflege aufgrund der Multidimensionalität und der zahlreichen, interdependenten, aufeinander einwirkenden Faktoren definiert,
b) in Form von Qualitätsindikatoren zuverlässig dargestellt (Lippi Bruni & Mammi & Verzulli, 2019; Hasseler, 2019)
c) und die Mehrdimensionalität pflegerischer Performanz abgebildet werden kann (Schwinger et al., 2018)?

Eng mit der Beantwortung dieser Fragen hängt die Auswahl der Daten zusammen, die für die Qualitätsmessung genutzt werden können. Das vom Innovationsfonds geförderte Projekt „Qualitätsmessung in der Pflege mit Routinedaten

(QMPR)" unter der Leitung des Wissenschaftlichen Institutes der AOK (WIdO) greift diese Fragen auf, widmet sich der theoriebasierten Entwicklung von Qualitätsindikatoren und misst diese auf der Grundlage von Routinedaten der gesetzlichen Kranken- und Pflegekassen (Schwinger et al., 2018). Mit diesem Ansatz wird eine neue Herangehensweise der Qualitätsmessung in der Langzeitpflege erprobt. Ein wesentliches Unterscheidungsmerkmal zur bisherigen Pflegeindikatorenentwicklung besteht darin, dass die Indikatoren die Versorgungsprozesse berufsgruppengreifend und damit die Qualität als Ergebnis der Versorgung als multikausales Konstrukt verstehen. Dies eröffnet die Möglichkeit, unilineare Zuschreibungen von potentiellen Qualitätsdefiziten zu vermeiden und eine dichte empirische Grundlage für das einrichtungsinterne Qualitätsmanagement, für multiprofessionelle Qualitätsdiskurse und auch für Vertragsverhandlungen bereitzustellen. Die routinedatenbasierte Qualitätsmessung umgeht damit den engen Fokus auf sogenannte pflegesensitive Aspekte und bezieht Versorgungsthemen ein, die auch von der novellierten Qualitätssicherung in der stationären Langzeitpflege bislang und perspektivisch ausgespart werden. In diesem Beitrag werden zunächst die theoretischen und methodischen Grundlagen des Projekts erläutert und im Anschluss am Beispiel des Qualitätsindikators „Dauerverordnung von Antipsychotika bei Demenz im Pflegeheim" konkretisiert.

2. Theoretisches Verständnis von Qualität in der stationären Langzeitpflege

Bislang dominiert eine eindimensionale sowie lineare Entwicklung von Qualitätsindikatoren in der pflegerischen Versorgung, die auf dem von Donabedian entwickelten Konstrukt der Struktur-, Prozess- und Ergebnisqualität beruhen (Lippi Bruni & Mammi & Verzulli, 2019). Diese Form der Indikatorenentwicklung wird kritisiert, da sie die Komplexität und damit die interagierenden Einflussfaktoren und -prozesse pflegerischer Versorgung nur unzureichend berücksichtigt (Wan, 2010; Rudert, 2016). Aus den Resultaten der Ergebnisindikatoren wird vielfach nicht ersichtlich, aus welchen Gründen, dahinterliegenden Prozessen und Einflüssen die Resultate in der pflegerischen Versorgung erzielt werden. Selten werden die Grundlagen für die systemischen Zusammenhänge der komplexen Faktoren, die auf die Ergebnisse der Indikatoren in der Versorgung von Pflegeheimbewohner*innen Einfluss haben, dargestellt (Hasseler, 2015). Selbst in vergleichsweise differenzierten Diskursen zu Qualität in der Pflege (bspw. Hensen, 2018) wird von der Annahme ausgegangen, dass Qualität in der Pflege über handlungstheoretische Zugänge erklärt werden kann. Obwohl die Forschungserkenntnisse darauf hinweisen, dass systemische und interdependent aufeinander wirkende Faktoren, die nicht allein durch das Handeln oder die Intentionen der an der Versorgung beteiligten Berufs- und Personengruppen beeinflusst werden können, auf die Qualität in der Langzeitpflege einwirken, wird auch bei Hensen (2018) kein Modell, Konstrukt oder Verständnis von Qualität in der Pflege dargelegt.

Dem Begriff der Qualität in der Pflege liegt als Herausforderung zugrunde, dass es ein schwer fassbares und dynamisches Konzept darstellt (Spilsbury & Hewitt & Stirk & Bowman, 2011). Im Kern geht es bei Qualität in dienstleistungsorientierten Organisationen um Wertvorstellungen und damit hat Qualität in der Pflege immer auch eine normative Komponente. Schwierigkeiten der Qualitätsmessung werden offensichtlich, wenn unterschiedliche Perspektiven, Werte, Erwartungen und Präferenzen aufeinandertreffen, die im Grunde unterschiedlicher Indikatoren bedürfen, um die Qualitätserreichung darstellen zu können. Mit anderen Worten: mögliche Endpunkte einer Qualitätsmessung sind für unterschiedliche Akteure verschieden relevant. Spilsbury (2011, S. 733) führt weiter aus:

> *„In nursing homes understanding quality is even more complex because of its confounded regulation debates about what would be measured to assess quality, case mix, characteristics and method of measurement.“*

Zusammenfassend kann formuliert werden: es gibt eben nicht ein Proprium von Qualität in der Langzeitpflege. Anders als in der verarbeitenden und produzierenden Industrie treffen mehrere Faktoren und Systemwirkungen aufeinander. Ein lineares Qualitätsmodell kann Qualität in der Pflege nicht abbilden, da es die systemischen und interdependent aufeinander einwirkenden Faktoren in einem hohen Maße vernachlässigt. In Übereinstimmung damit kritisierte selbst Donabedian (2005), dass eine reine Konzentration auf die Ergebnisqualität Limitationen unterliegt, da die Stärken und Schwächen der Prozesse nicht zwingend dargestellt werden. Wan & Breen & Zhang (2010) begründen ihre Forderung nach einer systemischen Betrachtung von Qualität in der Langzeitpflege damit, dass nicht nur die Multidimensionalität von Qualität in der Pflege von Bedeutung ist, sondern auch die Abhängigkeit der Ergebnisse von medizinischen, pflegerischen, sozialen und umweltlichen Einflüssen, die miteinander interagieren.

Erschwerend kommt hinzu, dass die Versorgung sowie die Handlungen nicht konsequent standardisiert werden können, wenn eine individuelle pflegerische Versorgung gewährleistet werden soll. Die Forschungslage zeigt, dass die Qualität in der Pflege von vielen verschiedenen Faktoren abhängig ist, deren Abhängigkeiten voneinander und der Einflüsse aufeinander noch nicht angemessen erforscht sind (wie bspw. Qualifikation des Personals, Management und Führungsstile, gesetzliche und politische Entscheidungen, Besonderheiten der jeweiligen Pflegebedürftigen und Angehörigen, Umweltfaktoren, Personalzusammensetzung, Arbeitsbedingungen, Finanzierung der Langzeitpflege) (zusammengefasst in: Hasseler, 2018). Die Ergebnisse der pflegerischen Versorgung können und sollten demzufolge als Resultat komplexer Interaktionen vieler Faktoren und damit immer im systemischen Kontext verstanden werden.

In Ermangelung eines theoretischen Modells bzw. Konstruktes von Qualität in der Langzeitpflege (Hasseler & Stemmer, 2018) wird innerhalb des Forschungsprojekts QMPR ein Ableitungsmodell für die Themen der pflegerischen Versorgung zugrunde gelegt. Dieses beruht auf der Kritik von Mitchell & Ferketich & Jennings (1998) und Mitchell & Lang (2004) an Donabedian's linearem Qualitätskonstrukt. Die Autoren Mitchell & Lang (2004) haben im Gegenzug ein systematisches Qualitätsmodell entwickelt, das die Dynamik und die Systemgrundlagen der Qualitätserbringung berücksichtigt. Es stellt darüber hinaus in Rechnung, dass das System (bestehend aus Individuen, Organisation und Gruppen), die Interventionen und die Klienten sowie die Ergebnisse und letztere wiederum das System (und dessen Unterkomponenten) beeinflussen. Sie postulieren bspw., dass eine Intervention alleine keinen unabhängigen direkten Effekt hat, sondern durch die Klient*innen- oder Systemcharakteristika in der Wirkung modifiziert wird (Mitchell & Ferketich & Jennings, 1998; Mitchell & Lang, 2004). Es bleibt festzuhalten, dass Qualität in der Pflege ein komplex-adaptives System ist, welches aus einer unüberschaubar großen Zahl von Komponenten besteht. Es passt sich an Veränderungen an, bspw. an gesetzliche Reformen und weitere umweltliche Veränderungen, wobei diese Modifikationen nicht linear verlaufen. Auch die Stärke der diversen, aufeinander einwirkenden Faktoren kann nicht eindeutig angegeben werden. Des Weiteren ist Qualität in der Pflege ein instabil-komplexes System. Die Instabilität besteht u.a. in sich häufiger verändernden Gesetzgebungen, Finanzierungsmodalitäten oder Veränderungen in der Personalsituation u.w.m., die unregelmäßig und nicht berechenbar erfolgen (Hasseler, 2019).

Diese Hintergründe berücksichtigend wird basierend auf Arbeiten von Hasseler & Stemmer & Weidenkamp-Maicher (2016) aus den allgemeinen Definitionen zu Qualität, die im Grunde nur einen abstrakten Rahmen bilden, nachfolgende Systematik entwickelt und in den Kontext des QMPR-Projektes gesetzt (Tabelle 1). Diese Systematik leitet die im Projekt durchgeführten Arbeitsschritte.

Um die Merkmale/Kennzeichen der Qualität in der Langzeitpflege thematisch angemessen aus den Routinedaten der gesetzlichen Kranken- und Pflegekassen abzuleiten, werden der Systematik entsprechend in einem ersten Schritt die für die stationäre Langzeitpflege relevanten Versorgungsthemen festgelegt und darauf basierend die Kriterien und Indikatoren entwickelt. Die Kriterien und Indikatoren werden mit Hilfe einer strukturierten Recherche aus der Forschungs- und Literaturlage ermittelt. Die Versorgungsthemen/Bereiche (Merkmale) der an der Versorgung beteiligten Sektoren und Berufsgruppen lassen sich bspw. aus den relevanten Leistungs- und Berufegesetzen ableiten. In Tabelle 2 sind beispielhaft relevante Versorgungsthemen abgeleitet.

Tabelle 1: Ableitung Verständnis Qualität in der Pflege (Quelle: eigene Darstellung)

Aus allgemeinen Qualitätsdefinitionen	Bedeutung	Bedeutung für Projekt
1. Kennzeichen/ Merkmale	Diese bilden die inhaltliche Darstellung von Qualitätsvorstellungen ab. Sie stellen den Bereich bzw. den Gegenstand dar.	Ableitung von Versorgungsthemen aus dem Leistungsgesetz, die Versorgungsthemen werden literaturbasiert definiert, um eine Grundlage für ein Verständnis sowie für die Suche nach den Qualitätskriterien und –indikatoren zu schaffen
2. Kriterien	Die Kriterien sind als Eigenschaften zu verstehen. Für jedes Kriterium wird eine Anforderung bzw. eine Zielvorgabe genannt, die in der Qualitätsprüfung erfüllt werden soll. Diese Vorgaben grenzen ein, ob ein Kriterium „erfüllt", „teilweise erfüllt", „nicht erfüllt wurde.	Strukturierte Literaturrecherchen in den genannten und ausgewählten Versorgungsthemen für die stationäre Langzeitpflege
3. Qualitäts-indikatoren	Qualitätsindikatoren müssen in Form von evidenzbasierten Messinstrumenten vorliegen, da ein Kriterium nur über ein Maß differenziert eingeschätzt werden kann, Qualitätsindikatoren unterstützen ein Monitoring in der pflegerischen Versorgung.	Definition und Entwicklung im Rahmen einer strukturierten Literaturrecherche

Tabelle 2: Relevante Versorgungsthemen und -bereiche für Qualität in der Pflege (Quelle: Eigene Darstellung)

§§ SGB XI; SGB V; SGB IX (z.B.)	Themenbereiche/Merkmale als Grundlage für Recherche und Entwicklung der Indikatoren	Ableitung aus Routinedaten
§ 5 SGB XI Prävention; SGB V	Prävention der Langzeitpflege	
§ 5 SGB XI Medizinische Rehabilitation		
§ 14 u. § 15 SGB XI Pflegebedürftigkeit	• Förderung der Mobilität • Förderung kognitiver Fähigkeiten • Förderung kommunikativer Fähigkeiten • Unterstützung bei Verhaltensweisen und psychischen Problemlagen als Folge von Gesundheitsproblemen • Unterstützung bei der Selbstversorgung und bei krankheits- und therapiebedingten Anforderungen • Gestaltung des Alltagslebens und der sozialen Kontakte	
§ 40 Pflegehilfsmittel	Anspruch der pflegebedürftigen Person auf Pflegehilfsmittel, die der Erleichterung der Pflege oder der Linderung der Beschwerden des Pflegebedürftigen dienen oder ihm eine selbständigere Lebensführung ermöglichen	
§ 113 Expertenstandards	Umsetzung der Expertenstandards in den zugelassenen Pflegeeinrichtungen	

Dabei bildet das theoretisch-systematisch hergeleitete Qualitätsverständnis im QMPR-Projekt die Grundlage für die Ableitung der relevanten Themenbereiche in der stationären Langzeitpflege. In einem ersten Schritt werden die im SGB V und SGB XI definierten Leistungsbereiche, auf welche die zu pflegenden Menschen in der stationären Langzeitpflege einen gesetzlichen Anspruch haben, als relevante Versorgungsthemen für die Qualitätsmessung verstanden. Die Aufgabe des zweiten Schrittes besteht darin, diejenigen Aspekte je Versorgungsthema zu identifizieren, die nicht oder nur unzureichend Bestandteil des gesetzlichen QS-Systems Pflege sind. Anschließend wird für jedes qualitätsrelevante Thema beantwortet, ob es sich routinedatenbasiert abbilden lässt (Schritt 3). Als Ergebnis werden ein (oder mehrere) Qualitätsindikator(en) für jedes

Versorgungsthema entwickelt und empirisch getestet. Wichtiger Bestandteil der routinedatenbasierten Analysen ist dabei die Risikoadjustierung, um faire indikatorbezogene Einrichtungsvergleiche zu ermöglichen (Abbildung 1).

Zum weiteren Verständnis wird die eben beschriebene methodische Vorgehensweise im Folgenden am Beispiel des Qualitätsindikators „Dauerverordnung von Antipsychotika bei Demenz im Pflegeheim" veranschaulicht.

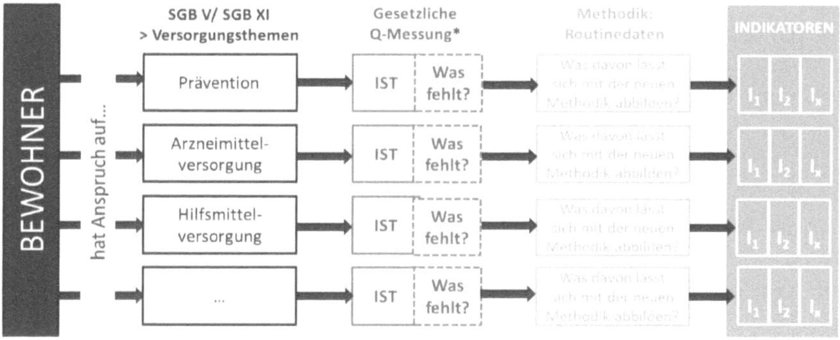

*IST – was wird perspektivisch je entsprechendem Versorgungsthema im Rahmen von Prüfung und Indikatoren der novellierten gesetzlichen externen Qualitätsmessung erhoben?

Abb. 1: QMPR – Pfadmodell zur Ableitung routinedatenbasierter Indikatoren für die Qualitätsmessung im Pflegeheim
Quelle: WIdO, aQua, Ostfalia

3. Der Indikator zur Dauerverordnung von Antipsychotika bei Demenz als Beispiel einer routinedatenbasierten Qualitätsmessung in der stationären Langzeitpflege

3.1 Relevanz

In der stationären Langzeitpflege in Deutschland gelten nach aktuellen Erhebungen sowie Befunden aus Sekundärdatenanalysen rund 70% der Bewohner*innen als demenziell erkrankt (Rothgang & Iwansky & Müller & Sauer & Unger, 2010; Schäufele & Köhler & Hendlmeier, 2013; Schwinger et al., 2018). Bei rund 90% der Personen mit Demenz treten im Laufe der Erkrankung ein oder mehrere psychische und Verhaltenssymptome wie beispielsweise Agitiertheit, Angst, Apathie, Aggressivität oder Herumwandern sowie Störungen des Tag-Nacht-Rhythmus' (kurz Behavioral and Psychological Symptoms in Dementia (BPSD)) auf (Preuss &

Wong & Koller 2016; vgl. auch DGPPN und DGN 2016). Die BPSD führen zu einer starken Belastung, nicht nur des demenziell erkrankten Menschen selbst, sondern ebenso seines Umfelds und bringen erhebliche Herausforderungen an die medizinischen, therapeutischen und pflegerischen Akteure der Versorgung mit sich (DGPPN & DGN 2016; Kirkham et al., 2017; Preuss & Wong & Koller, 2016).

Die Deutsche Gesellschaft für Psychiatrie und Psychotherapie, Psychosomatik und Nervenheilkunde (DGPPN) und die Deutsche Gesellschaft für Neurologie (DGN) definieren zur BPSD-Behandlung in der S3-Leitlinie „Demenzen" als erstes Mittel der Wahl nicht-medikamentöse Interventionen; demgemäß „sollten alle verfügbaren und einsetzbaren psychosozialen Interventionen ausgeschöpft werden, bevor eine pharmakologische Intervention in Erwägung gezogen wird" (Savaskan et al., 2014; DGPPN & DGN, 2016). Antipsychotika (AP) sind ausschließlich bei Fortbestehen erheblicher Symptomatik einzusetzen – und sollen dann kurzfristig, niedrig dosiert und engmaschig kontrolliert werden. Insbesondere bei betagten, demenziell erkrankten Menschen birgt die Verabreichung von AP erhebliche Risiken für zerebrovaskuläre Erkrankungen, eine erhöhte Mortalität sowie Nebenwirkungen mit gravierenden Folgen, wie Stürzen. Zudem werden AP bei dieser Patientengruppe mit dem Risiko eines beschleunigten Abbaus der kognitiven Fähigkeiten (DGPPN & DGN, 2016) sowie einer reduzierten Lebensqualität (Harrison et al., 2018) assoziiert. Der Nutzen dieser medikamentösen Therapie wird demgegenüber als moderat eingestuft (Kirkham et al., 2017).

Die Versorgungsrealität im Pflegeheim sieht jedoch anders aus. Kirkham et al. (2017) berichten in einem Review, basierend auf 43 internationalen Studien, von hohen AP-Verordnungsraten: zwischen 24 und 64% der Pflegeheimbewohner*innen mit Demenz werden mit AP-Wirkstoffen therapiert (Kirkham et al., 2017). Forschungsarbeiten zum konkreten Langzeitgebrauch von AP bei BPSD sind dagegen – international ebenso wie für Deutschland – bisher selten. Eine der wenigen diesbezüglichen Informationen zur AP-Dauermedikation in der stationären Langzeitpflege liefert der Pflege-Report 2019 des WIdO: Von den rund 36% der vollstationär gepflegten AOK-Versicherten (65+, 2017) mit mindestens einer AP-Verordnung im vierten Quartal 2017 erhielten mehr als zwei Drittel (69%) der Bewohner*innen permanent, d.h. in jedem vorangegangenen Quartal des Jahres 2017 ebenso mindestens eine AP-Verordnung (Tsiasioti & Behrendt & Jürchott & Schwinger, 2019). Internationale Studien bestätigen den dauerhaften – nicht indizierten – Einsatz der AP-Wirkstoffe. So beobachteten unter anderem Nørgaard et al. (2016) bei der Auswertung von nationalen Registerdaten (2000–2012) eine Abnahme der AP-Empfängerzahl bei zeitgleichem Anstieg des Verordnungsvolumens (DDD) je Empfänger (Nørgaard et al., 2016;

Helvik & Benth & Wu & Engedal & Selbæk, 2017). Schulz et al. (2015) ziehen dieselbe Conclusio für den deutschen Kontext. Auch hier ließ sich neben der Reduktion der AP-Verordnungshäufigkeit eine Erhöhung der DDD feststellen (Schulz et al., 2015).

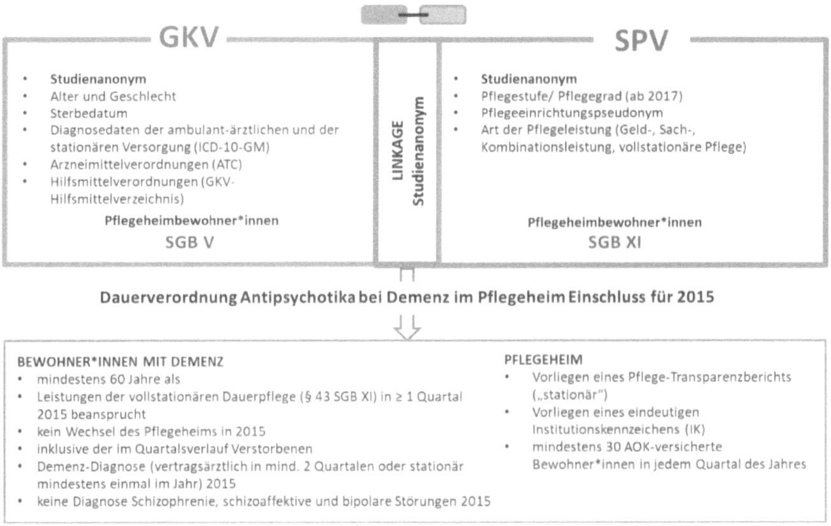

Abb. 2: Struktur des QMPR-Routinedatensatzes und Einschlusskriterien zur Bildung der Studienpopulation.
Quelle: WIdO

3.2 Daten

Zentral für das Projekt QMPR im Allgemeinen und für die hier vorgestellte Entwicklung und empirische Testung des Qualitätsindikators zur Dauerverordnung von AP bei Demenz in der vollstationären Dauerpflege ist die Routinedatenbasis. Alle Auswertungen fußen auf den anonymisierten Abrechnungsdaten der elf AOK-Kranken- und Pflegekassen in Deutschland und stellen damit retrospektive Sekundärdatenanalysen dar. Konkretisiert für den Qualitätsindikator der AP-Dauerverordnung bei Demenz im Jahr 2015 zeigt Abbildung 2 einen Überblick über die verwendeten Datenstränge, die via Studienanonym miteinander verknüpft werden. Ebenso wird eine Zusammenfassung über die enthaltenen Merkmale sowie die Ein- und Ausschlusskriterien der indikatorspezifischen Datengrundlage gegeben.

3.3 Definitionen

Der Indikator „Dauerverordnung von AP bei demenziell erkrankten Pflegeheimbewohner*innen im Jahr“ beinhaltet verschiedene Konstrukte, die auf Routinedatenbasis „übersetzt“ werden müssen (Tabelle 3 Steckbrief des Qualitätsindikators „Dauerverordnung von Antipsychotika bei Demenz im Pflegeheim“). Die Zielpopulation umfasst alle AOK-versicherten Pflegeheimbewohner*innen mit Demenz. In der vorliegenden Analyse gilt ein*e Bewohner*in als demenziell erkrankt, wenn sie / er mindestens eine stationäre Haupt- oder Nebendiagnose oder in mindestens zwei Quartalen des Beobachtungszeitraums jeweils eine gesicherte ambulante Diagnose für eine demenzielle Erkrankung nach ICD-10-GM aufweist. (Kodes in Tabelle 3).

Die Dauerverordnung von AP bei Demenz liegt immer dann vor, wenn in jedem von mindestens zwei aufeinanderfolgenden Quartalen eines Jahres mindestens 30 DDD der ATC-kodierten Wirkstoffgruppe N05A („Antipsychotika“) für die / den demenziell erkrankte*n Bewohner*in des Pflegeheims dokumentiert wurden. Diese einrichtungsbezogene Anzahl von Bewohner*innen bildet den Zähler des Indikators (Zähler in Tabelle 3) und wird in das Verhältnis zu allen demenziell erkrankten Bewohner*innen der Pflegeeinrichtung gesetzt (Nenner in Tabelle 3).

Schizophrenie (ICD-10-GM: F20), bipolare Störungen (ICD-10-GM: F31) und schizoaffektive Störungen (ICD-10-GM: F25) stellen Indikationen für eine langfristige Anwendung antipsychotischer Wirkstoffe dar. Der Indikator richtet sich jedoch auf die potentielle „inappropriateness“ des AP-Einsatzes, so dass alle Bewohner*innen mit mindestens einer dieser Erkrankungen aus der Analyse ausgeschlossen wurden (Ausschlussgründe in Tabelle 3).

Tabelle 3: Steckbrief des Qualitätsindikators „Dauerverordnung von Antipsychotika bei Demenz im Pflegeheim"

	Bezeichnung des Indikators	
Definition	Der Indikatorfall mindestens eine Dauerverordnung von AP bei demenziell erkrankten Pflegeheimbewohner*innen (exklusive jener Bewohner*innen mit Schizophrenie, bipolarer Störung und schizoaffektiven Störungen) liegt dann vor, wenn dieser in mindestens zwei aufeinanderfolgenden Quartalen des Berichtszeitraums jeweils mindestens 30 DDD an verordneten AP aufweist.	
Bezugszeitraum	Das Berichtsjahr entspricht dem Kalenderjahr.	
Zähler	Alle Bewohner*innen mit Demenz exklusive jener Bewohner*innen mit Schizophrenie, bipolarer Störung und schizoaffektiven Störungen und einer qua definitionem Verordnung von AP.	
Nenner	Alle Bewohner*innen mit Demenz exklusive jener Bewohner*innen mit Schizophrenie, bipolarer Störung und schizoaffektiven Störungen im Berichtsjahr und exklusive jener Bewohner*innen mit weniger als 90 Tagen Verweildauer im Pflegeheim (im IK)	
Kodes	**Demenz – ICD-10-GM:**	
	F00	Demenz bei Alzheimer-Krankheit
	F01	Vaskuläre Demenz
	F02	Demenz bei anderenorts klassifizierten Krankheiten
	F03	Nicht näher bezeichnete Demenz
	F051	Delir bei Demenz
	G231	Progressive supranukleäre Ophthalmoplegie [Steele-Richardson-Olszewski Syndrom]
	G30	Alzheimer-Krankheit
	G310	Umschriebene Hirnatrophie
	G3182	Lewy-Körper-Demenz
	AP – ATC:	
	N05A AP	
Ausschlussgründe	**ICD-10-GM:**	
	F20	Schizophrenie
	F25	schizoaffektive Störungen
	F31	bipolare Störung
	Ausgeschlossen werden alle Bewohner*innen, die im Beobachtungszeitraum mindestens eine stationäre Haupt- oder Nebendiagnose F20, F25, F31 (inklusive subsummierter Vier- und Fünfsteller) oder in mindestens zwei Quartalen des Beobachtungszeitraums jeweils eine gesicherte ambulante Diagnose F20, F25, F31 (inklusive subsummierter Vier- und Fünfsteller).	
Risikoadjustierung	Alter, Geschlecht, Pflegestufe, Komorbidität, Verweildauer im Pflegeheim (IK) im Berichtsjahr	
Qualitätsziel	keine Anzahl von Dauerverordnungen von AP bei Demenz	

3.4 Risikoadjustierung

Um faire Vergleiche der Qualitätsindikatoren zwischen den Pflegeheimen zu realisieren, ist die Berücksichtigung des indikatorrelevanten Risikoprofils einer Einrichtung essentiell. Davon ausgehend, dass die bewohnerbezogenen, von den Versorgungsakteuren nicht modifizierbaren Einflussfaktoren für das (Nicht-) Auftreten eines (un-)erwünschten Ereignisses zwischen den Pflegeeinrichtungen ungleich verteilt sind (Stemmer & Arnold, 2014; Bottle & Aylin 2016; Becker & Stausberg & Fischer & Carstanjen, 2016), gewichtet die Analyse die rohen Indikatorwerte entsprechend der relevanten Risikofaktoren Alter, Geschlecht und Pflegestufe als Surrogat für den Gesundheitszustand der der / des Bewohner*in sowie die Verweildauer im Berichtszeitraum als *time under risk* für das Auftreten des Indikatorereignisses. Die Pflegestufen (seit 2017 Umstellung auf Pflegegrade) kennzeichnen die Pflegebedürftigkeit der / des Bewohner*in und damit den Unterstützungsbedarf aufgrund somatischer, psychischer und geistiger Beeinträchtigungen. Zur Abschätzung der Komorbiditätslast sind gegenwärtig – international ebenso wie im deutschsprachigen Raum – keine für administrative Daten geeigneten Scores bzw. Indizes im Hinblick auf pflegebedürftige bzw. betagte Menschen bekannt. Aus diesem Grund greift die Adjustierung auf den Elixhauser Komorbiditätsindex und die ICD-10-Diagnosen im Routinedatensatz zurück (Elixhauser et al. 1998). Dabei wird jede Erkrankungsgruppe des Index als einzelner Prädiktor verwendet. Die / der stationär Gepflegte ist immer dann von der Erkrankung betroffen, wenn mindestens eine entsprechende stationäre Haupt- oder Nebendiagnose im Jahr 2015 oder in mindestens zwei Quartalen 2015 eine ambulant-ärztliche Diagnose (Zusatzkennzeichen G – für gesichert) vorliegt.

Die Adjustierung folgt der Methode der Generalized Estimating Equations (GEE), einer Form der generalisierten linearen Modelle für Cluster-Daten (korrelierte Daten). Individuen innerhalb eines Pflegeheims unterliegen gemeinsamen Einflüssen oder Erfahrungen und spiegeln somit eine hierarchische Struktur der Daten wider. Ursachen für die unterschiedliche Zusammensetzung sind: Populationsunterschiede (Case mix), Pflegeheimbewohnerkollektive, Strukturmerkmale der Einrichtung und die Risikoselektion (Spezialisierung im Leistungsangebot, regionale Faktoren, Ruf der Einrichtung etc.). Das GEE-Modell berücksichtigt die Varianzheterogenität und Korreliertheit der gruppierten Daten und liefert adjustierte und somit robuste Standardfehler (Kleinbaum & Klein, 2002). Das Ziel der im Rahmen des GEE-Modells erfolgten logistischen Regression für Cluster-Daten besteht in der Modellierung der aufgrund des indikatorrelevanten Risikoprofils erwarteten Eintrittswahrscheinlichkeit von mindestens einer AP-Dauerverordnung im Jahr pro demenziell erkrankter Bewohnerin bzw. erkrankten Bewohner. Die Berechnungen werden mit der Statistiksoftware R durchgeführt. Anschließend erfolgt die Berechnung der sogenannten standardisierten Morbiditätsrate (SMR), das Verhältnis zwischen der rohen, d.h. beobachteten Anzahl an Ereignissen je Einrichtung, und der erwarteten Anzahl an Ereignisse je Einrichtung. Dabei ist die 1 der Referenzwert eines SMR bzw. das durchschnittliche Ergebnis aller Pflegeheime mit AOK-Pflegeheimbewohner*innen. Werte zwischen 0 und 1 zeigen, dass in einem Pflegeheim weniger Ereignisse als erwartet auftraten, Werte über 1 sind Hinweise darauf, dass die beobachteten Ereignisse überwiegen.

3.5 Ergebnisse

3.5.1 Studienpopulation mit Demenz und Dauerverordnung von Antipsychotika

In die Entwicklung des Qualitätsindikators wurden ausschließlich Pflegeeinrichtungen der vollstationären Dauerpflege mit mindestens 30 AOK-Versicherten für das Jahr 2015 eingeschlossen, um eine ausreichend große Fallzahl und damit eine belastbare einrichtungsbezogene Qualitätseinordnung zur Dauermedikation bei Demenz zu gewährleisten. Damit lassen sich Aussagen über 2.209 Pflegeheime mit ausschließlich vollstationärer Dauerpflege treffen. Bei 8,3% der demenziell erkrankten Studienpopulation ließen sich der Permanenteinsatz der Wirkstoffgruppe AP und in diesem Sinne mindestens 30 DDD Verordnungsvolumen in jedem von zwei aufeinanderfolgenden Quartalen 2015 feststellen. Tabelle 4 beschreibt diese Bewohner*innen im Vergleich zu allen demenziellen Bewohner*innen nach Alter, Geschlecht und Pflegestufe.

Tabelle 4: Demenziell erkrankte Pflegeheimbewohner* allgemein und mit antipsychotischer Dauermedikation** (N = 100.407) im Jahr 2015

		Demenziell erkrankte Pflegeheimbewohner*innen* allgemein (n = 100.407)	Demenziell erkrankte Pflegeheimbewohner*innen mit mind. einer Dauermedikation** im Jahr (n = 8.300)
Geschlecht	Frauen	75,5	68,1
	Männer	24,5	31,9
Alter in Jahren	60–69	3,6	7,5
	70–79	15,8	25,1
	80–89	48,5	48,2
	90+	32,1	19,1
Pflegestufe***	0	0,5	0,4
	1	25,5	15,0
	2	44,2	43,8
	3 oder 4	29,8	40,8

**exklusive Schizophrenie, bipolarer und schizoaffektiver Störungen in 2015, vgl. Abschnitt 3.3*
***Eine Dauermedikation, d.h. ein permanenter Einsatz von AP bei einer / einem Bewohner*in liegt vor, wenn in zwei aufeinanderfolgenden Quartalen des Berichtsjahres (2015) jeweils mindestens 30 DDD der Wirkstoffgruppe Antipsychotika (N05A) je Quartal bei der / beim Bewohner*in verordnet wurden.*
****Pflegestufen gemäß Definition nach § 45a SGB XI vor Einführung des neuen Pflegebedürftigkeitsbegriffs (d.h. vor Pflegestärkungsgesetz II)*
Quelle: AOK 2015

3.5.2 Indikatorrate im Einrichtungsvergleich

Die in einem ersten Schritt erfolgte Sichtung der noch nicht risikoadjustierten (rohen) Indikatorwerte zwischen den Einrichtungen für das Jahr 2015 zeigt bereits: die Dauermedikation von AP bei demenziell erkrankten Bewohner*innen ist Teil der Realität in deutschen Pflegeheimen (Abbildung 3). Hervorstechend ist dabei eine erhebliche interinstitutionelle Varianz der rohen Werte. Während die AP-Dauermedikation in 25% der Einrichtungen maximal 4,2% der Bewohner*innen mit Demenz betrifft (1. Quartil), liegt der Median über alle Pflegeheime der Studienpopulation bei 7,6%. Im indikatorspezifisch auffälligsten Viertel der Einrichtungen lässt sich für mindestens ein Zehntel der demenziell Erkrankten je Pflegeheim eine Langzeitanwendung antipsychotischer Wirkstoffe feststellen (4. Quartil), bei 5% der Einrichtungen sogar für mindestens knapp ein Fünftel (18,9%) – das Maximum liegt bei 42,2%.

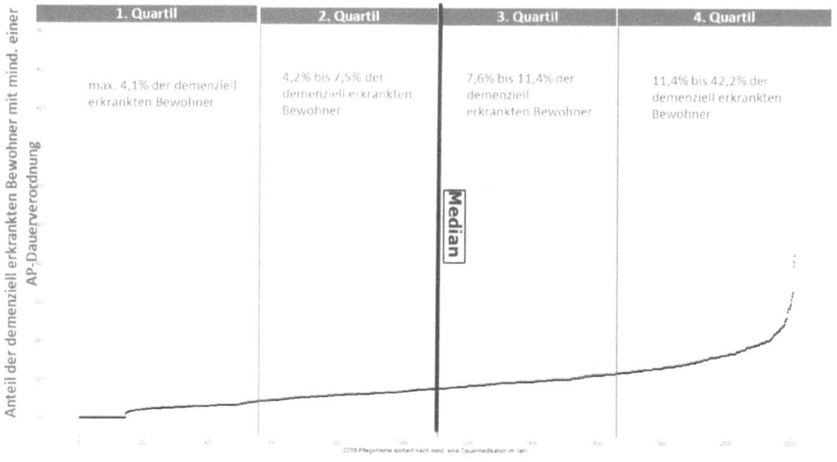

Abb. 3: Demenziell erkrankte Pflegeheimbewohner*innen mit AP-Dauerverordnung im Jahr 2015 – Perzentilkurve mit den beobachteten einrichtungsbezogenen Indikatorwerten (unadjustiert).
*exklusive Schizophrenie, bipolarer und schizoaffektiver Störungen, vgl. Abschnitt 3.3
Quelle: AOK-Daten 2015

Das Adjustierungsmodell der rohen pflegeheimbezogenen Indikatorwerte mittels GEE (vgl. Abschnitt 3.4) ergab einen signifikanten Zusammenhang für Alter und Geschlecht (Ausnahme: Männer in der Altersgruppe 70–79 Jahre), Pflegestufe, die Verweildauer in der Einrichtung sowie diverse Komorbiditäten, die im Elixhauser Index berücksichtigt werden und hier einzeln in das Modell eingingen (Tabelle 5). Auffallend ist aus Sicht der Autor*innen insbesondere der signifikante Zusammenhang zwischen der AP-Dauermedikation bei Demenz und (jeweils) den Komorbiditätsgruppen für Alkohol- und für Drogenmissbrauch sowie für Psychosen und Depression. Diese Erkrankungen sind u.a. mit psychotischen bzw. wahnhaften Zuständen assoziiert. Die Ergebnisse legen nahe, dass bei Vorliegen von Demenz und einer Psychose ein bis zu dreimal höheres Risiko, eine antipsychotische Langzeitbehandlung zu erhalten, vorliegt als bei demenziell erkrankten Bewohner*innen ohne diese Erkrankung.

Tabelle 5: Ergebnisse des GEE-Modells (logistische Regression mit Cluster-Daten) zur Adjustierung des Indikators „Dauerverordnung von Antipsychotika bei Demenz in der stationären Langzeitpflege", Bezugsjahr 2015

Risikofaktor	**Odds Ratio**	**CI (95%)**	**Signifikanz**
Konstante	*0,04*	*0,03–0,05*	***
Pflegestufe			
Pflegestufe 1[a]			
Pflegestufe 2	1,97	1,84–2,10	***
Pflegestufe 3 oder 4	2,78	2,59–2,99	***
Geschlecht & Alter			
Frauen - 60–69 Jahre[a]			
Frauen - 70–79 Jahre	0,76	0,65–0,90	***
Frauen - 80–89 Jahre	0,48	0,41–0,57	***
Frauen - 90+ Jahre	0,28	0,24–0,33	***
Männer - 60–69 Jahre	1,27	1,05–1,53	*
Männer - 70–79 Jahre	0,99	0,84–1,17	ns
Männer - 80–89 Jahre	0,66	0,56–0,78	***
Männer - 90+ Jahre	0,35	0,28–0,43	***
time under risk			
Verweildauer im Pflegeheim in 2015	1,00	1,00–1,00	***
Komorbidität (Diagnosen Elixhauser Komorbiditätsindex)			
Herzinsuffizienz	0,90	0,86–0,96	***
Herzrhythmusstörungen	0,95	0,90–1,01	ns
Herzklappenfehler	0,85	0,78–0,94	***
periphere Gefäßerkrankung	0,83	0,78–0,89	***
Lungenkreislauferkrankung	0,87	0,75–1,01	ns
Bluthochdruck ohne Komplikation	0,96	0,91–1,01	ns
Bluthochdruck mit Komplikation	1,02	0,94–1,11	ns
Lähmung	0,53	0,49–0,58	***
andere neurologische Störungen	0,89	0,84–0,94	***
COPD	0,92	0,86–0,98	*
Diabetes ohne Komplikation	0,96	0,91–1,01	ns
Diabetes mit Komplikation	0,87	0,82–0,93	***
Hypothyreodeismus	1,07	0,99–1,16	ns
Nierenversagen	0,89	0,84–0,94	***
Lebererkrankung	1,05	0,95–1,15	ns
peptische Ulkuskrankheit	1,02	0,82–1,26	ns

Tabelle 5: Fortsetzung

Risikofaktor	**Odds Ratio**	**CI (95%)**	**Signifikanz**
AIDS	0,70	0,07–6,71	ns
Lymphom	1,12	0,82–1,53	ns
Metastisierende Tumorerkrankung	0,81	0,65–1,01	ns
Tumorerkrankung ohne Metastasen	0,96	0,87–1,06	ns
RheumatoideArthritis/ Kollagen-Gefäß-Krankheiten	0,84	0,74–0,95	***
Gerinnungsstörung	0,97	0,81–1,16	ns
Übergewicht	0,93	0,86–1,02	ns
Gewichtsverlust	0,80	0,71–0,90	***
Störungen des Flüssigkeits- und Elektrolythaushaltes	1,07	1,00–1,16	ns
Blutverlust-Anämie	0,98	0,72–1,34	ns
Mangelanämie	0,99	0,91–1,08	ns
Alkoholmissbrauch	1,37	1,25–1,50	***
Drogenmissbrauch	2,01	1,69–2,39	***
Psychose	3,32	3,04–3,62	***
Depression	1,18	1,12–1,24	***

**** p<0,001; * p<0,05; a als Referenzkategorie der Variable Pflegestufe und der Kombinationsvariable Geschlecht & Alter aus der logistischen Regression ausgeschlossen*
Quelle: AOK-Daten 2015

Auf Basis dieser aus dem Adjustierungsmodell abgeleiteten Prädiktoren für eine AP-Dauermedikation bei Demenz ergibt sich für jede Einrichtung ein entsprechendes Risikoprofil der Bewohner*innenschaft und davon ausgehend die erwartete Zahl an antipsychotisch langzeitbehandelten Bewohner*innen mit Demenz. Das Verhältnis der rohen (beobachteten) Anzahl dieser Indikatorfälle und der erwarteten Anzahl, das sogenannte SMR (Standardisierte Morbiditätsrate) zeigt im Einrichtungsvergleich. Leicht erkennbar ist: alle Punkte, die oberhalb der Geraden SMR = 1 liegen, weisen mehr Indikatorfälle auf, als aufgrund ihrer Risikostruktur zu erwarten wäre, jene Punkte unter der Gerade weniger. Die relativ dichte Streuung der Punktwolke um die Gerade herum zeigt, dass die Risikoadjustierung die Ergebnisse nicht gänzlich verändert, gleichwohl aber ein zentraler Bestandteil für faire Pflegeheimvergleiche ist.

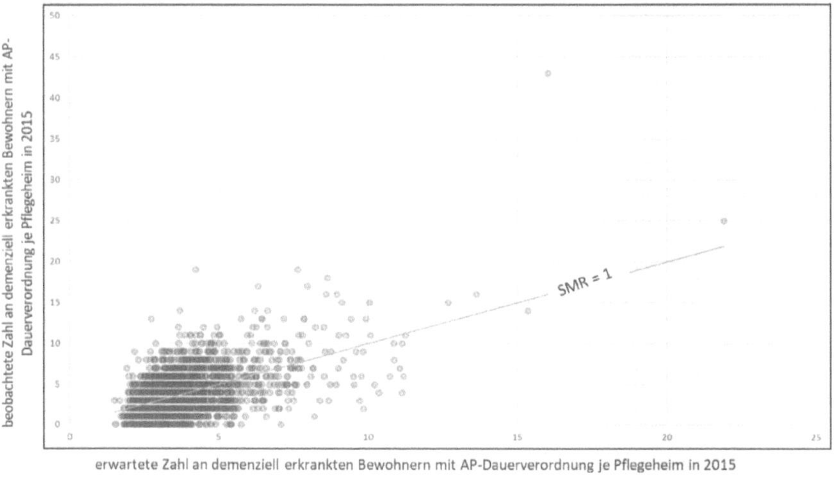

Abb. 4: SMR als Verhältnis von beobachteter und erwarteter Häufigkeit von AP-Dauerverordnung bei demenziell erkrankten Bewohner*innen je Pflegeheim (2015). Quelle: AOK-Daten 2015

4. Diskussion

Während die Abrechnungsdaten der gesetzlichen Krankenversicherung seit mehr als einem Jahrzehnt als Fundament der Qualitätssicherung im Krankenhaus etabliert sind, betritt das Forschungsprojekt QMPR Neuland. Routinedaten für die Qualitätsmessung in der pflegerischen Versorgung, speziell in der stationären Langzeitpflege, sind auch nach der aktuellen Novellierung der gesetzlichen Qualitätssicherung in der Pflege bis dato gesetzlich nicht vorgesehen. Das ist umso bedauerlicher, als damit die Chance ungenutzt bleibt, Qualität – wie in den vorangegangenen Abschnitten bereits eindrücklich erläutert – als multikausal zu verstehen und die Beteiligung von weit mehr Faktoren als nur dem pflegerischen Handeln an der Versorgung anzuerkennen. Innerhalb von QMPR wird die Bewohnerin / der Bewohner ins Zentrum gesetzt und es werden auf der Basis von routinedatenbasierten Qualitätsindikatoren einrichtungsbezogene Auffälligkeiten der Versorgung aufgezeigt.

In erster Linie unterstreichen die bisherigen Ergebnisse, dass die routinedatenbasierte Qualitätsmessung auch im Setting der stationären Langzeitpflege machbar und relevant ist – der vorliegende Beitrag illustriert dies am Beispiel der Dauerverordnung von AP bei Demenz. Vor dem Hintergrund der

Leitlinienempfehlung eines sekundären und dann kurzfristigen Einsatzes bei der Behandlung von BPSD erscheinen die festgestellten Indikatorwerte einrichtungsübergreifend zu hoch. Dass bei einem Viertel der Pflegeheime mehr als 18% der demenziell Erkrankten langfristig Antipsychotika erhält, verweist auf einen erheblichen Optimierungsbedarf in der berufsgruppenübergreifenden Versorgung in der deutschen Langzeitpflege. Die unter Abschnitt 3.1 präsentierten – wenigen – Erkenntnisse zur AP-Dauerverordnung aus der Forschungslandschaft variieren stark, so dass eine Einordnung der Raten im Sinne einer externen Validierung aufgrund der dünnen Datenlage zum momentanen Zeitpunkt zu keiner belastbaren Einschätzung führt. Hier bedarf es seitens der Wissenschaft eine Intensivierung der Arbeiten.

Angesichts einer Demenz-Prävalenz von bis zu 70% in deutschen Pflegeheimen ist es umso verwunderlicher, dass die Novellierung der gesetzlichen Qualitätssicherung in der Pflege keinen einzigen Indikator zur demenzrelevanten Versorgung vorsieht. Aus Sicht der Autor*innen sollte dieser Aspekt bei der Weiterentwicklung des Systems konstruktiv aufgegriffen werden. Routinedatenbasierte Indikatoren können die empirischen Erkenntnisse hinsichtlich bewohnerbezogenen Outcomes zur berufsgruppenübergreifenden Performanz in der stationären Langzeitpflege nachhaltig verdichten. Dabei verzichtet das Projekt bewusst zum einen auf normative Bewertungsschwellen – die Bewertung als Auffälligkeit ergibt sich über den relationalen Vergleich der Einrichtungen miteinander – und zum zweiten auf die Zuschreibung von Verantwortlichkeiten und Ursachen. Es tut das, was Indikatoren ihrem Namen nach vorgeben: es zeigt auf und schafft somit Transparenz, auf welche weitere Schritte folgen müssen.

Es ist damit Aufgabe weiterer Studien, die Gründe für das Messergebnis und effektive Maßnahmen zur Verbesserung des festgestellten Qualitätsmangels zu erforschen. Da die Ergebnisse von Qualitätsindikatoren nicht auf lineare, sondern auf interdependente Wirkungen in einem System der Langzeitpflege zurückzuführen sind, sollten mögliche Interventionen zur Optimierung nicht eindimensional und nicht nur bezogen auf eine Berufsgruppe entwickelt und eingesetzt werden. Beispielsweise sollte hinterfragt werden, ob und warum die S3 Leitlinie „Demenz“ nicht umgesetzt wird und es sollte geprüft werden, ob interprofessionelle Maßnahmen zum Medikamentenreview implementiert werden können, um die Antipsychotikagabe für Menschen mit demenziellen Erkrankungen zu reduzieren. Als mögliche Einflussfaktoren sollten auch etwa der Anteil der Leitung oder des Führungsstils, der Trägerschaft einer Einrichtung der Langzeitpflege sowie des Verhältnisses von Pflegefachpersonal und

Pflegehelfer*innen oder andere Gründe und Rahmenbedingungen, die Einfluss auf die Häufigkeit der Dauerverordnung von AP bei Demenz haben können, untersucht werden.

5. Fazit und Ausblick

Die Messung von Qualität in der stationären Langzeitpflege bedarf eines systemischen Ansatzes, der die Interdependenz unterschiedlicher Faktoren und Wirkungen sowie die Multidimensionalität berücksichtigt. Der hier dargelegte Ansatz zeigt, dass eine nachvollziehbare Ableitung von relevanten Versorgungsthemen möglich und sinnvoll ist. Auf dieser Grundlage lässt sich nicht nur die Auswahl eines Qualitätsindikators (oder ggf. mehrerer Qualitätsindikatoren zu einem Thema) begründen, sondern auch die evidenzbasierte Grundlage erarbeiten, um darauf aufbauend mit Hilfe statistischer Verfahren aus Routinedaten der gesetzlichen Kranken- und Pflegeversicherung Qualitätsindikatoren zu entwickeln und zu berechnen. Damit werden Grundlagen für eine sektoren- und berufsgruppenübergreifende Qualitätsentwicklung geschaffen, die der Realität der Performanz in den Pflegeeinrichtungen eher entspricht. Der hier skizzierte Ansatz hat das Potenzial, die Diskussion um eine empirische und systematische Entwicklung von Qualitätsindikatoren und ein neues Verständnis von Qualität in der stationären Langzeitpflege zu befördern sowie das Ableiten von zielgerichteten Maßnahmen zur Qualitätsverbesserung in deutschen Pflegeheimen zu unterstützen.

Auf der Basis der Ergebnisse können Prozesse eines internen Qualitätsmanagements und der Personalentwicklung angestoßen werden, so zum Beispiel Schulungen und/oder Weiterbildungen zu expliziten pflegerischen und medizinischen Maßnahmen, benötigten Rahmenbedingungen sowie nicht medikamentösen Therapien für an Demenz erkrankte Pflegeheimbewohnerinnen. Als langfristiges Outcome ist zu erwarten, dass die individuellen Bedürfnisse der Bewohner*innen in der stationären Langzeitpflege besser als bisher berücksichtigt und ihre Lebensqualität gesteigert werden kann. Eine Voraussetzung für die Verbesserung des Outcomes besteht in einer Weiterentwicklung der Zusammenarbeit der an der Versorgung beteiligten Berufsgruppen entsprechend des Verständnisses eines transdisziplinären Teams, das dadurch gekennzeichnet ist, dass alle Teammitglieder ihre Handlungen am gemeinsamen Ziel einer hochwertigen Versorgung der Bewohner*innen ausrichten. Dabei könnten berufsgruppen- und sektorenübergreifende Grenzen verschwimmen.

Literatur

Becker, A. & Stausberg, J. & Fischer, B. & Carstanjen, D. (2016). Risikoadjustierung von Qualitätsindikatoren. Eine Positionsbestimmung der DKG-Expertengruppe „Qualitätsmessung und Risikoadjustierung". Das Krankenhaus, (11), 954–963. https://www.researchgate.net/publication/309726246_Risikoadjustierung_von_Qualitatsindikatoren/link/581f2eda08aeccc08af37816/download.

Bengel, J. & Mittag, O. (2016). Psychologie in der medizinischen Rehabilitation. Ein Lehr- und Praxishandbuch. Springer VS. http://gbv.eblib.com/patron/FullRecord.aspx?p=4442026.

Bottle, A. & Aylin, P. (2016). Statistical Methods for Healthcare Performance Monitoring. CRC Press. https://doi.org/10.1201/9781315372778.

Deutsche Gesellschaft für Psychatrie und Psychotherapie, Psychosomatik und Nervenheilkunde (DGPPN) & Deutsche Gesellschaft für Neurologie (DGN). (2016). S3-Leitlinie Demenzen.

Donabedian, A. (2005). Evaluating the Quality of Medical Care. The Milbank Quarterly, 83(4), 691–729. https://doi.org/10.1111/j.1468-0009.2005.00397.x.

Elixhauser, A. & Steiner, C. & Harris, D.R. & Coffey, R.M. (1998). Comorbidity measures for use with administrative data. Med Care, 36, 8–27.

Harrison, S. L. & Bradley, C. & Milte, R. & Liu, E. & O'Donnell, L. K. & Hilmer, S. N. & Crotty, M. (2018). „Psychotropic medications in older people in residential care facilities and associations with quality of life: a cross-sectional study." BMC Geriatrics, 18, 60. https://doi.org/10.1186/s12877-018-0752-0.

Hasseler, M. (2015). Herausforderungen und Anforderungen an eine systematische Qualitätsmessung und Qualitätsberichterstattung in der stationären Langzeitpflege. Vierteljahresheft zur Wirtschaftsforschung, 83(4), 67–85. https://doi.org/10.3790/vjh.83.4.67.

Hasseler, M. (2018). Kritische Diskussion zur bisherigen Qualitätsdebatte in der Langzeitpflege – ein Plädoyer für eine systemische und auf empirischen Erkenntnissen beruhende Betrachtung der Entwicklung und Messung von Qualität in der Langzeitpflege. Zeitschrift für Gerontologie und Geriatrie, 52(5), 468–476. https://doi.org/10.1007/s00391-018-1420-x.

Hasseler, M. (2019). Qualitätsmessung in der Pflege. Springer VS.

Hasseler, M. & Stemmer, R. (2018). Entwicklung eines wissenschaftlich basierten Qualitätsverständnisses für die Pflegequalität. In A. Kuhlmey & A. Schwinger & J. Klauber & K. Jacobs & S. Greß (Hrsg.), Pflege-Report 2018 (23–36). Springer VS. http://dx.doi.org/10.1007/978-3-662-56822-4_3.

Hasseler, M. & Stemmer, R. & Weidenkamp-Maicher, M. (2016). Entwicklung eines wissenschaftlich basierten Qualitätsverständnisses für die Pflege- und

Lebensqualität. https://www.gkv-spitzenverband.de/media/dokumente/pflegeversicherung/qualitaet_in_der_pflege/wiss_qualitaetsverstaendnis/2016-08-25_Abschlussbericht_wiss_Qualitaetsverstaendnis.pdf (02.03.2020).

Helvik, A.-S. & Benth, J. S. & Wu, B. & Engedal, K. & Selbæk, G. (2017). Persistent use of psychotropic drugs in nursing home residents in Norway. BMC Geriatrics, 17(1), 52. https://www.ncbi.nlm.nih.gov/pmc/articles/PMC5307887/.

Hensen, P. (2018). Qualität und Qualitätsmessung in der Pflege – Theoretische Grundlagen und methodische Zugänge. In A. Kuhlmey & A. Schwinger & J. Klauber & K. Jacobs & S. Greß (Hrsg.), Pflege-Report 2018 (3–14). Springer.

Kleinbaum, D. G. & Klein, M. (2002). Logistic Regression. A Self-Learning Text (2. Aufl.). Springer.

Kirkham, J. & Sherman, C. & Velkers, C. & Maxwell, C. & Gill, S. & Rochon, P. & Seitz, D. (2017). Antipsychotic Use in Dementia: Is There a Problem and Are There Solutions? The Canadian Journal of Psychiatry, 62(3), 170–181. https://www.ncbi.nlm.nih.gov/pmc/articles/PMC5317021/.

Lippi Bruni, M. & Mammi, I. & Verzulli, R. (2019). Quality in Nursing Homes. Oxford Research Encyclopedia of Economics and Finance. Oxford University Press. https://doi.org/10.1093/acrefore/9780190625979.013.82.

Nørgaard, A. & Jensen-Dahm, C. & Gasse, C. & Hansen, H. V. & Waldemar, G. (2016). Time trends in antipsychotic drug use in patients with dementia: a nationwide study. Journal of Alzheimer's Disease, 49(1), 211–220. https://doi.org/10.3233/JAD-150481.

Mitchell, P. H. & Ferketich, S. & Jennings, B. M. (1998). Quality health outcomes model. American Academy of Nursing Expert Panel on Quality Health Care. Image: the journal of nursing scholarship, 30 (1), 43–46. https://doi.org/10.1111/j.1547-5069.1998.tb01234.x.

Mitchell, P. H. & Lang, N. M. (2004). Framing the problem of measuring and improving healthcare quality. Has the Quality Health Outcomes Model been useful? Medical care, 42 (2), 4–11. https://doi.org/10.1097/01.mlr.0000109122.92479.fe.

Preuss, U. W. & Wong, J. W. M & Koller, G. (2016). Treatment of behavioral and psychological symptoms of dementia. A systematic review. Psychiatria. Polska 4(50), 679–715. http://dx.doi.org/10.12740/PP/64477.

Rothgang, H. & Iwansky, S. & Müller, R. & Sauer, S. & Unger, R. (2010). Barmer GEK Pflegereport 2010. Schwerpunktthema: Demenz und Pflege. Schriftenreihe zur Gesundheitsanalyse, Band 5. Asgard-Verlag.

Rudert, B. (2016). Das Dilemma von Struktur-, Prozess- und Ergebnisqualität. Dissertation. Verlag Dr. Kovač.

Savaskan, E. & Bopp-Kistler, I. & Buerge, M. & Fischlin, R. & Georgescu, D. et al. (2014). Empfehlungen zur Diagnostik und Therapie der behavioralen und psychologischen Symptome der Demenz (BPSD). Praxis, 103(3), 135–148. https://doi.org/10.1024/1661-8157/a001547.

Schäufele, M. & Köhler, L. & Hendlmeier, I. (2013). Prevalence of Dementia and Medical Care in German Nursing Homes. A Nationally Representative Survey. Psychiatrische Praxis, 40(04), 200–206. https://doi.org/10.1055/s-0033-1343141.

Schulz, M. & Bohlken, J. & Schulz, M. & Hering, R. & von Stillfried, D. & Bätzing-Feigenbaum, J. (2015). Medikamentöse Behandlung von Patienten mit Demenz unter besonderer Berücksichtigung regionaler Versorgungsunterschiede. https://www.versorgungsatlas.de/fileadmin/ziva_docs/54/VA-54-2015_Bericht_final_final.pdf.

Schwinger, A. & Behrendt, S. & Tsiasioti, C. Stieglitz, K. & Breitkreuz, T. & Grobe, T. G. & Klauber, J. (2018). Qualitätsmessung mit Routinedaten in deutschen Pflegeheimen. Eine erste Standortbestimmung. In A. Kuhlmey & A. Schwinger & J. Klauber & K. Jacobs & S. Greß (Hrsg.), Pflege-Report 2018 (97–125). Springer.

Spilsbury, K. & Hewitt, C. & Stirk, L. & Bowman, C. (2011). The relationship between nurse staffing and quality of care in nursing homes. A systematic review. International journal of nursing studies, 48(6), 732–750. https://doi.org/10.1016/j.ijnurstu.2011.02.014.

Stemmer, R. & Arnold, J. (2014). Expertise zur Eignung von Indikatoren zur Messung und Darstellung von Ergebnisqualität in der stationären Pflege im Bereich der sozialen Pflegeversicherung. GKV-Spitzenverband.

Tsiasioti, C. & Behrendt S. & Jürchott, K. & Schwinger, A. (2019). Pflegebedürftigkeit in Deutschland. In K. Jacobs, A. Kuhlmey, S. Greß, J. Klauber and A. Schwinger (Hrsg.), Pflege-Report 2019. Mehr Personal in der Langzeitpflege – aber woher (257–311)? Springer.

Wan, T. T. H. & Breen, G.-M. & Zhang, N.-J. (2010). Improving the quality of care in nursing homes. An evidence-based approach. Johns Hopkins University Press.

Andreas Kruse

Spiritualität als eine Dimension beziehungsorientierter Pflege

1. Hintergrund

Der Beitrag, in dem Aspekte der Spiritualität in ihrer Bedeutung für die Pflege diskutiert werden sollen, nimmt seinen Ausgang bei einer Definition von Spiritualität wie auch bei der Bedeutung, die die Spiritualität für ein umfassendes Verständnis von Heilung besitzt. Schon aus dieser grundlegenden Analyse, verbunden mit empirischen Befunden, geht hervor, dass die spirituelle Dimension einer Person von großem Gewicht für eine umfassend konzipierte Pflege ist. Spiritualität kann im Kern im Kontext ihrer biografischen Bezüge verstanden werden, denn die Frage nach dem „Woher" und „Wohin" unserer Existenz – eine der leitenden Fragen spirituellen Fragens – führt uns zur Biografie der Person, die ebenfalls einen bedeutenden Referenzpunkt beziehungsorientierter Pflege bildet. In dem folgenden Beitrag wird die Biografie aus der Perspektive des Lebensrückblicks und des story-Konzepts behandelt; es wird dargelegt, welche Bedeutung diese beiden Perspektiven für die Pflege besitzen. In einem weiteren Abschnitt gilt die Aufmerksamkeit zentralen Aussagen der Existenzanalyse Viktor Frankls, die die geistige Dimension sowie die Unverwechselbarkeit der Person, darüber hinaus deren dynamisches Verständnis in das Zentrum rückt. Welche Folgerungen ergeben sich aus diesem Person-Konzept für pflegerisches Handeln? Eine ganz ähnliche Frage wird mit Blick auf die Würde sowie auf die Selbst- und Weltgestaltung des Individuums als Ausdruck von Würde gestellt. Schließlich thematisiert der Beitrag philosophische Arbeiten zum „Antlitz des Anderen" (Emmanuel Lévinas) und theologisch-ethische Arbeiten zur „Ethik der Ehrfurcht vor dem Leben" (Albert Schweitzer), die den Blick auf das Heilige, das Unaussprechbare, das Unverfügbare des Menschen wie auch der Schöpfung in ihrer Gesamtheit richten. Was bedeutet dies für das Verständnis des schwer kranken Menschen, was für das Verständnis der Pflege? – Die Arbeit ist in der Haltung besonderer Wertschätzung für meinen Kollegen Stephan Görres geschrieben, für dessen Deutung von Pflege eine umfassende, dabei immer auch ethisch fundierte Konzeption pflegerischen Handelns konstitutiv ist; es sei hier nur auf seine Beiträge zur Fatigue bei Tumorpatientinnen und -patienten (de Vries & Reif & Stuhldreher & Petermann & Görres, 2009; Reif & de Vries & Petermann & Görres, 2010) wie auch auf sein Verständnis von multidisziplinärer Pflegeforschung (Behrens & Görres & Schaeffer, 2009) hingewiesen. Einen der vier großen, vom Bundesministerium für Bildung und Forschung geförderten *Pflegeforschungsverbünde* hat er geleitet.

2. Spiritualität

Spiritualität lässt sich definieren als transzendentales Selbst- und Weltverständnis ohne die ausdrückliche Bezugnahme auf eine göttliche Instanz (Kruse & Schmitt, 2018). Die Suche des Menschen nach einer letzten Antwort auf zentrale Fragen seines Lebens – „Woher komme ich, wohin gehe ich, was ist der Grund, der Ursprung meines Seins?" – deutet auf *spirituelles Fragen* hin, dem im Kontext der Behandlung und Pflege chronisch-kranker und sterbender Menschen große Bedeutung beigemessen wird (siehe hierzu die Beiträge in Lazenby & McCorkle & Sulmasy, 2014). Pflegefachpersonen werden von schwer kranken und sterbenden Menschen nicht selten auf spirituelle Themen angesprochen; dabei wird die Hoffnung oder sogar Erwartung geäußert, dass sich die Pflegefachpersonen offen für solche Themen zeigen; und auch an Ärztinnen und Ärzten schätzen Betroffene die Offenheit für spirituelle Themen (Edwards & Pang & Shiu et al., 2010). Dies heißt nicht, dass Pflegefachpersonen die speziellen spirituellen Orientierungen der schwer kranken und sterbenden Menschen – die sich durch hohe interindividuelle Variabilität auszeichnen – teilen müssten. Aber bereit zu sein, sich dem spirituellen (oder religiösen) Fragen eines Menschen gegenüber zu öffnen: Dies sollte als eine Aufgabe jenes Bereichs der Pflege verstanden werden, der (in Abgrenzung zu „Cure") mit „Care" überschrieben wird und dabei vor allem die seelisch-geistige *Sorge für* oder *Sorge um* die zu pflegenden Menschen umschreibt.

In einer Studie aus dem Bereich der onkologischen Palliativmedizin und –pflege konnte ein für diese Forderung oder Empfehlung wichtiger Beleg erbracht werden (Balboni & Sullivan & Enzinger et al., 2014): In dieser Studie wurden die pflegerischen und ärztlichen Mitarbeiterinnen und Mitarbeiter der onkologischen Kliniken in der Region Boston ausführlich nach dem möglichen Bedürfnis, spirituelle Begleitung („spiritual care") anzubieten, sowie nach möglichen Hindernissen bei der Verwirklichung dieses Bedürfnisses befragt. 74 Prozent der Pflegefachpersonen sowie 60 Prozent der Ärztinnen und Ärzte äußerten den Wunsch, spirituelle Begleitung in ihr Therapie- und Pflegekonzept zu inkorporieren; gleichzeitig gaben ca. 40 Prozent der Pflegefachpersonen sowie der Ärztinnen und Ärzte an, diese Begleitung nicht in jenem Umfang und jener Tiefe anbieten zu können, wie sie sich dies eigentlich wünschen würden. Zu den Hindernissen („barriers“) bei der Verwirklichung von spiritueller Begleitung wurden gerechnet: Fehlende Rahmenbedingungen für die Herstellung von emotionaler Intimität, Zeitmangel, unzureichende Ausbildung in „spiritual care“, darüber hinaus berufliche Rollenprobleme („spiritual care“ wird gemeinhin nicht als Teil der beruflichen Rolle von Pflegefachpersonen sowie von Ärztinnen und Ärzten gedeutet) und die „Machtungleichheit in der Relation zu den pflegenden Menschen“ (Pflegefachpersonen, Ärztinnen und Ärzte haben deutlich größere Entscheidungs- und Handlungsmacht; mit diesem Machtgefälle verträgt sich deren Selbstverständnis nach nicht die Thematisierung intimer Fragen, wie jener nach Spiritualität). Mit anderen Worten: Die Notwendigkeit der spirituellen Begleitung kann von Pflegefachpersonen durchaus wahrgenommen und artikuliert werden; zugleich können sich der Umsetzung von „spiritual care“ zahlreiche Hindernisse in den Weg stellen, die viel mit der Rollen- und Verhaltensunsicherheit wie auch mit unzureichenden institutionellen Rahmenbedingungen zu tun haben.

Dabei sind verwirklichte Spiritualität wie auch die spirituelle Begleitung – mit dem Ziel, diese Verwirklichung zu fördern – von großer Bedeutung für die Lebensqualität und das Wohlbefinden von zu pflegenden Menschen wie auch für den weiteren Krankheitsverlauf. Der Einfluss des *spirituellen Selbst- und Weltverständnisses* auf den Krankheitsverlauf (mithin auch auf den Prozess der Gesundung) nach Auftreten einer schweren Krankheit wird von Daniel M. Sulmasy (2002) in einem theoretisch-konzeptuellen Beitrag zum *Wesen der Krankheit* thematisiert, – ein für die Pflege wichtiger Zugang zu zu pflegenden Menschen. Seinem Verständnis zufolge ist Krankheit nicht einfach mit Schädigungen des Organismus und daraus hervorgehenden Symptomen und Funktionseinschränkungen gleichzusetzen. Vielmehr ist Krankheit im Sinne von gestörten Beziehungen innerhalb und außerhalb der Person zu verstehen. Dabei differenziert Sulmasy zwischen vier verschiedenen Beziehungen – nämlich jenen zwischen (1.) verschiedenen Organsystemen, (2.) Seele/Geist und Körper, (3.) Individuum und Umwelt sowie (4.) Individuum und Transzendenz. Vor dem Hintergrund dieser Differenzierung zwischen verschiedenen Beziehungsformen beschreibt der Prozess der „Heilung“ die *Wiederherstellung von Beziehungen*, wobei in Bezug auf die beiden letztgenannten Beziehungsformen nur dann von Wiederherstellung gesprochen werden kann, wenn der zu pflegende Mensch diese als persönlich bedeutsam und sinnstiftend erfährt. Sulmasy hebt hervor, dass sich Heilung somit nicht allein auf die Aufhebung oder Linderung organischer Störungen beschränkt. Ein holistischer Heilungsansatz schließt auch die

Konzentration auf mögliche Störungen zwischen Seele/Geist einerseits und dem Körper andererseits („Ich fühle mich in meinem Körper fremd", „Ich fühle mich als Gefangener meines Körpers"), zwischen Individuum und Umwelt („Ich kann mich in der gegebenen räumlichen Umwelt nicht mehr selbstständig bewegen", „Ich fühle mich meinen Familienangehörigen gegenüber unterlegen") sowie zwischen Individuum und Transzendenz („Ich finde nichts mehr, was mein Leben trägt", „Mein Glauben droht mir abhanden zu kommen") ein.

Was folgt aus diesen Aussagen für die Pflege? Pflege als eine Disziplin, die als eine *berührende* (palpatorische) Disziplin besondere Nähe zu kranken Menschen herstellen kann, wird auch die möglichen „Störungen" in den Beziehungen der zu pflegenden Menschen differenziert erkennen oder erspüren können; hier ist sie vielleicht sogar noch der medizinischen Versorgung überlegen, innerhalb derer eine so nahe („intime") Beziehung zu dem zu pflegenden Menschen nicht aufgebaut werden kann. Damit wächst aber auch der implizite oder explizite Anspruch an die pflegerische Versorgung gewaltig: Denn sie steht nun vor der Herausforderung, die *Existenz* einer zu pflegenden Person in ihren verschiedenen Dimensionen wahrzunehmen und zu verstehen bzw. gezielt anzusprechen; und damit ist die Pflege nicht nur in ihrer *fachlich-instrumentellen*, sondern auch in ihrer *ethischen* Qualität angesprochen (Remmers & Kruse, 2014).

In einer Meta-Analyse zur Bedeutung von Spiritualität in den Bereichen Pflege und Palliativpflege (Edwards & Pang & Shiu et al., 2010) wurde eine *Annäherung an den Spiritualitätsbegriff* aus der Perspektive von zu pflegenden Menschen wie auch aus der Perspektive von Angehörigen des medizinisch-pflegerischen Versorgungssystems versucht. Folgt man Ergebnissen der Analyse des Spiritualitätsverständnisses von zu pflegenden Menschen, so lässt sich konstatieren: Der Begriff der Spiritualität wurde in dieser Gruppe sehr selten verwendet; es fiel den zu pflegenden Menschen vielfach schwer, „Spiritualität" in einer persönlich überzeugenden Art und Weise zu definieren. Die in den Studien berichteten „persönlichen Zugänge" zur Spiritualität ließen sich in folgender Hinsicht umschreiben: „Meine Lebensgeschichte", „Mein Lebensdank", „Meine Beziehungen zu mir selbst wie auch zu anderen Menschen", „Meine Beziehungen zur Natur und Musik", „Meine Beziehungen zu Gott oder zu einem höheren Wesen", „Meine Erfahrung von Hoffnung, Sinn und Ziel im Leben". Vor allem in den Lebensgeschichten fanden sich Erzählungen zu biografischen Ereignissen und Begegnungen, die Anstoß zur Reflexion des persönlichen Zugangs zur Spiritualität gaben und die zudem spirituelle Bedürfnisse offenbarten. Zudem wurden diese Lebensgeschichten in der Absicht erzählt, „mit einem bestimmten Anliegen oder einer bestimmten Aufgabe fertig zu werden", zu einem „positiven Ausblick zu finden" oder „das Leben auch nach innen bewusst gestalten zu können". Pflegefachpersonen zeigen, folgt man den Ergebnissen dieser Meta-Analyse, vielfach ein hohes Maß an Sensibilität für die spirituellen Bedürfnisse schwer kranker und sterbender Menschen; allerdings ist es notwendig, dass im Versorgungsteam Übereinstimmung darüber hergestellt wird, dass die differenzierte *Antwort* auf diese Bedürfnisse nicht allein eine Aufgabe der Seelsorge ist, sondern eine Aufgabe aller Professionen, die an der Versorgung schwer Kranker und Sterbender beteiligt sind – wobei die Koordination der spirituellen Begleitung bei der Seelsorge liegen kann. Pflegefachpersonen weisen in Studien immer wieder darauf hin, dass sie häufig die *ersten* Ansprechpersonen sind, wenn schwer kranke und sterbende Menschen spirituelle Themen artikulieren. Um die damit verbundene Verantwortung wahrnehmen zu können, sind deutlich höhere Zeitressourcen sowie Supervisionsangebote notwendig.

3. Lebensrückblick und persönlich bedeutsame „stories"

Im Kontext des Befundes zum großen Gewicht von (auch spirituell motivierten) Lebensgeschichten speziell in der Interaktion mit schwer kranken und sterbenden Menschen ist der Hinweis auf den Lebensrückblick des Individuums hilfreich. Der Lebensrückblick spielt, dies ist hier ausdrücklich zu berücksichtigen, im Kontext der medizinisch-pflegerischen Versorgung eine sehr wichtige Rolle. Dabei ist interessant, dass in der berichteten Meta-Analyse zur Bedeutung von Spiritualität in den Bereichen Pflege und Palliativpflege deutlich wurde, wie sehr viele schwer kranke und sterbende Menschen an Pflegefachpersonen die Erwartung herantragen, mit ihnen über ihre spirituellen Bedürfnisse und Zugänge sprechen zu können, und wie sehr sie auch die Bereitschaft von Ärztinnen und Ärzten schätzen, sich auf ihre spirituelle Fragen einzustellen und einzulassen.

Robert Butler (1927–2010) ist im Jahre 1963 mit einer Arbeit über den *Lebensrückblick* (life review) an die Öffentlichkeit getreten, die auch heute noch als richtungsweisend für ein tiefes psychologisches Verständnis des Lebensrückblicks gewertet wird (Butler, 1963; Gibson, 2018). Butler definiert den Lebensrückblick als einen natürlichen, universellen seelisch-geistigen Prozess, der sich im Sinne eines zunehmend stärkeren Bewusstseins vergangener Erfahrungen deuten lässt, wobei vor allem ungelöste Konflikte mehr und mehr an Bedeutung gewinnen. Bei den meisten Menschen ist das Potenzial erkennbar, diese Erfahrungen und Konflikte rückblickend besser zu verstehen und in die subjektiv erlebte Biografie zu integrieren. Der Lebensrückblick wird dabei durch zwei grundlegende Erfahrungen angestoßen: Zum einen durch die Bewusstwerdung des herannahenden Todes und der mit diesem verbundenen Auflösung der irdischen Existenz, zum anderen durch die mit dieser Bewusstwerdung verbundene Unmöglichkeit, die

Vorstellung persönlicher Unverletzlichkeit (oder Unverwundbarkeit) aufrechtzuerhalten. Die Aussage, dass es sich bei dem Lebensrückblick um einen natürlichen, universellen seelisch-geistigen Prozess handelt, ist auch in der Hinsicht zu verstehen, dass dieser eine charakteristische Entwicklungsaufgabe des hohen Alters beschreibt. Dies bedeutet, dass der Lebensrückblick im Leben aller alten Menschen zunehmend an Bedeutung gewinnt, wobei Butler hinzufügt: Eher bewusst oder eher unbewusst. Alte Menschen können somit den Lebensrückblick ganz bewusst und innerlich engagiert vornehmen; es kann aber auch genauso gut vorkommen, dass sich der Lebensrückblick eher unbewusst einstellt und gegebenenfalls zu Veränderungen im Erleben und Verhalten führt, deren Ursprünge dem Individuum (zumindest zunächst) verborgen bleiben.

Eine Ergänzung der Aussagen Butlers zum Lebensrückblick bildet das *story-Konzept*, das der Schweizer Theologe und Philosoph Dietrich Ritschl (1929–2018) in die Theologie, in die Medizinische Ethik und in die Psychotherapie eingeführt hat (Ritschl, 2004). Ritschl begreift das Individuum von den einzelnen Geschichten (stories) her, die dieses erzählt. In der Gesamtheit aller Geschichten drückt sich schließlich die Geschichte des Individuums, drückt sich die Gesamtsicht seines Lebens aus (Metastory). Anders formuliert: Das Individuum erzählt seine Geschichte, indem es Geschichten erzählt. Diese Geschichten geben Auskunft über verschiedene Aspekte seines Lebens und über die Bedeutung, die es diesen Aspekten zuweist. In den erzählten Geschichten gibt sich das Individuum anderen Menschen gegenüber zu erkennen – und dies auf höchst anschauliche Art und Weise.

> *„Anstatt meine Frau oder meinen Freund zu definieren oder das Wesen der Ehe darzulegen, erzähle ich die story, die wir gemeinsam haben und die zum Teil das ausmacht, was wir sind." „Durch das Erzählen meiner Gesamtstory und der einzelnen stories gebe ich anderen Teil an meinem Leben, durch das Nicht-Erzählen bewahre ich meine Privatheit oder achte die Privatheit anderer."* (Ritschl & Jones, 1976, S. 15).

In dem Erzählen von Geschichten gestaltet die Erzählerin bzw. der Erzähler Wirklichkeit. Geschichten beschreiben also nicht nur Wirklichkeit; sie stellen auch Wirklichkeit her (Schwartz, 2009). Die Vielfalt der miteinander verknüpften Geschichten macht dabei das Gesamt der Wirklichkeit aus.

Ein großes Potenzial der Pflege sehe ich vor dem Hintergrund dieser Aussagen in dem *begleitenden* (nicht nur im kommentierenden) Gespräch mit dem schwer kranken Menschen, das offen ist für dessen *stories*, aber auch für Aspekte des Lebensrückblicks. Diese *stories*, diese Aspekte des Lebensrückblicks, können gerade im Falle starker körperlicher Einschränkungen und Belastungen ein bedeutendes *kontinuitäts- und identitätsstiftendes Moment* aufweisen. Wir konnten am Institut für Gerontologie der Universität Heidelberg in den vergangenen Jahren mehrere Interviewstudien abschließen, an denen auch alte Menschen mit Pflegebedürftigkeit (von uns operationalisiert als Pflegegrad von mindestens 2) teilgenommen haben. In diesen Studien gelangte – neben psychometrischen Skalen – eine *daseinsthematische Analyse* zur Anwendung, die auf den im Interview wiederholt *spontan* genannten Daseinsthemen (Lebensthemen) gründet (zu den theoretischen und methodischen Grundlagen siehe Kruse, 2005). Die Daseinsthemen von Menschen mit Pflegebedürftigkeit zeigten zum einen die große subjektive Bedeutung von Schmerzen, von chronischen Krankheiten, von sensorischen und motorischen Einbußen, zum anderen eine ausgeprägte Offenheit für Anregungen durch die Natur, durch Gespräche mit vertrauten Personen und durch die Ästhetik. Zudem trat in ihnen die *Sorge vor* oder das *Erleben von* Einsamkeit sowie der Wunsch hervor, für andere (vor allem junge) Menschen sorgen oder Anteil an deren seelisch-geistiger Entwicklung nehmen zu können (Kruse, 2016; Kruse & Schmitt, 2015; Kruse & Schmitt, 2020). In welche *Darstellungsform* wurden die Daseinsthemen gekleidet? Zumeist waren es „Geschichten" (stories) im Sinne von Deutungen bzw. Rekonstruktionen des eigenen Lebens. Diese Geschichten zeigten uns deren Bedeutung für das Erleben von Kontinuität und Identität. Dieses Bedürfnis nach Kontinuität und Identität nimmt im Falle der Pflegebedürftigkeit keinesfalls ab, sondern – aufgrund erlebter Verletzlichkeit – möglicherweise weiter zu. In diesen Geschichten zeigten sich zudem *Transzendenzerlebnisse*, und zwar in der Hinsicht, dass die eigene Existenz vermehrt in eine *umfassendere Ordnung* gestellt wurde: Diese umfassendere Ordnung konnte eine spirituelle oder kosmische sein (Erikson & Erikson & Kivnick, 1986), sie konnte aber auch eine weltimmanente sein. Letztere zeigte sich vor allem im Erleben von Generativität (Verantwortungsübernahme für junge Menschen) oder in der symbolischen Immortalität (Fortleben in nachfolgenden Generationen) (McAdams & Diamond & de St. Aubin et al., 1997).

Ich denke, dass diese Aussagen für eine beziehungsorientierte, umfassend verstandene Pflege von Bedeutung sind. Pflege hat viel mit Erhaltung und Förderung von Kontinuität und Identität zu tun (Remmers, 2010). Durch die Thematisierung von Geschichten und Lebensrückblick in begleitenden Gesprächen trägt Pflege erheblich zu dieser Kontinuität und Identität bei.

4. Existenz

Damit stehen wir mitten in der Auseinandersetzung um die Existenz, die in Grenzsituationen besonders deutlich „in Erscheinung tritt" (Jaspers, 1932/1973). Nachfolgend seien zentrale Aussagen aus der Existenzpsychologie Viktor

Frankls (1972/2005) angeführt, in der die für die Existenzpsychologie zentralen Merkmale der Person genannt werden; in ihrer Gesamtheit vermitteln diese Merkmale ein Bild von „Existenz" wie dieses von Viktor Frankl erarbeitet, konzeptionell kontinuierlich differenziert und auch empirisch fundiert wurde. Es sind zehn Merkmale der Person, die Viktor Frankl anführt. Erstens: Die Person ist *geistig*. Damit steht sie in einem Gegensatz zum psychophysischen Organismus als dem Gesamt der Organe. Der Organismus kann auch als Werkzeug begriffen werden; als solcher hat er einen Nutzwert. Die Person hingegen hat keinen Nutzwert, sondern Würde. – Zweitens: Die Person ist ein *Individuum*, also etwas Unteilbares; sie lässt sich nicht weiter unterteilen, nicht aufspalten, weil sie Einheit ist. – Drittens: Die Person ist nicht nur in-dividuum, also *„unteilbar"*, sondern zugleich in-summabile, also nicht verschmelzbar, weil sie nicht nur Einheit, sondern auch Ganzheit ist. Sie kann nicht in höheren Ordnungen (beispielsweise einer Gruppe oder Masse) vollumfänglich aufgehen. – Viertens: Jede Person ist ein *absolutes Novum*. Mit jedem Menschen, der zur Welt kommt, wird ein absolutes Novum ins Sein gesetzt. Die geistige Existenz ist unübertragbar. – Fünftens: Die Person ist *existenziell*. Der Mensch, als Person, existiert als je seine eigene Möglichkeit, für oder gegen die er sich entscheiden kann. Menschsein ist „entscheidendes" Sein. Menschliches Dasein ist bestimmt von einem Willen zum Sinn. – Sechstens: Die Person ist *ichhaft*. Es gibt neben der bewussten Geistigkeit, neben der bewussten Gläubigkeit eine unbewusste Geistigkeit, zu der auch eine unbewusste Gläubigkeit, mithin eine unbewusste Beziehung des Menschen zur Transzendenz zu zählen ist. – Siebtens: Die Person ist nicht nur Einheit und Ganzheit, sie *stiftet auch Einheit und Ganzheit*: Diese wird erst von der Person gestiftet, gegründet, gewährleistet. Der Mensch stellt einen Schnittpunkt, eine „Kreuzungsstelle dreier Seinsschichten" dar: Der leiblichen, der seelischen, der geistigen. Das Geistige im Menschen setzt sich mit dem Leiblichen und Seelischen in ihm auseinander. – Achtens: Die Person ist *dynamisch*. Existieren heißt aus sich selbst heraustreten und sich selbst gegenübertreten. Das Sich-Distanzieren von sich selbst konstituiert die geistige Person als solche, als geistige. – Neuntens: Der Mensch kann die „Über-Welt" nicht erfassen, es sei denn in einem „ahnenden Hinauslangen – im *Glauben*". – Zehntens: Der Mensch ist nur Mensch in dem Maße, als er sich von der *Transzendenz* her versteht. „Er ist auch nur Person in dem Maße, als er von ihr her personiert wird: durchtönt und durchklungen vom Anruf der Transzendenz. Diesen Anruf der Transzendenz hört er ab im Gewissen."

Diese Aussagen zur Existenz bilden in meinen Augen eine bedeutende anthropologische Rahmung einer Pflege, die *„auf das Ganze der Existenz"* (Jaspers, 1932/1973) gerichtet ist, das heißt die mit und in dem pflegerischen Akt sowohl die körperliche als auch die seelische und die geistige Dimension der Person anspricht. Hier ist eine auf Aristoteles zurückgehende Vorstellung des Geistigen von großem Wert, die auch in allen körperlichen Akten (Handlungen, Reaktionen, spontanem Ausdrucksverhalten) den Ausdruck von Geistigem sieht (Fuchs, 2000). Diese Vorstellung gewinnt ebenfalls in der Beziehung zu demenzkranken Menschen großes Gewicht: Denn auch in deren körperlichen Akten drückt sich die geistige Sphäre aus. Die von Viktor Frankl zusammengetragenen Merkmale der Existenz können dabei helfen, die geistige Sphäre noch etwas genauer zu bestimmen und damit auch für die Pflege fruchtbar zu machen. Der Versuch, in allen Handlungen und Reaktionen, in allem Ausdrucksverhalten auch das Geistige zu erkennen, weil ausdrücklich von der Sphäre des Geistigen in jeder Person ausgegangen wird, ist für die Pflege besonders wichtig. Zudem sind die Individualität der Person, also deren Unteilbarkeit, das „Neue", das mit jeder Person gegeben ist („in die Welt getreten ist", so würde dies Hannah Arendt umschreiben [siehe Arendt, 1959]), sowie die Dynamik der Person (dies heißt auch: deren prinzipielle Entwicklungsfähigkeit) hervorzuheben. Die Dynamik der Person zeigt sich auch in der wachsenden Fähigkeit zur Verarbeitung und Bewältigung von Belastungen wie auch in der Fähigkeit, eine Grenzsituation *„durch die eigene Existenz zur Klarheit zu bringen"* (Jaspers, 1932/1973). Die Vermittlung des Gefühls der Einzigartigkeit (im Sinne der Unverwechselbarkeit), die Unterstützung der Person in ihrer Dynamik, schließlich der Respekt vor den *Entscheidungen* der Person (im Sinne des entscheidenden Seins) sind bedeutende Orientierungspunkte für eine Pflege, die auf das Ganze der Existenz zielt. Die Unteilbarkeit der Person: Sie zielt auf die Interaktion der verschiedenen Dimensionen der Person (Remmers, 2019; Roser, 2019; von Scheliha, 2010).

5. Würde

Fragen der Spiritualität, wenn diese in dem *weiten* Sinne verstanden und adressiert werden, wie dies den Ergebnissen der berichteten Studie zur medizinisch-pflegerischen Versorgung schwer kranker und sterbender Menschen der Fall war, berühren im Kern den Begriff der *Würde*. Dieser Begriff spielt zudem eine wichtige Rolle im Lebensrückblick eines Menschen. Aus diesem Grunde seien nachfolgend einige Reflexionen zum Würdebegriff angestellt.

Würde wird in unterschiedlichen thematischen Kontexten verschiedenartig verwendet. Einerseits besteht Konsens, dass die Würde des Menschen unantastbar ist, Menschen also unabhängig von der Situation, in der sie sich aktuell befinden, mit ihrer Personalität immer Würde besitzen, die ihnen bei Schädigungen und Erniedrigungen, die ihnen andere zufügen mögen, nicht genommen werden kann. Andererseits ist nicht zu übersehen, dass sich hinter dem häufigen Verweis auf die Würde des Menschen und den Respekt, mit dem dieser zu begegnen ist, die Einschätzung verbirgt, dass wichtige Aspekte der Würde des Menschen sehr wohl von situativen Bedingungen abhängen und entsprechend auch in unterschiedlichem Maße gegeben sein können.

Doris Schroeder (2012) unterscheidet zwischen *unantastbarer* Menschenwürde (die gerade in Menschenrechtsdiskursen als Orientierungspunkt dient) und einer *aus Ansprüchen gründenden*, aspirationalen Würde, die Menschen in unterschiedlichem Maße zukommt und die durch Verhaltensweisen und Haltungen anderer durchaus erhöht oder gemindert werden kann. Diese aspirationale Würde differenziert sie dann noch weiter: Nämlich in (a) eine durch die Wahrnehmung gesellschaftlicher Rollen und Positionen begründete Würde, (b) eine durch Übereinstimmung mit gesellschaftlichen Sichtweisen von angemessenem Verhalten und angemessenen Haltungen begründete Würde und (c) eine auf individuellen Tugenden, vor allem auf „ehrenhaftem" Verhalten in kritischen Situationen gründende Würde. Doris Schroeder zufolge ist es notwendig, sich in allen würdebezogenen Diskursen darauf zu verständigen, welcher *spezifische Aspekt* von Würde gerade angesprochen ist. Man darf diese Differenzierung auch in ihrer Bedeutung für die Lebensbegleitung des Menschen am Lebensende nicht unterschätzen.

Hier sei das Konzept der *relationalen Autonomie* (Heggestadt & Høy & Sæteren et al., 2015) angesprochen, das deutlich macht, dass die Auswirkungen zunehmender Verletzlichkeit auf die Würde des Menschen weniger von objektiv gegebenen körperlichen und kognitiven Verlusten als vielmehr von den sozialen Beziehungen des Menschen bestimmt sind, mit anderen Worten: Die Art und Weise, wie andere Menschen diese Verluste deuten, sowie der Grad, mit dem sie diese Verluste über die gesamte Person generalisieren, beeinflussen in hohem Maße das Würdeverständnis und Würdeerleben der Person. Man kann es meines Erachtens auch so ausdrücken: Die Würde muss „leben" können, von einem abstrakten Würdeverständnis hat die Person nicht viel. In welchem Maße die Würde leben kann bzw. „lebendig" ist, hängt davon ab, inwieweit die Person sich von anderen Menschen angesprochen (vs. übergangen), geachtet (vs. nicht geachtet) bzw. wert-geschätzt (vs. nicht wertgeschätzt) fühlt. Gebrechlichkeit kann nicht grundsätzlich vermieden werden; dies zeigt sich besonders am Lebensende. Aber nicht die Gebrechlichkeit ist für die Schwächung von Autonomie und Würde der Person entscheidend, sondern vielmehr die Tatsache, dass sie von anderen als abhängiges Individuum wahrgenommen und behandelt wird, dass soziale und institutionelle Strukturen die Verwirklichungschancen von Autonomie unterminieren (Heggestadt & Høy & Sæteren et al., 2015). Diese

Aussage ist für die pflegerische Versorgung von großer Bedeutung. Es ist einem schwer kranken oder sterbenden Menschen nicht wirklich geholfen, wenn man ihm mit der Attitüde der „Barmherzigkeit“ begegnet und ein übermäßig fürsorgliches Verhalten an den Tag legt. Vielmehr ist in allen Begegnungen mit diesem Menschen wichtig, in Sprache und Verhalten grundlegenden Respekt vor seiner Persönlichkeit, vor seiner Autonomie, vor seinen Werten, Überzeugungen und Vorstellungen zum Ausdruck zu bringen. Wir leisten Dienst am anderen Menschen, aber wir bestimmen nicht den anderen Menschen (siehe dazu auch Margalit, 2012).

Ein für das Verständnis von Pflege wichtiger Beitrag zur Verwirklichung von Würde (und zwar sowohl pflegebedürftiger Menschen als auch der Pflegefachpersonen) geht auf den britischen Pflegewissenschaftler Mike R. Nolan zurück, der einen *beziehungsorientierten Zugang* zur Pflege alter Menschen entwickelt hat. Nolan spricht hier von „senses“, die er als *Sinne* wie auch als *Sinnquellen* verstanden wissen will. Pflege ist vor diesem Hintergrund zum einen als ein Prozess zu verstehen, in dem die auf Pflege angewiesene Person in vielfältiger Weise „berührt“ wird, somit deren Sinnesorgane stimuliert werden. Pflege ist zum anderen ein Prozess, in dem Fragen des *Lebenssinns* direkt oder eher indirekt angesprochen werden, wobei hier nicht nur der Sinnhorizont der pflegebedürftigen Person, sondern auch jener der pflegenden Person im Zentrum steht. Wenn es allen an der Pflege beteiligten Personen gelingt, das sinnliche wie auch das sinnstiftende Moment von Pflege zu verwirklichen, dann ist damit die Grundlage für eine *beziehungsorientierte Pflege* geschaffen, die ein fundamentales Bedürfnis der pflegebedürftigen und der pflegenden Person erfüllt: Angesprochen zu werden und anzusprechen. Die in dem Modell differenzierten sechs „Sinnquellen“ lauten dabei wie folgt (Nolan, 1996; Nolan & Brown & Davies et al., 2006):

- *Sicherheit:* Sich in Beziehungen sicher fühlen;
- *Zugehörigkeit:* Sich als Teil der Welt fühlen;
- *Kontinuität:* Verbindungen und Nachhaltigkeit erfahren;
- *Absicht:* Persönlich wertvolle Ziele haben;
- *Erfüllung im Geleisteten:* Fortschritte in Richtung eines gewünschten Ziels erzielen;
- *Bedeutsamkeit:* Überzeugung, für andere Menschen wichtig zu sein.

Das innovative und stimulierende Moment dieses Ansatzes ist vor allem darin zu sehen, dass diese Sinnquellen nicht allein aus der Sicht der pflegebedürftigen Person untersucht werden, sondern auch aus der Sicht der pflegenden Person. Damit ist die Würde beider fundamental angesprochen. Es darf ja nicht übersehen werden, dass sich die Würdediskussion vielfach allein oder primär auf die pflegebedürftige Person konzentriert. Der Würdeanspruch ist aber auch der pflegenden Person ausdrücklich zuzugestehen.

Es finden sich empirische Untersuchungen in stationären Einrichtungen, in denen aus der Perspektive von Bewohnerinnen und Bewohnern wie auch von Angehörigen und Pflegefachpersonen der Frage nachgegangen wird, (a) was im Einzelnen unter „Würde" verstanden wird, (b) inwieweit in bestimmten Situationen Würde verletzt wird und (c) wie die Würde gewahrt werden kann. Die meisten Untersuchungen konzentrieren sich hier auf die Begleitung schwerst kranker und sterbender Menschen. Ein empirischer Beitrag sei stellvertretend ausgewählt.

In einer Studie wurden narrative Interviews mit Bewohnerinnen und Bewohnern von Pflegeheimen geführt (Høy & Lillestø & Slettebø et al., 2016). Die Bedeutung von Würde wurde von den Studienteilnehmerinnen und -teilnehmern eng auf die Erfahrung von Verletzlichkeit bezogen. Dabei erwiesen sich drei (miteinander zusammenhängende) Themen als konstitutiv für die erlebte Würde: 1. als menschliches Wesen angesprochen und einbezogen zu sein, 2. als Person, die man gegenwärtig ist, und als jene, die man in Zukunft sein möchte, angesprochen und einbezogen zu sein, 3. als ein integriertes Mitglied der Gesellschaft angesprochen und einbezogen zu sein. Die Wahrung von Würde in Pflegeheimen wird in dieser Arbeit als eine Art fortlaufender Identitätsprozess charakterisiert, der auf Möglichkeiten der Teilhabe wie auch auf identitätsstützenden Beziehungen zu persönlich bedeutsamen Anderen gründet.

In einer anderen Interviewstudie wurden Familienangehörige um eine Einschätzung der für die Achtung und Wahrung von Würde zentralen Bedürfnisse von Pflegeheimbewohnerinnen und -bewohnern gebeten (Caspari & Lohne & Rehnsfeldt et al., 2014). Als wichtigste Themen erwiesen sich in dieser Untersuchung: 1. die Gestaltung der Wohnumwelt im Sinne einer Verbindung von Komfort, Vertrautheit und Zweckmäßigkeit, 2. enge persönliche Kontakte zu Familie, Freunden und Pflegefachpersonen, 3. die Verwirklichung ästhetischer Bedürfnisse und Anliegen, 4. die Verwirklichung ethischer Ansprüche und intrinsischer Werte, die für die Bewohnerin bzw. den Bewohner wichtig sind, 5. die Verwirklichung kultureller und spiritueller Bedürfnisse und Anliegen. Des Weiteren erlauben die Ergebnisse dieser Studie die Aussage, dass Angehörige der Bewohnerinnen und Bewohner im Allgemeinen ein gutes Verhältnis zu Pflegefachpersonen haben und die Begegnungen mit ihnen überwiegend positiv bewerten. Unabhängig davon wurde auch deutlich, dass Ereignisse, die als unwürdig oder beschämend erlebt werden, meist unausgesprochen bleiben.

6. Das Antlitz des Anderen und die Ehrfurcht vor dem Leben

In dieser Überschrift wird vom „Antlitz“ des Menschen gesprochen, weiterhin von der „Ethik der Ehrfurcht vor dem Leben“. Damit wird auf zwei philosophische Arbeiten Bezug genommen, die in meinen Augen die Beschäftigung mit der Frage, *wie* wir uns einem Menschen mit *weit fortgeschrittener* Krankheit aus einer sittlich-moralischen Perspektive nähern sollen, sehr befruchten können; diese sittlich-moralische Perspektive gewinnt gerade bei einem *sehr verletzlichen* Menschen, mit dem wir es beim schwer Kranken zu tun haben, besonderes Gewicht. Die erste Arbeit, mit der ich mich beschäftigen möchte, verdankt sich dem französischen-litauischen Philosophen Emmanuel Lévinas (1906–1995). In dieser Arbeit mit dem Titel: *Entre nous. Essais sur le penser-à-l'autre*" (1991) steht der *Appell des Antlitzes an den Nächsten* im Zentrum. Die zweite Arbeit, der ich mich zuwenden möchte, ist die von dem deutsch-französischen Theologen, Philosophen und Arzt L. P. Albert Schweitzer (1875–1965) verfasste *Kulturphilosophie* (1923/2007), in deren zweitem Band die *Ethik der Ehrfurcht vor dem Leben* entfaltet wird. Bevor ich auf diese beiden Arbeiten eingehe, möchte ich deren Bezüge zur ethischen Dimension der Pflege aufzeigen. Um mit dem Appell des Antlitzes an den Nächsten zu beginnen: Für eine ethisch fundierte Pflege ist die *Sensibilität* für die Verletzlichkeit des Menschen zentral. Diese Sensibilität bildet die Grundlage für eine *umfassende Ansprache* des schwer kranken oder sterbenden Menschen: Dieser will und muss in seiner Existenz wahrgenommen und angesprochen werden; der tiefe Respekt vor dieser Existenz in ihrer Einmaligkeit, wie er sich in allen pflegerischen Handlungen ausdrückt, unterstützt den verletzlichen Menschen darin, seine Verletzlichkeit innerlich anzunehmen. In dieser Haltung sehe ich ein großes Potenzial der Pflege. Um mit der Ethik der Ehrfurcht vor dem Leben fortzusetzen: Diese Ehrfurcht bildet die Grundlage dafür, dass Pflegefachpersonen *allen* Menschen – auch jenen mit schweren oder schwersten kognitiven Einbußen – ihren tiefen Respekt bekunden. Die Ehrfurcht vor dem Leben bewahrt vor der „Graduierung“ von Menschenwürde. Ein weiteres Potenzial der Pflege.

Den Ausgangspunkt des Denkens von Emmanuel Lévinas bildet der Andere. Die zentrale Stellung des Subjekts ist, wie Lévinas hervorhebt, zugunsten des unbedingten Anspruchs des Anderen aufzugeben. Bevor ich zu mir selbst komme, steht mir der Andere gegenüber; diesem kommt die Qualität der unbedingten *„vorausgehenden Verpflichtung“* zu. Dieser unbedingten Inanspruchnahme durch den Anderen ist das Subjekt „unterworfen“, weswegen Emmanuel Lévinas den lateinischen Begriff subiectum im Sinne von subiactum – nämlich „unterworfen“ – übersetzt. Wie „der Andere“ einen unbedingten Anspruch an mich richtet, so richte ich einen unbedingten Anspruch an ihn. Und: Durch „den Anderen“ komme ich mehr und mehr zu mir selbst. Die Beziehung zum Anderen wird in den Kontext einer Verantwortungsethik gestellt, wenn es heißt:

> *„Die Nähe des Nächsten ist die Verantwortung des Ich für einen Anderen. Die Verantwortung für den anderen Menschen, die Unmöglichkeit, ihn im Geheimnis des Todes allein zu lassen, ist konkret, durch alle Modalitäten des Gebens hindurch der Empfang der höchsten Weihe und Gabe, derjenigen, für den Anderen zu sterben. Verantwortung ist keine kalt juristische Forderung. Sie ist die ganze Schwere der Nächstenliebe …* “ (Lévinas 1995, S. 227)

Und an anderer Stelle:

> *„Von aller Ewigkeit her steht ein Mensch für den Anderen ein. Von Einzigem zu Einzigem. … Appell des Antlitzes an den Nächsten, der mit seiner ethischen Dringlichkeit die Verpflichtungen des angerufenen Ich sich selbst gegenüber verschiebt oder beiseite wischt, so dass die Sorge um den Tod des Anderen für das Ich noch vor seine Sorge um sich treten kann. Die Eigentlichkeit des Ich wäre somit also dieses Hören des als erster Gerufenen, die Aufmerksamkeit für den Anderen, ohne dafür eingesetzt worden zu sein, und damit Treue zu den Werten, ungeachtet der eigenen Sterblichkeit.*“ (Lévinas 1995, S. 270)

Die Verantwortung des Ichs für den Anderen steht im Zentrum; sie wird im „Appell des Antlitzes an den Nächsten“ thematisch. Die Selbstverantwortung („Sorge um sich selbst“) tritt hinter die Mitverantwortung („Sorge um den Anderen“). Aber es gilt auch: In der Verantwortung für den Anderen gelangt das Individuum zu sich selbst, erfährt es sich selbst.

Der „Appell des Antlitzes an den Nächsten“ offenbart die große Bedeutung, die Emanuel Lévinas gerade dem *verletzlichen* Menschen zuordnet. Sein Interesse gilt der Frage, wie wir dem Anderen in seiner *Bedürftigkeit* begegnen. Schenken wir ihm unsere unbedingte Anerkennung? Den Anderen anerkennen, heißt „geben“, den Anderen anerkennen, heißt „einen Hunger anerkennen“, wie es Lévinas in seiner Arbeit *Totalität und Unendlichkeit* (1961/1987) ausdrückt. Wir finden bei ihm eine gewisse Nähe zu dem von Karl Jaspers (1883–1969) eingeführten Begriff der „existenziellen Schuld“, wenn er schreibt, dass wir Verantwortung für den Mangel Anderer trügen, auch wenn wir nicht direkt schuld an diesem seien; es sei dies eine Schuldigkeit ohne Schuld. Menschen seien dafür verantwortlich, dass Verantwortung übernommen werde; ich möchte hier den Begriff der „Mitverantwortung“ verwenden, und zwar verstanden im Sinne der Sorge für oder der Sorge um einen anderen Menschen (Kruse, 2017). Die französische Philosophin Corinne Pelluchon hebt in ihrem Buch *Pour comprendre Levinas. Un philosophe pour notre temps* (2020) hervor, dass im Verständnis von Lévinas die Erfahrung der eigenen Verwundbarkeit für die Wertschätzung des

Anderen bestimmend sei; denn diese Erfahrung bilde die einzige Gelegenheit, das Leiden des Anderen und uns als verantwortlich für dieses zu erleben. Und noch weiter: Erst der Sinn für eigene Sterblichkeit öffne uns für die gemeinsame Welt, sie verbinde uns mit allen Lebenswesen.

Was bedeuten diese Aussagen für unser Verständnis des „Antlitzes" eines Menschen mit einer weit fortgeschrittenen Krankheit? Zunächst möchte ich dafür werben, dass wir die Gegenwart dieses Menschen nicht meiden, sondern – wenn sie sich bietet – dankbar annehmen. Dankbar? Ich sage hier ausdrücklich „Ja", zum einen, weil wir einem kranken Menschen dann, wenn wir einen wahrhaftigen, einfühlsamen, ruhig und konzentriert geführten Kommunikationsstil pflegen, bedeuten, dass wir uns von seinem Antlitz berühren lassen, seinen „Appell" an uns verstehen: Dieser findet in uns seinen *Resonanzboden*. Zum anderen werden wir uns in dieser Begegnung mehr und mehr der eigenen Verletzlichkeit oder Verwundbarkeit bewusst. Im Schicksal des Anderen mein eigenes Schicksal erkennen, auf den Kranken bezogen: Dass er mir etwas von meiner eigenen (möglichen) Zukunft zeigt. Diese Erfahrung der Kreatürlichkeit und mit ihr der Verwundbarkeit und Endlichkeit kann für uns selbst eine Chance bedeuten, nämlich in der Hinsicht, dass sie uns, wie es bei Pelluchon heißt, *mit allen Lebewesen verbindet*. Vielleicht meiden wir die Begegnung mit einem Menschen, bei dem eine weit fortgeschrittene Krankheit vorliegt, weil uns dieser viel zu sehr an unsere Kreatürlichkeit, an unsere Verwundbarkeit und Endlichkeit erinnert. Vielleicht neigen wir dazu, diesem Menschen Würde abzusprechen, weil wir aufgrund mangelnder Sensibilität, mangelnder Einfühlung und mangelnder Kommunikationsfähigkeit die Würde in dem kranken Menschen („in dem Anderen") nicht erkennen. Wenn uns dies hingegen gelingt: Bei dem Anderen zu sein, uns von diesem berühren zu lassen, dann bedeutet dies nicht nur ein „Werden zu uns selbst", sondern auch die Schaffung einer humanen Atmosphäre, die der kranke Mensch spürt und in der er in einer ganz anderen Art und Weise die Krankheit, das Schicksal tragen bzw. ertragen kann, womit auch eine Grundlage dafür geschaffen ist, dass sich zeitweise immer wieder eine positive emotionale Befindlichkeit einstellen kann. Man muss zahlreiche Begegnungen mit schwer kranken Menschen gesucht haben, um noch mehr über die Verletzlichkeit und Endlichkeit des menschlichen Lebens und eben auch des eigenen Lebens erfahren zu haben. Und diese Begegnungen zeigen uns auch, wie sehr wir durch *unsere eigene Haltung*, durch *unser eigenes Verhalten* zu einer wirklichen Hilfe, zu einem Therapeutikum, also Heilmittel werden können. Vielleicht ist es sinnvoll, hier an die Herkunft des Wortes Therapie zu erinnern; dieses Wort stammt aus dem Altgriechischen: θεραπεία (therapeia) und heißt übersetzt: „Dienst, Pflege, Heilung". Sich in den Dienst des Anderen zu stellen, das ist genau das, was Emmanuel Lévinas meint. – Was bedeuten diese Aussagen für eine ethisch fundierte, spirituell motivierte Pflege? Zunächst die Solidarität mit dem verletzlichen Menschen; dies auch in der Erkenntnis, dass sich in dieser Verletzlichkeit auch die eigene Verletzlichkeit spiegelt. Weiterhin das Bemühen, durch eine sensible Pflege das „innere Heil" des schwer kranken oder sterbenden Menschen zu schützen und zu erhalten. Schließlich die großen seelischen Anforderungen, die die Verletzlichkeit des Menschen an Pflegefachpersonen richtet: Vor allem dann, wenn Pflegende mit einer größeren Anzahl an sehr verletzlichen Menschen konfrontiert sind, können sie seelisch nicht nur besonders gefordert, sondern sogar überfordert werden; darauf ist bei der Begleitung von Pflegenden ausdrücklich zu achten.

In der *Kulturphilosophie* (1923/2007) entfaltet der Theologe, Philosoph und Arzt Albert Schweitzer die „Ethik der Ehrfurcht vor dem Leben" (veneratio vitae). Die zentralen, vielfach zitierten Aussagen dieser Ethik lauten:

> *„Ehrfurcht vor dem Leben bedeutet: Ich bin Leben, das leben will, inmitten von Leben, das leben will."* (2007, S. 112) *„Wahrhaft ethisch ist der Mensch nur, wenn er der Nötigung gehorcht, allem Leben, dem er beistehen kann, zu helfen und sich scheut, irgendetwas Lebendigem Schaden zuzufügen."* (2007, S. 115) *„Ethik besteht also darin, dass ich die Nötigung erlebe, allem Willen zum Leben die gleiche Ehrfurcht vor dem Leben entgegenzubringen wie dem eigenen. Damit ist das denknotwendige Grundprinzip des Sittlichen gegeben. Gut ist, Leben erhalten und Leben fördern, böse ist, Leben vernichten und Leben hemmen."* (2007, S. 123)

Diese Aussagen erinnern uns daran, dass wir allem Leben „*beistehen*", dass wir allem Leben „*die gleiche Ehrfurcht entgegenzubringen*" haben, was auch bedeutet: Es darf keinesfalls geschehen, einem Menschen mit einer weit fortgeschrittenen Krankheit den umfassenden, fachlich und ethisch fundierten Beistand zu verweigern. Eine „Abschichtung" unserer Verantwortung jenen Menschen gegenüber, die auf Hilfe angewiesen sind, darf es nicht geben, auch kranken Menschen gegenüber nicht.

Die Ethik der Ehrfurcht vor dem Leben gilt in einem ersten Schritt meinen *Mitgeschöpfen*. (Es sei hier nur angemerkt, dass diese Ethik ausdrücklich auch die Würde und das Wohl der Tiere im Auge hat.) Das Leben des Anderen ist mir „heilig"; aus diesem Grunde werde ich alles dafür tun, um dieses Leben auf seinen höchsten immanenten Wert zu bringen. Das heißt nicht, dass ich einen äußeren Maßstab anlege; aus diesem Grunde spreche ich vom „immanenten" Wert. Die Anforderungen an eine fachlich und ethisch begründete Versorgung, die sich aus dieser Aussage ergeben, habe ich bereits angedeutet. Aber wie ist es, wenn *mein Leben* angesprochen ist? Ich denke, dass in der Begleitung von Menschen mit schwerer Krankheit immer wieder hervorgehoben werden sollte, dass jegliches Leben einen grundlegenden Wert besitzt und die Aufgabe des Menschen darin besteht, diesen Wert immer wieder aufs Neue hervorzubringen – was alles andere als die Erwartung einer „messbaren" Leistung ist; eine solche ist hier nicht gemeint. Und wenn es gelingt, dass sich ein Mensch auf diese Erwartung einlässt, wenn es gelingt, dass dieser Mensch trotz Krankheit sein Leben als etwas Kostbares begreift: Dann ist eine wichtige Grundlage für die Akzeptanz des Lebens in der Grenzsituation einer weit fortgeschrittenen Krankheit geschaffen. Dann geht es vor allem darum, dass wir der betreffenden Person die Möglichkeit geben, alle Personen, alle Aktivitäten, alle sensorischen Eindrücke, alle Kontexte zu nennen, in denen ihr das Leben als „stimmig" erscheint – und die ihr vermutlich auch in den Stadien schwerer Symptombildungen guttun. Wenn wir in diesen Stadien, dabei auch am Lebensende, der Person unsere Solidarität nicht entziehen, sondern sie in der Haltung der Solidarität begleiten, dann ist es durchaus möglich, dass diese Person bis an das Lebensende *nonverbal* ausdrückt: *„Ich bin Leben, das leben will, inmitten von Leben, das leben will."* – Was bedeutet dies für mein Verständnis einer ethisch fundierten, spirituell motivierten Pflege? Sie ist ein Garant für die Ethik der Ehrfurcht vor dem Leben, sie beschreibt Einstellungen und Handlungen, mit denen schwer kranken oder sterbenden Menschen die tiefe Solidarität der sie umgebenden Welt vermittelt werden kann: Dieser Ausdruck von Solidarität kann in seiner Bedeutung für die innere Verarbeitung der Grenzsituation der schweren, möglicherweise zum Tode führenden Krankheit nicht hoch genug gewertet werden.

Wenn wir Pflege in ihrer *spirituellen Dimension* betrachten und ernstnehmen: Dann erkennen wir einmalmehr die hohen ethischen und psychologischen Anforderungen, mit denen die Pflege schwer kranker oder sterbender Menschen verbunden ist. Eine „gute Pflege" beschreibt nicht allein den gekonnten, auf die Bedarfe und Bedürfnisse des Individuums abgestimmten Einsatz von stimulierenden, aktivierenden und rehabilitativen Techniken; sie beschreibt auch eine innere Haltung, die von tiefem Respekt vor der *Existenz in ihrer Verletzlichkeit*, vor dem *Leben überhaupt* bestimmt ist und die zugleich als Resonanzboden für den verbalen und nonverbalen Ausdruck des schwer kranken oder sterbenden Menschen dient. Wenn wir in der Öffentlichkeit über die Leistungen von Pflegefachpersonen sprechen, dann dürfen wir diese große Leistung nicht übersehen. Vielmehr sollten wir zum Ausdruck bringen: Sie tun Großes am Menschen.

Literatur

Arendt, H. (1959). Vita activa oder vom tätigen Leben. Kohlhammer.

Balboni, M.J. & Sullivan, A. & Enzinger, A. & Epstein-Peterson, Z.D. & Tseng, Y.S. & Mitchell, C. & Niska, J. & Zollfrank, A. & VanderWeele, T.J. & Balboni, T.A. (2014). Nurse and Physician Barriers to Spiritual Care Provision at the End of Life. Journal of Pain and Symptom Management, 48, 400–410

Behrens, J. &, Görres, S. & Schaeffer, D. (2009). Gemeinsame Erklärung der Sprecherinnen und Sprecher der Pflegeforschungsverbünde. Zur Förderung der Pflegeforschung in Deutschland: Interdisziplinarität setzt entwickelte Disziplinen voraus. Pflege & Gesellschaft, 14, 382–383.

Butler, R. (1963). The life review: an interpretation of reminiscence in old age. Psychiatry, Journal for the Study of Inter-personal Processes, 26, 65–76.

Caspari, S. & Lohne, V. & Rehnsfeldt, A. W. & Sæteren, B. & Slettebø, Å. & Heggestad, A. K. T. & Lillestø, B. & Høy, B. & Råholm, M.B. & Lindwall, L. & Aasgaard, T. & Nådenet, D. (2014). Dignity in nursing homes- Existential needs and concerns of the residents from the perspective of their relatives. Clinical Nursing Studies, (2), 22–33.

Edwards, A. & Pang, N. & Shiu, V. & Chan, C. (2010). The understanding of spirituality and the potential role of spiritual care in end-of life and palliative care: a meta-study of qualitative research. Palliative Medicine, 24, 753–770.

Erikson, E. H. & Erikson, J. M. & Kivnick, H. Q. (1986). Vital involvement in old age. Norton.

Frankl, V. (1972/2005). Der Wille zum Sinn. Huber.

Fuchs, T. (2000). Leib, Raum, Person: Entwurf einer phänomenologischen Anthropologie. Klett-Cotta.

Gibson, F. (Ed.) (2018). International Perspectives on Reminiscence, Life Review and Life Story Work. Jessica Kingsley Publishers.

Heggestad, A.K.T. & Høy, B. & Sæteren, B. & Slettebø, Å. & Lillestø, B. & Rehnsfeldt, A.W. & Lindwall, L. & Lohne, V. & Råholm, M.-B. & Aasgaard, T. & Caspari, S. & Nåden, D. (2015). Dignity, Dependence, and Relational Autonomy for Older People Living in Nursing Homes. International Journal for Human Caring, 19, 42–46.

Høy, B. & Lillestø, B. & Slettebø, Å. & Sæteren, B. & Heggestad, A.K.T. & Caspari, S. & Aasgaard, T. & Lohne, V. & Rehnsfeldt, A.W. & Råholm, M.-B. & Lindwall, L. & Nåden, D. (2016). Maintaining dignity in vulnerability: A qualitative study of the residents' perspective on dignity in nursing homes. International Journal of Nursing Studies, 60, 91–98.

Jaspers, K. (1932/1973). Philosophie. Berlin, Heidelberg: Springer.

Kruse, A. & Schmitt, E. (Hrsg.) (2020). „Und nehm ich den in Acht …“ Der alte Mensch in seiner Auseinandersetzung mit Aufgaben, Entwicklungsperspektiven und Grenzen. Heidelberg: Heidelberg University Publishing.

Kruse, A. & Schmitt, E. (2018). Spirituality and transcendence. In R. Fernández-Ballesteros & A. Benetos & J.-M. Robine (eds.), The Cambridge Handbook of Successful Aging (pp. 426–454). Cambridge: Cambridge University Press.

Kruse, A. (2017). Lebensphase Alter: Verletzlichkeit und Reife. Springer.

Kruse, A. (2016). Benefactors or burden? The social role of the old. In G. Scarre (Ed.), The Palgrave Handbook of Philosophy of Aging (pp. 401–424). Palgrave Macmillan

Kruse, A. & Schmitt, E. (2015). Shared responsibility and civic engagement in very old age. Research in Human Development, 12, 133–148.

Kruse, A. (2005). Biographische Aspekte des Alterns. Lebensgeschichte und Diachronizität. In S.-H. Filipp & U.M. Staudinger (Hrsg.), Enzyklopädie der Psychologie – Entwicklungspsychologie des mittleren und höheren Erwachsenenalters (3–34). Hogrefe.

Lazenby, M. & McCorkle, R. & Sulmasy, D.M. (Eds.) (2014). Safe Passage. A Global Spiritual Sourcebook for Care and the End of Life. Oxford University Press.

Lévinas, E. (1991). Entre nous. Essais sur le penser-à-l'autre. Paris: Grasset & Fasquelle. (Deutsch: (1995). Zwischen uns. Versuche über das Denken an den Anderen. Hanser.

Lévinas, E. (1961/1987). Totalität und Unendlichkeit. Versuch über die Exteriorität. Alber.

Margalit, A. (2012). Politik der Würde: Über Achtung und Verachtung. Suhrkamp.

Nolan, M. R. & Grant, G. & Keady, J. (1996). Understanding family care. Open University Press.

McAdams, D. P. & Diamond, A. & de St. Aubin, E. & Mansfield, E. D. (1997). Stories of commitment: The psychosocial construction of generative lives. Journal of Personality and Social Psychology, 72, 678–694.

Nolan, M. R. & Davies, S. & Brown, J. & Keady, J. & Nolan, J. (2004). Beyond personcentered care: A new vision for gerontological nursing. Journal of Clinical Nursing, 13, 45–53.

Pelluchon, C. (2020). Pour comprendre Levinas. Un philosophe pour notre temps. Éditions du Seuil. (Übersetzt: Lévinas verstehen. Ein Philosoph für unsere Zeit.)

Reif, K. & de Vries, U. & Petermann, F. & Görres, S. (2010). Chronische Fatigue bei Krebspatienten. Medizinische Klinik, 105, 779–786.

Remmers, H. (2019). Philosophische Dimensionen. Die Endlichkeit personalen Lebens. In S. Kreutzer & C. Oetting-Roß & M. Schwermann (Hrsg.), Palliative Care aus sozial- und pflegewissenschaftlicher Perspektive (20–48). Beltz.

Remmers, H. & Kruse, A. (2014). Gestaltung des Lebensendes – End of Life Care. In H.-W. Wahl & A. Kruse (Hrsg.), Lebensläufe im Wandel. Sichtweisen verschiedener Disziplinen (S. 215–231). Stuttgart: Kohlhammer.

Remmers, H. & Kohlen, H. (2010). Konzeptionelle Problembestände einer Bioethik und Fragen einer Ethics of Care. In H. Remmers & H. Kohlen (Hrsg.), Bioethics, Care and Gender (7–31). Göttingen: V & R unipress.

Ritschl, D. (2004). Zur Theorie und Ethik der Medizin. Philosophische und theologische Anmerkungen. Neukirchener.

Ritschl, D. & Jones, H.O. (1976). „Story" als Rohmaterial der Theologie. Kaiser.

Roser, T. (2019). Theologische Dimensionen der Hospizarbeit. In S. Kreutzer & C. Oetting-Roß & M. Schwermann (Hrsg.), Palliative Care aus sozial- und pflegewissenschaftlicher Perspektive (49–64). Beltz.

von Scheliha, A. (2010). Ethische Fragen am Lebensende aus Sicht der Evangelischen Theologie. In H. Remmers & H. Kohlen (Hrsg.), Bioethics, Care and Gender (181–191). V & R unipress.

Schroeder, D. (2012). Human Rights and Human Dignity: An Appeal to Separate the Conjoined Twins. Ethical Theory and Moral Practice,15, 323–332.

Schwartz, W. (2009). Dietrich Ritschls story-Konzept und die narrative Ethik. In M. Hofheinz & F. Mathwig & M. Zeindler (Hrsg.), Ethik und Erzählung. Theologische und philosophische Beiträge zur narrativen Ethik (143–160). Theologischer Verlag Zürich.

Schweitzer, A. L. P. (1923/2007). Kulturphilosophie. Band I: Verfall und Wiederaufbau der Kultur. Band II: Kultur und Ethik. Herausgegeben von Claus Günzler. Beck.

Vries de, U. & Reif, K. & Stuhldreher, N. & Petermann, F. & Görres, S. (2009). Tumorbedingte Fatigue. Zeitschrift für Gesundheitspsychologie, 17, 170–184.

Eckart Schnabel / Jeanette Winkelhage

Ansätze einer Nutzenbewertung digitaler Technologien für die Pflege

1. Hintergrund

Die Diskussion um die Digitalisierung im Gesundheitswesen hat in den letzten Jahren deutlich an Fahrt aufgenommen und mittlerweile als Megatrend auch die Pflege erreicht. Die damit verbundenen Chancen und auch Risiken werden jedoch sehr unterschiedlich eingeschätzt. Auf der einen Seite werden in der fachöffentlichen Debatte zukünftige Chancen betont, indem die Potenziale der technischen Durchdringung der gesamten Lebenswelt und damit prognostizierte Effektivitäts- und Effizienzgewinne auf den Pflegesektor übertragen werden. Mit dem Bild des häufig zitierten disruptiven Charakters der Digitalisierung ist häufig zugleich die Unausweichlichkeit der überwiegend als positiv eingeschätzten Folgen assoziiert. Auf der anderen Seite sind damit grundsätzliche Vorbehalte verbunden, die sich vor allem auf die Kompatibilität von technischer Unterstützung einerseits und personennahen Dienstleistungen andererseits richten. Vor dem Hintergrund des Anspruchs an eine menschennahe und -würdige Pflege wird die Beurteilung des Einsatzes von technischer Unterstützung nicht zuletzt von Pflegekräften mit einer gewissen kritischen Distanz gesehen. Insgesamt ist die Diskussion über die Chancen und Risiken auch von einer gewissen Unübersichtlichkeit geprägt, die sich vor allem mit Blick auf eine überbordende Forschungs- und Projektlandschaft zeigt. In den letzten beiden Jahrzehnten haben sich, z. B. vor dem Hintergrund der Diskussion um Informations- und Kommunikationsmöglichkeiten oder auch des Ambient Assisted Living, vielfältige Projektaktivitäten auf der nationalen und internationalen Ebene entwickelt, in der sich jedoch auch eine Kluft zwischen den auf der einen Seite sich schnell entwickelnden technischen Möglichkeiten und den auf der anderen Seite konkreten Nutzennachweisen zeigt. Letztere sind aber eine Voraussetzung, um einen Transfer digitaler Innovationen in die pflegerische Praxis zu gewährleisten. In der aktuellen Diskussion um die Nutzenbetrachtung von digitalen Anwendungen kommt die Pflege jedoch kaum vor. Ebenso fehlen transparente Finanzierungsgrundlagen, von gesundheitsökonomischen Betrachtungen ganz zu schweigen. Weiterhin ist eine Vielzahl von rechtlichen Fragen, etwa mit Blick auf den Datenschutz oder haftungsrechtliche Aspekte nicht hinreichend geklärt und auch eine Ethik-Debatte, die das Thema in den Anwendungskontext für pflegebedürftige Menschen als vulnerable Gruppe einbettet, findet erst in Ansätzen statt.

Die angesprochene Unübersichtlichkeit zeigt sich auch im Umgang mit dem in der Diskussion verwendeten Begriff der ‚Digitalisierung'. Dieser dient als Überbegriff für eine Vielzahl unterschiedlicher Anwendungen, Systeme und Anwendungsbereiche. Ausgehend von den Informations- und Kommunikationsmöglichkeiten in der Pflege (elektronische Pflegedokumentation, digitale Vernetzung, Logistik), über die Telematik, individuelle digitale Gesundheitsanwendungen (App's, Monitoringsysteme) und technische Assistenzsysteme bis hin zu Robotik und Künstlicher Intelligenz – all diese höchst unterschiedlichen Systeme werden unter dem Begriff der ‚Digitalisierung' subsumiert.

Vor diesem Hintergrund ist es Ziel des vorliegenden Beitrags, die unübersichtliche Diskussion zu diesem Thema etwas zu ordnen und insbesondere einige Impulse für eine dringend notwendige Debatte um den Nutzen von digitalen Technologien in der Pflege zu geben. Ausgangspunkt und zugleich Kern der Ausführungen bilden die Erkenntnisse aus der vom GKV-Spitzenverband im Rahmen des Modellprogramms zur Weiterentwicklung der Pflegeversicherung geförderten und im September 2019 vorgelegten Studie „Digitalisierung und Pflegebedürftigkeit – Nutzen und Potenziale von Assistenztechnologien" (Lutze & Glock & Stubbe & Paulicke, 2019). Im Zentrum der Studie standen u. a. folgende Fragestellungen: Welche Assistenztechnologien gibt es für Pflegebedürftige? Was wissen wir über den praktischen Nutzen von Assistenztechnologien für pflegebedürftige Menschen und wie lässt er sich beschreiben? Wie können Pflegebedürftige in ihrem Alltag durch Assistenztechnologien gestärkt werden? Die Befunde der Studie werden im weiteren Verlauf mit aktuellen Bewertungsansätzen zur Nutzenbetrachtung digitaler Gesundheitstechnologien, wie dem Leitfaden für das Fast-Track-Verfahren nach § 139e SGB V und dem Katalog des englischen National Institute for Clinical Excellence (NICE), verglichen und es werden deren Beiträge für die Entwicklung geeigneter Nutzenkriterien für die Pflege herausgearbeitet. Schließlich werden ethische Aspekte aufgezeigt, hier am Beispiel der Robotik in der Pflege, die auch bei der Nutzenbetrachtung digitaler Technologien zwingend berücksichtigt werden müssen.

2. Nutzen der Digitalisierung für die pflegerische Versorgung

Das mit der Studie beauftragte Institut für Innovation und Technik (iit) in der VDI/VDE Innovation + Technik GmbH wertete 145 nationale und internationale Studien aus, führte Gespräche mit Expert*innen verschiedener Disziplinen aus Wissenschaft und Praxis und untersuchte fünf konkrete Anwendungsbeispiele in Fallstudien. Auf dieser Basis wurde eine systematische und umfassende Bestandsaufnahme zum Nutzen von Assistenztechnologien für Pflegebedürftige erarbeitet. Ausgangspunkt waren nicht die Technologien selbst, sondern die Bedarfe pflegebedürftiger Menschen im Hinblick auf den Erhalt oder die Wiedergewinnung ihrer Selbstständigkeit und ihrer Fähigkeiten in verschiedenen Bereichen des täglichen Lebens, wie es im Begutachtungsinstrument zur Feststellung von Pflegebedürftigkeit heißt. So wurde z. B. betrachtet, ob Assistenztechnologien die Mobilität oder die kognitiven Fähigkeiten Pflegebedürftiger verbessern können. Bei der Nutzenbetrachtung wurden außerdem die Wohn-, Lebens- und Versorgungssituation der Pflegebedürftigen sowie die an der Versorgung Beteiligten mit in den Blick genommen.

Im Rahmen der Studie wurde so ein Nutzenmodell zur Anwendung von Assistenztechnologien für pflegebedürftige Menschen (NAAM) entwickelt mit dem Ziel *„ein System für die Erschließung des Nutzens für pflegebedürftige Menschen“* bereitzustellen (Lutze & Glock & Stubbe & Paulicke, 2019, S. 54).

2.1 Nutzenmodell für die Pflege

Ausgangspunkt für die Erstellung des NAAM war eine Sondierung unterschiedlicher Modelle zur Nutzenbetrachtung aus den Bereichen ‚Gesundheit und Pflege‘, ‚Technikbewertung/-entwicklung‘, ‚Akzeptanz‘ und ‚Lebensbedingungen/Ethik‘. Um mögliche Ziele und Bedarfe von Pflegebedürftigen abzubilden, wurde auch das Begutachtungsinstrument zur Feststellung von Pflegebedürftigkeit (Medizinischer Dienst des Spitzenverbandes Bund der Krankenkassen e.V. (MDS), 2017) mit einbezogen.

Das NAAM unterscheidet drei verschiedene Ebenen. Auf der individuellen Ebene werden Kriterien abgebildet, die den Nutzen von digitalen Technologien vor dem Hintergrund individueller Ziele und Bedürfnisse adressieren. ‚Selbstständigkeit‘, ‚Teilhabe‘, ‚Sicherheit und Schutz‘ sowie ‚Selbstbestimmung und Wohlbefinden‘ sind dabei zentrale Kategorien, die geeignet erscheinen, den individuellen Nutzen und die potenziellen Wirkungen auf die pflegebedürftigen Menschen abzubilden. Insbesondere die Selbstständigkeit als zentraler Bestandteil des Begutachtungsinstruments verweist hier auf Kernfragen im Umgang mit Assistenztechnologien: Welche Unterstützung zur Erhaltung der

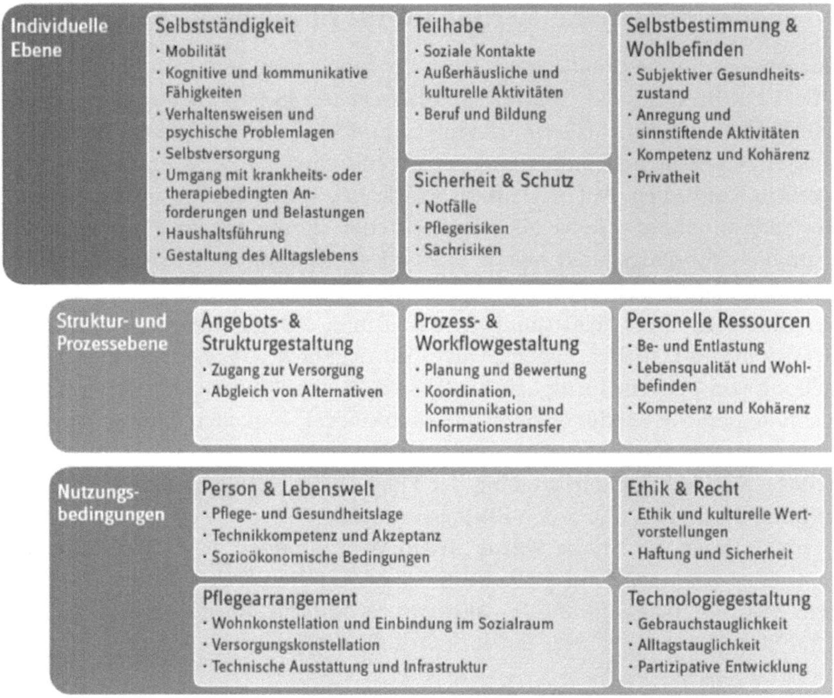

Abb. 1: Nutzenmodell zur Anwendung von Assistenztechnologien für pflegebedürftige Menschen (NAAM) (Lutze & Glock & Stubbe & Paulicke, 2019, S. 55)

Selbstständigkeit ist notwendig und wie wirksam ist sie tatsächlich auch mit Blick auf die definierten Kriterien?

Eine zweite Ebene betrifft die Struktur- und Prozessebene. In einer erweiterten Nutzer*innenperspektive richtet sich der Blick auf organisatorische und pflegerische Prozesse im unmittelbaren Umfeld pflegebedürftiger Personen. Diese werden durch die Kriterien ‚Angebots- und Strukturgestaltung', ‚Prozess- und Workflowgestaltung' sowie ‚Personelle Ressourcen' abgebildet. Damit richtet sich der Fokus einer Nutzenbewertung in diesem Bereich auf die Frage, welche Wirkungen Assistenztechnologien auf die Gestaltung der Versorgung pflegebedürftiger Menschen entfalten können. Mit dem Blick beispielsweise auf die personellen Ressourcen sind Fragen verbunden, die sowohl Be- als auch Entlastungseffekte beim Pflegepersonal adressieren als auch Anforderungen an den Kompetenzerwerb in den Blick nehmen.

Die dritte Ebene bezieht die Nutzungsbedingungen mit ein und damit einen Bereich, der in der Diskussion um Nutzenkriterien häufig vernachlässigt wird. Die zentralen Kriterien sind hier ‚Person & Lebenswelt', ‚Pflegearrangement', ‚Ethik & Recht' sowie ‚Technologiegestaltung' (Lutze & Glock & Stubbe & Paulicke, 2019, S. 76).

In der Kategorie ‚Person und Lebenswelt' werden Aspekte abgebildet, die sich auf die konkrete Pflege- und Gesundheitslage, die Technikkompetenz der Betroffenen sowie die sozioökonomischen Bedingungen richten. Die jeweilige Ausprägung dieser Aspekte beeinflusst das konkrete Nutzungsverhalten. Das Thema ‚Technikkompetenz' spielt dabei eine besondere Rolle, da insbesondere mit Blick auf die Digitalisierung bei älteren und pflegebedürftigen Menschen besondere Bedingungen zu beachten sind. Eine erfolgreiche Integration in den Pflegeprozess hängt insofern auch davon ab, inwieweit entsprechende Kompetenzen vorhanden sind und welchen Nutzen sich die Betroffenen von dem Einsatz entsprechender Technologien erhoffen.

Die sozioökonomischen Rahmenbedingungen bilden ebenfalls eine zentrale Voraussetzung für den Einsatz entsprechender Technologien. Dazu gehört nicht nur das Vorhandensein finanzieller Ressourcen, sondern auch die individuelle Zahlungs- bzw. Zuzahlungsbereitschaft. In der gegenwärtigen Diskussion wird dabei vor allem vor einer drohenden digitalen Spaltung gewarnt – zwischen jenen, die über die entsprechenden Kompetenzen und Ressourcen verfügen und jenen, für die in Ermangelung eben dieser Voraussetzungen der Zugang beschränkt ist oder gar ganz verwehrt wird (u. a. Bundesministerium für Familie, Frauen und Jugend (BMFSFJ), 2020, S. 37). Die Vermeidung einer digitalen Exklusion muss sich daher vor allem auf vulnerable Gruppen richten, die aufgrund der genannten Bedingungen in ihrer digitalen Teilhabe eingeschränkt sind.

Auch kommt den Autoren zufolge einer ansprechenden Technologiegestaltung ein ganz besonderer Stellenwert zu. Damit sind vor allem Aspekte der Gebrauchstauglichkeit und der Alltagstauglichkeit angesprochen. In den letzten Jahren setzen sich dabei vor allem Prinzipien eines Universal Design durch, das die Gestaltungsanforderungen an innovative Produkte so definiert, dass sie für möglichst viele, auch unterschiedliche Zielgruppen nutzbar gemacht werden können. Ungeachtet dessen zeigt sich auch, dass Technik auf die spezifischen Bedürfnisse und Anforderungen älterer Menschen ausgerichtet werden sollte, damit sie Akzeptanz findet. Eine Beteiligung am Entwicklungsprozess kann dabei von Vorteil sein.

2.2 Nutzen im Spiegel von Studien

Die Autoren der Studie haben für den Publikationszeitraum von 2010 bis 2018 insgesamt 145 nationale und internationale Studien recherchiert, die Assistenztechnologien aus verschiedenen Entwicklungsstadien (in Forschung, Modellerprobung, am Markt) empirisch untersuchen und Aussagen über den Nutzen für Menschen mit körperlichen und/ oder kognitiven Einschränkungen treffen. Der überwiegende Teil der betrachteten Assistenztechnologien befindet sich noch im Forschungsstadium (86 %); nur 12 % der betrachteten Assistenztechnologien sind bereits am Markt (Lutze & Glock & Stubbe & Paulicke, 2019, S. 95f.). Ein besonders häufig adressiertes Technologiefeld ist die Sensorik (insbesondere Verhaltensmonitoring) (n = 64 Studien). Weiterhin werden Kommunikations- und Unterstützungsplattformen (n = 30), robotische Assistenzsysteme (aber im frühen Entwicklungsstadium) (n = 28) und spielebasierte Assistenztechnologien (n = 27) vergleichsweise häufig untersucht (Lutze & Glock & Stubbe & Paulicke, 2019, S. 94f.).

Insgesamt zeigt die Analyse der Nutzenbelege, dass gesicherte Aussagen zur Wirkung und zum Nutzen derzeit für keine der untersuchten Assistenztechnologien möglich sind. Gründe dafür sind u. a. das methodologische Vorgehen und die wissenschaftliche Güte der Studien. Neben Studien zur technischen Machbarkeit, ethnografischen Studien, Akzeptanz- und Gebrauchstauglichkeitsstudien finden sich in dem vorliegenden Studienkorpus nur 43 Beobachtungs- und Interventionsstudien mit Angaben zur Wirkung von Assistenztechnologien. Diese basieren wiederum mehrheitlich auf Untersuchungen mit kleiner Stichprobe (max. 20 Personen) und kurzer Erprobungsdauer (max. 3 Monate) und in nur 10 Studien werden Wirkungsnachweise mit einer Vergleichsgruppe erbracht (Lutze & Glock & Stubbe & Paulicke, 2019, S. 90f.).

Die meisten Nutzenbelege aus Beobachtungs- und Interventionsstudien gibt es für spielebasierte Assistenztechnologien (n = 27 Studien). Gemessen an der relativ hohen Zahl an Studien im Bereich Sensorik insgesamt, gibt es nur wenig Wirkungsnachweise aus Beobachtungs- und Interventionsstudien (n = 23) (Lutze & Glock & Stubbe & Paulicke, 2019, S. 115).

Häufig adressierte Themen sind Demenz (n = 43) und Mobilitätstraining (n = 23), wohingegen es für zentrale Pflegethemen wie Schmerz (n = 1), Dekubitusgefährdung (n = 1) und Hygiene (n = 4) im Publikationszeitraum kaum Forschungsergebnisse gibt (Lutze & Glock & Stubbe & Paulicke, 2019, S. 97f.).

Im Folgenden werden weitere wesentliche Erkenntnisse bzw. Erkenntnislücken differenziert nach den Ebenen des Nutzenmodells angeführt:

- Bezogen auf mögliche Ziele und Bedürfnisse pflegebedürftiger Personen, die in der individuellen Ebene des Nutzenmodells aufgeführt sind, werden häufig die aus dem Begutachtungsinstrument entlehnten Aspekte Soziale Kontakte (n = 41 Studien) und Mobilität (n = 37) adressiert und in Ansätzen auch in ihrer Wirkung bestätigt. Der ebenfalls im Begutachtungsinstrument enthaltene Aspekt Haushaltsführung (z. B. Unterstützung bei der Essenszubereitung) wird dagegen am wenigsten thematisiert (n = 3) (Lutze & Glock & Stubbe & Paulicke, 2019, S. 103).
- Im Hinblick auf die Struktur- und Prozessebene lässt sich feststellen, dass im Untersuchungszeitraum kaum eine Auseinandersetzung mit der Einbindung von Assistenztechnologien in den Pflegeprozess sowie mögliche unterstützende Strukturen stattfand. Nur zwei Studien untersuchten die Anschlussfähigkeit an bestehende Pflegeroutinen, eine davon mit einem negativen Ergebnis. Auch Zugangsbedingungen zu Assistenztechnologien werden kaum adressiert (Lutze & Glock & Stubbe & Paulicke, 2019, S. 116ff.).
  Deutlich wird die Bedeutung von Pflegenden (Angehörige, Professionelle etc.) in ihrer Rolle als Vermittler zwischen der pflegebedürftigen Person und der Assistenztechnologie. Die Be- und Entlastungen von Pflegenden, insbesondere von pflegenden Angehörigen, durch Assistenztechnologien und deren Auswirkungen auf deren Lebensqualität werden dagegen kaum untersucht (Lutze & Glock & Stubbe & Paulicke, 2019, S. 119f.).
- Bezogen auf die Ebene der Nutzungsbedingungen gibt es bereits einen guten Wissenstand über die Gestaltungsanforderungen von Assistenztechnologien. Zahlreiche Studien befassen sich mit der Gebrauchstauglichkeit (n = 78 Studien) und/oder der Alltagstauglichkeit (n = 96) von Assistenztechnologien, wobei letztere jedoch in der Regel nicht über Modellerprobungen hinausgehen und insofern keine Aussagen über die tatsächliche Nutzung im Alltag pflegebedürftiger Personen treffen. Noch verhältnismäßig wenige Gebrauchstauglichkeitsstudien gibt es im Technologiefeld Robotik (n = 12) (Lutze & Glock & Stubbe & Paulicke, 2019, S. 124ff.).
  Der Einfluss personenbezogener Aspekte wie z. B. die Pflege- und Gesundheitslage oder die materielle Ausstattung Pflegebedürftiger auf die Nutzung von Assistenztechnologien werden kaum adressiert. Gleiches gilt für Fragen nach dem Einfluss der Wohnsituation und des Sozialraums. Erkenntnisse fehlen außerdem in Bezug auf mögliche Finanzierungsmodelle oder Haftungsfragen, da nur selten der Transfer von der Forschung in den Markt behandelt wird (Lutze & Glock & Stubbe & Paulicke, 2019, S. 121ff.).

2.3 Fallstudien – Beispiele guter Praxis

Für eine vertiefende Analyse des Nutzens ausgewählter Assistenztechnologien und möglicher förderlicher und hinderlicher Faktoren auf die Nutzenentfaltung in der Praxis haben die Autor*innen fünf Fallstudien durchgeführt. Im Fokus standen Beispiele guter Praxis aus unterschiedlichen Technologiefeldern (u. a. Robotik, Sensorik, therapeutisches Videospiel) und mit unterschiedlichem Entwicklungsstand (von „in Forschung" bis „am Markt"), die verschiedene Aspekte der individuellen Ebene (u. a. Mobilität, kognitive und kommunikative Fähigkeiten und soziale Kontakte) und verschiedene Zielgruppen (z. B. demenziell Erkrankte) und Pflegearrangements (stationär oder häuslich) berücksichtigen.

Insgesamt können auch im Rahmen der Fallanalysen einige Nutzenpotentiale von Assistenztechnologien aufgezeigt werden. So zeigt z. B. die Nutzung der gestengesteuerten Videoplattform ‚MemoreBox' einen positiven Einfluss auf die kognitiven Fähigkeiten und die Gangsicherheit stationär versorgter Pflegebedürftiger (Lutze & Glock & Stubbe & Paulicke, 2019, S. 153). Abschließende wissenschaftliche Nutzenbelege stehen jedoch bei allen Fallbeispielen noch aus. Dies betrifft selbst bereits am Markt befindliche Produkte, wie z. B. den ‚Escos Copiloten', eine funk- und sensorbasierte modulare Assistenztechnologie, die bereits in der häuslichen und stationären Pflege insbesondere zur Prävention von Gefahren- und Notfallsituationen eingesetzt wird (Lutze & Glock & Stubbe & Paulicke, 2019, S. 134ff.).

Die Autor*innen arbeiten weiterhin heraus, dass sich die Möglichkeit der Anpassung einer Assistenztechnologie an (sich verändernde) individuelle Pflegebedarfe (z. B. durch ein modular erweiterbares System) förderlich auf die Nutzung in der Praxis auswirkt. Kurzfristig entstehen jedoch höhere Kosten bei der Technologieeinführung und auch eine vergleichende Nutzenbetrachtung wird durch individualisierte Technologien erschwert (Lutze & Glock & Stubbe & Paulicke, 2019, S. 218).

Ein weiteres zentrales Ergebnis ist die hohe Relevanz des sozialen Umfeldes Pflegebedürftiger z. B. in Form von Helfernetzwerken für einen gelingenden Einsatz von Assistenztechnologien in der Praxis. Der Aufbau solcher kontinuierlich unterstützenden Netzwerke ist jedoch teils mit hohen Aufwänden verbunden (Lutze & Glock & Stubbe & Paulicke, 2019, S. 219). Daneben wird nochmals die Bedeutung Pflegender in ihrer Rolle als Vermittler zwischen der pflegebedürftigen Person und der Assistenztechnologie herausgestellt und auf die Einplanung entsprechender Ressourcen hingewiesen (Lutze & Glock & Stubbe & Paulicke, 2019, z. B. S. 153; S. 170; S. 191).

Nicht zuletzt besteht ein weiteres, alle Fallbeispiele betreffendes Ergebnis darin, dass ausdefinierte Finanzierungsmodelle bislang fehlen (Lutze & Glock & Stubbe & Paulicke, 2019, S. 218f.).

Mit den vorliegenden Ergebnissen der Studie konnte gezeigt werden, dass es bislang an einem Nutzennachweis für digitale Anwendungen in der Pflege mangelt. Die Gründe dafür liegen, wie beschrieben, auch darin, dass hochwertige Studien bislang in diesem Bereich kaum zu finden sind. Es wird ebenfalls deutlich, dass konsentierte Nutzenkriterien für die Bewertung von digitalen Anwendungen für pflegebedürftige Menschen nicht vorhanden sind. Diese sind jedoch für zukünftige Entscheidungen, ob und inwieweit die damit verbundenen Kosten von der gesetzlichen Kranken und / oder Pflegeversicherung übernommen werden, unabdingbar. In der Debatte um digitale Innovationen scheint zum Teil die Vorstellung zu herrschen, dass Innovationen per se einen Beitrag zu einer besseren gesundheitlichen und pflegerischen Versorgung zu leisten vermögen. Auch eine wissensbasierte Abwägung von Chancen und Risiken findet in der Diskussion um technische Innovationen in der Regel nicht oder nicht hinreichend statt.

3. Auf dem Weg zu geeigneten Nutzenkriterien

Damit digitale Technologien Eingang in die pflegerische Praxis finden und Möglichkeiten der Erstattung gefunden werden, ist es erforderlich, deren Beitrag für die Versorgung pflegebedürftiger Menschen aufzuzeigen. Dafür bedarf es geeigneter Nutzenkriterien, die nicht nur medizinische Endpunkte in den Blick nehmen, sondern auch die Bedarfe Pflegebedürftiger wie Selbstbestimmung und Selbstständigkeit sowie deren Lebenssituation berücksichtigen.

In der gesetzlichen Krankenversicherung gibt es für die Übernahme von Leistungen, Behandlungsmethoden oder Arznei- und Heilmittel klare Anforderungen, Richtlinien und Verfahrenswege. Mit diesen soll vor allen Dingen sichergestellt werden, dass die Leistungen dem „*anerkannten Stand der medizinischen Erkenntnisse*“ entsprechen und zudem dem Wirtschaftlichkeitsgebot gerecht werden: sie müssen „*ausreichend, zweckmäßig und wirtschaftlich sein*“ (§ 2 SGB V). So dürfen etwa neue Untersuchungs- und Behandlungsmethoden in der vertragsärztlichen Versorgung nur erbracht werden, wenn der G-BA ihren diagnostischen oder therapeutischen Nutzen sowie die medizinische Notwendigkeit und Wirtschaftlichkeit ausdrücklich anerkannt hat (§ 135 SGB XI). Dazu gibt es etablierte Verfahren auf der Grundlage einer Analyse hochwertiger Studien und der Stellungnahmen einschlägiger wissenschaftlicher Fachgesellschaften. Neue Hilfsmittel finden auf Antrag nur dann den Weg in die Versorgung, wenn sie den Erfolg einer Krankenbehandlung sichern, einer drohenden Behinderung vorbeugen oder eine bestehende Behinderung ausgleichen (§ 33 SGB V). Der Nachweis über die Wirksamkeit von neuen Methoden ist demnach immer anhand empirisch abgesicherter patientenrelevanter Endpunkte zu führen. Die Auswirkungen auf die Morbidität, Mortalität und die gesundheitsbezogene Lebensqualität gehören dabei ebenso zum Anforderungskatalog wie eine kontextuelle Bewertung mit Blick auf mögliche Risiken und Nebenwirkungen und unerwünschte Folgen. Auch ein bewertender Vergleich zu klassischen „analogen" Methoden gehört zum Prüfkatalog. Selbstredend muss das gesetzlich verankerte Wirtschaftlichkeitsgebot auch für digitale Versorgungsangebote gelten. Ein konsistenter Kriterienkatalog für die Bewertung digitaler Innovationen in der Pflege, der die genannten Kriterien auch für die Pflege aufgreift und um pflegerelevante Endpunkte ergänzt, liegt unabhängig von dem oben skizzierten NAAM-Modell bislang jedoch nicht vor.

Es gibt aber bereits Bewertungsansätze für digitale Gesundheitstechnologien, wie z. B. der Leitfaden für das Fast-Track-Verfahren im Rahmen des Digitale-Versorgung-Gesetzes (DVG) oder der Katalog des englischen National Institute for Clinical Excellence (NICE), die die Auseinandersetzung mit der Nutzenbewertung digitaler Innovationen fördern können. Beide Ansätze sollen im Folgenden skizziert und ihr Beitrag für die Entwicklung geeigneter Nutzenkriterien für die Pflege herausgearbeitet werden.

Im NICE-Modell werden insgesamt vier Gruppen von digitalen Anwendungen nach ihrer Funktion und verbunden mit spezifischen Anforderungen an den Wirksamkeitsnachweis gebildet (NICE, 2019, S. 7):

- Gruppe 1: Digitale Anwendungen, die keine messbaren Effekte auf definierte Patient*innenendpunkte haben, sondern organisatorischen Zwecken im Gesundheits- und Sozialsystem dienen.
- Gruppe 2: Anwendungen,
  - die allgemeine Informationen für die Öffentlichkeit, Patienten und Ärzte, z. B. in Bezug auf Gesundheit und Lebensstil bereitstellen.
  - die dem Gesundheitsmonitoring dienen (z.B. Wearables).
  - die die Kommunikation von Patient*innen mit den verschiedenen Gesundheitsprofessionen (z.B. Telecare) in den Blick nehmen.
- Gruppe 3a): Anwendungen,
  - mit Fokus auf präventive Verhaltensänderungen (Ernährung, Alkohol, Nikotin etc.).
  - die das Selbstmanagement der Patient*innen unterstützen.

- Gruppe 3b): Anwendungen,
  - die eine neue Behandlungsmethode darstellen oder diese begleiten (z.B. kognitive Verhaltenstherapie).
  - die als aktives Monitoring, z. B. in Form von Implantaten, aktuelle Informationen zum Krankheitsstatus, etwa bei kardiologischen Erkrankungen erfassen und automatisch weiterleiten.

Für diese verschiedenen Gruppen von Anwendungen werden unterschiedliche Anforderungen an den Nachweis der Wirksamkeit gestellt, wobei in der NICE-Systematik jeweils zwischen Minimalanforderungen und Best-Practice-Standards differenziert wird (NICE 2019, S. 14ff.). Während in der Gruppe 1 bereits eine erfolgreiche Pilotierung sowie eine allgemeine Nutzer*innenzufriedenheit als Ergebnis ausreichen, wird in der Gruppe 2 z. B. der Nachweis an valide, genaue und in regelmäßigen Abständen von Expert*innen geprüfte Gesundheitsinformationen gefordert, im besten Fall ergänzt durch entsprechende Zertifizierungen. Die Gruppe 3a erfordert mindestens Beobachtungs- oder quasi-experimentelle Studien, um die intendierten Patientenoutcomes nachzuweisen und beispielsweise eine positive Verhaltensänderung herbeizuführen. Die höchsten Anforderungen gibt es in der Gruppe 3b: hier werden randomisierte kontrollierte Studien erwartet, in denen digitale Anwendungen mit bereits angewandten Methoden verglichen werden und damit konsistente Wirksamkeitsnachweise erbracht werden können.

Der zentrale Beitrag des NICE-Modells für die derzeitige Nutzendiskussion liegt darin, dass es die Anforderungen an einen Evidenznachweis in erster Linie an die funktionale Klassifikation von Anwendungen bindet. Damit wird auch deutlich, dass es für eine Vielzahl von Anwendungen nicht notwendig Evidenznachweise auf höchster Stufe bedarf. Immer dann, wenn es jedoch um Diagnostik, Therapie oder aktives Monitoring geht, müssen die gleichen Anforderungen gestellt werden, die auch für neue Verfahren in anderen Bereichen gelten.

Das oben skizzierte NAAM-Modell stellt hier eine gute Ergänzung dar. Neben der genannten notwendigen funktionalen Klassifikation von Anwendungen ist es wichtig, so konkret wie möglich Nutzenkriterien auch in inhaltlicher Hinsicht zu bestimmen. Ein besonderer Zugang ist hier notwendig, da im pflegerischen Bereich – im Gegensatz zur gesundheitlichen Versorgung – nicht die mögliche Kuration im Vordergrund steht, sondern der Anspruch an ein Leben in weitgehender Selbstbestimmung trotz irreversibler Einschränkungen. Mit der Orientierung des NAAM am Begutachtungsinstrument des MDS werden entsprechend jene Kriterien adressiert, die für pflegebedürftige Menschen im

Vordergrund stehen: Selbstständigkeit, Teilhabe und Wohlbefinden – und damit letztendlich die individuelle Lebensqualität.

Mit dem in 2020 in Kraft getretenen Digitale-Versorgung-Gesetz (DVG) gibt es nun neue Möglichkeiten und Wege, die dazu bestimmt sind, „*bei den Versicherten oder in der Versorgung durch Leistungserbringer die Erkennung, Überwachung, Behandlung oder Linderung von Krankheiten oder die Erkennung, Behandlung, Linderung oder Kompensierung von Verletzungen oder Behinderungen zu unterstützen*" (§ 33a SGB V). Auch können nun Krankenkassen zur „*Verbesserung der Qualität und der Wirtschaftlichkeit der Versorgung (…) die Entwicklung digitaler Innovationen fördern. Die Förderung muss möglichst bedarfsgerecht und zielgerichtet sein und soll insbesondere zur Verbesserung der Versorgungsqualität und Versorgungseffizienz, zur Behebung von Versorgungsdefiziten sowie zur verbesserten Patientenorientierung in der Versorgung beitragen.*" (§ 68a SGB V). Digitale Innovationen im Sinne des Gesetzes sind dabei insbesondere digitale Medizinprodukte, telemedizinische Verfahren oder auch IT-gestützte Verfahren in der Versorgung. Neu ist auch, dass nun mehr Möglichkeiten bereitstehen, versichertenbezogene Daten für die Evaluation digitaler Anwendungen zu nutzen (§ 68b SGB V). Kontrovers wurde und wird vor allem diskutiert, dass die Bewertungskriterien für die digitalen Gesundheitsanwendungen sich mit Blick auf die ansonsten geltenden Anforderungen an Qualität und Wirtschaftlichkeit deutlich unterscheiden. So entscheidet hier nicht der G-BA über die Aufnahme von Innovationen in die Regelversorgung, sondern es wird dem Bundesinstitut für Arzneimittel und Medizinprodukte (BfArM) die Aufgabe übertragen, ein amtliches Verzeichnis erstattungsfähiger digitaler Gesundheitsanwendungen zu führen und auf Antrag über die Aufnahme zu entscheiden. In inhaltlicher Hinsicht müssen zunächst Grundanforderungen an Sicherheit, Funktionstauglichkeit und Qualität der digitalen Gesundheitsanwendungen gewährleistet sein. Ein weiteres Kriterium für die Zulassung neuer digitaler Anwendungen wurde mit dem Nachweis „*positiver Versorgungseffekte*" geschaffen. Dies ist für die Krankenversicherung insofern ein Novum, da dieser Begriff im SGB V bisher nicht vorkommt. Auch in der wissenschaftlichen Diskussion gibt keine exakte, geschweige denn konsentierte Diskussion, woraus sich ein erheblicher Interpretationsspielraum ergibt.

Im 2020 veröffentlichten Leitfaden „*Das Fast-Track-Verfahren für digitale Gesundheitsanwendungen (DiGA) nach § 139e SGB V*" werden positive Versorgungseffekte entweder als ‚medizinischer Nutzen' oder als ‚patientenrelevante Struktur- und Verfahrensverbesserungen' definiert. Bereits bei der Antragstellung zur Aufnahme in das DIGA-Verzeichnis muss mindestens ein positiver Versorgungseffekt wahlweise aus einem der beiden Bereiche nachgewiesen werden.

Der medizinische Nutzen bezieht sich auf die Verbesserung des Gesundheitszustands, die Verkürzung der Krankheitsdauer, die Verlängerung des Überlebens oder einer Verbesserung der Lebensqualität (BfArM, 2020, S. 81f.).

Der Katalog patient*innenrelevanter Struktur- und Verfahrensverbesserungen (pSVV) umfasst auf Basis der „Verordnung über das Verfahren und die Anforderungen der Prüfung der Erstattungsfähigkeit digitaler Gesundheitsanwendungen in der gesetzlichen Krankenversicherung" (Digitale-Gesundheitsanwendungen-Verordnung – DiGAV) die

1. Koordination der Behandlungsabläufe
2. Ausrichtung der Behandlung an Leitlinien und anerkannten Standards,
3. Adhärenz,
4. Erleichterung des Zugangs zur Versorgung,
5. Patient*innensicherheit,
6. Gesundheitskompetenz,
7. Patient*innensouveränität,
8. Bewältigung krankheitsbedingter Schwierigkeiten im Alltag oder
9. Reduzierung der therapiebedingten Aufwände und Belastungen der Patient*innen und ihrer Angehörigen (BfArM, 2020, S. 82).

Auf den ersten Blick erscheinen die Kriterien geeignet, die Rolle von Patientinnen und Patienten in der gesundheitlichen und pflegerischen Versorgung zu stärken. Mit Blick auf den durch die genannte Verordnung notwendigen Nachweis positiver Versorgungseffekte stellt sich jedoch die Frage, wie eine klare Operationalisierung der Kriterien erfolgen kann, damit entsprechende Effekte verlässlich gemessen werden können. Wie etwa die Verbesserung der „Koordination der Behandlungsabläufe" angesichts einer Vielzahl potenzieller Kriterien bezogen auf die konkrete Therapie, die Organisation des Therapieablaufs oder auch die Kommunikation mit mehreren Leistungserbringern einer kohärenten Operationalisierung zugeführt werden können, bedarf weiterer Konkretisierung. Ähnliches gilt für das Kriterium „Erleichterung des Zugangs zur Versorgung" oder das komplexe Konstrukt der individuellen „Gesundheitskompetenz", das eine Vielzahl methodischer Herausforderungen mit sich bringt. Grundsätzlich kritisch zu sehen ist auch die Möglichkeit, die genannten *„patientenrelevanten Verfahrens- und Strukturverbesserungen in der Versorgung"* alternativ zum Nutzennachweis vorzulegen. Mit der im Kontext der Qualitätsanforderungen geforderten Orientierung an einem *„allgemein anerkannten fachlichen Standard"* (§ 5 DIGAV) könnte im Vergleich zur etablierten Formulierung im SGB V *„Qualität und Wirksamkeit der Leistungen haben dem allgemein anerkannten Stand* *der medizinischen Erkenntnisse zu entsprechen*" (§ 2) ebenfalls eine Absenkung methodischer Anforderungen verbunden sein.

In der Gesamtschau könnten aber aus diesem neuen Zugang in die Versorgung Impulse für innovative digitale Anwendungen in der Pflege hervorgehen.

Inwieweit sie in der Zukunft zu einer tatsächlichen Verbesserung auch der Situation pflegebedürftiger Menschen beizutragen vermögen wird davon abhängen, inwieweit die genannten Kriterien mit Leben gefüllt werden und klare Nachweise mit Blick auf ihre Wirksamkeit erbracht werden. Dies wird auch ein Ergebnis des 2020 neu eingeführten Förder- und Themenschwerpunkts „*Digitalisierung für die Pflege*" sein (siehe unten „Fazit und Ausblick").

4. Exkurs: Ethische Aspekte am Beispiel der Robotik

In der Diskussion um die Digitalisierung in der Pflege geraten zunehmend ethische Fragestellungen in den Blick, die selbstverständlich auch bei der Entwicklung eines Kriterienkatalogs für die Nutzenbewertung digitaler Technologien berücksichtigt werden müssen. Die Frage nach dem „Guten" in der Pflege und dem „richtigen" Handeln im Umgang mit pflegebedürftigen Menschen bekommt dabei insofern eine besondere Dimension, als sich Chancen und Risiken von technischen Entwicklungen im Bereich personennaher Dienstleistungen immer auch daran messen lassen müssen, inwieweit Selbstbestimmung und Teilhabe gesichert und gestärkt werden. Illustrieren lässt sich das an einem Teilbereich der Digitalisierung, der Robotik, die immer wieder große öffentliche Aufmerksamkeit erfährt. In seiner jüngsten Publikation zur Robotik in der Pflege weist dabei etwa der Deutsche Ethikrat darauf hin, dass „*Technische Systeme (…) das Interaktionsgeschehen in der Pflege nicht ersetzen dürfen; sie sollen es ergänzen.*" (Deutscher Ethikrat, 2020, S. 7). Gerade vor einer hier angesprochenen Substitution besteht eine gewisse Sorge, auch bei der Gruppe der Pflegenden selbst. In einer Untersuchung von Kuhlmey et al. aus dem Jahr 2019 wird deutlich, dass es bei Pflegenden Vorbehalte insbesondere gegenüber jenen technischen Anwendungen mit dem Ziel sozialer und emotionaler Unterstützung gibt. Diese werden im Vergleich zu etwa Anwendungen für die körperliche Unterstützung oder im Bereich des Monitorings und der Dokumentation kritischer beurteilt. Die Bewertung in einem mittleren Bereich negativer und positiver Konnotationen (z.B. „nutzlos / nützlich") dokumentiert jedoch auch eine gewisse Unentschiedenheit, die möglicherweise auf einen begrenzten Erfahrungshorizont im Umgang mit entsprechenden Anwendungen hinweist. Auch liegt in diesen Limitationen wahrscheinlich ein Grund für in diesem Bereich häufig anzutreffende ambivalente Bewertungen. Sie zeugen außerdem von einem gewissen

„*Missverhältnis zwischen den in die pflegebezogene Robotik gesetzten Erwartungen und dem realisierten Lösungspotenzial*“ (Kehl, 2018).

Dies hängt möglicherweise auch mit dem in diesem Bereich häufig anzutreffenden Anthropomorphismus zusammen. Nicht nur werden den robotischen Systemen schon jetzt Handlungs- und Entscheidungsmöglichkeiten unterstellt, die sie in der Regel gar nicht innehaben, sie werden z.T. auch mit bestimmten äußerlichen Attributen versehen, die ihnen eine gewisse Menschenähnlichkeit verleihen sollen. Ob nun humanoid oder nicht, in solche robotischen Systeme, wie sie schon jetzt z.B. in Asien in ausgewählten Dienstleistungsbereichen zum Einsatz kommen, werden in der fachöffentlichen Diskussion große Erwartungen gesetzt. Sie werden, auch angesichts eines sich abzeichnenden Pflegefachkraftmangels, in der gegenwärtigen Diskussion als komplementäres Element für die pflegerische Versorgung eingeschätzt.

Vor diesem Hintergrund und mit Blick auf einen verantwortlichen Umgang der Pflege mit robotischen Systemen empfiehlt der Deutsche Ethikrat eine Auseinandersetzung auf verschiedenen Ebenen. Bei der Mikroebene geht es um die konkrete Interaktion von Pflegepersonen und zu Pflegenden „*(…) die möglichst gemeinsam darüber entscheiden müssen, ob und in welchem Maße robotische Elemente in bestimmte pflegerische Prozesse und therapeutisch aktivierende Maßnahmen integriert werden sollen*“ (Deutscher Ethikrat, 2020, S. 29). Die Mesoebene adressiert die Verantwortung der Träger von Pflegeeinrichtungen sowie die Hersteller und Anbieter robotischer Systeme. Schließlich ist auch eine gesundheitspolitische Verantwortung von Politik und Administration zu nennen. Auf jeder Akteursebene spielen ethische Fragestellungen und Aspekte eine Rolle, die bei den jeweiligen Entscheidung Berücksichtigung finden müssen.

Für die Kranken- und Pflegeversicherung geht es dabei vor allem um die Fragen, welche Anwendungen – nicht nur in diesem speziellen Bereich – zukünftig in den Leistungskatalog aufgenommen werden, wie ein fairer Zugang zur Nutzung entsprechender Technologien ermöglicht werden kann und vor allem wie digitale Innovationen – im Falle von Pflegebedürftigkeit – Selbstständigkeit, Teilhabechancen und die Lebensqualität zu erhalten und zu verbessern vermögen. Eine verlässliche Einschätzung dazu darf nicht nur die Chancen thematisieren, sondern muss auch mögliche Risiken und auch ein potenzielles Schadenspotenzial miteinbeziehen. Pflegebedürftige Menschen als vulnerable Gruppe wären von letzterem in besonderer Weise betroffen.

5. Fazit und Ausblick

Im vorliegenden Beitrag wurden die Ergebnisse einer im Rahmen des Modellprogramms zur Weiterentwicklung der Pflegeversicherung geförderten und vom Institut für Innovation und Technik (iit) durchgeführten Studie „*Digitalisierung und Pflegebedürftigkeit – Nutzen und Potenziale von Assistenztechnologien*“ vorgestellt und in den Kontext der Diskussion um den Nutzen von digitalen Anwendungen gestellt. Dabei ist deutlich geworden, dass im Bereich der Pflege noch viele Entwicklungsarbeiten ausstehen. Weitere Untersuchungen sind nötig, um belastbare Aussagen zur Wirkung und zum Nutzen von Assistenztechnologien für pflegebedürftige Menschen zu treffen. Bislang mangelt es an qualitativ hochwertigen wissenschaftlichen Studien, die aussagekräftige Wirksamkeitsbelege generieren. Der weitaus überwiegende Teil der Assistenztechnologien befindet sich noch im Entwicklungsprozess. Erprobung und Markteinführung stehen also größtenteils noch aus.

Übergreifend werden die Bedarfe Pflegebedürftiger, aber auch vorhandene Pflegeroutinen noch zu wenig bei der Technikentwicklung berücksichtigt. Nur selten findet eine Auseinandersetzung darüber statt, wie Assistenztechnologien in Pflegeprozesse sowie mögliche unterstützende Strukturen integriert werden können. Die Wirkung von Assistenztechnologien auf eben diese Strukturen und Prozesse und damit verbundene Be- oder Entlastungen für Pflegende werden kaum untersucht. Auch in diesem Bereich ist weitere Forschung nötig. Denn Pflegende, die zwischen der pflegebedürftigen Person und der Assistenztechnologie vermitteln, sind ebenso wie kontinuierliche Helfernetzwerke notwendige Voraussetzungen für einen gelingenden Einsatz der Technologien in der Praxis. Darüber hinaus fehlen Geschäfts- und Finanzierungsmodelle und auch rechtliche Fragen – z. B. zur Haftung – sind noch nicht geklärt.

Schließlich bedarf es einer weiteren Auseinandersetzung um den Nutzennachweis digitaler Anwendungen für pflegebedürftige Menschen, auch da es im Bereich der gesundheitlichen und pflegerischen Versorgung älterer Menschen um Kriterien geht, die nicht nur auf einen medizinischen Nutzen ausgerichtet sind, sondern Aspekte in den Blick nehmen, die auf die Selbstbestimmung, Selbstständigkeit und Lebensqualität abzielen. Mit dem dargestellten NAAM-Modell steht nun ein konzeptioneller Rahmen für die Pflege zur Verfügung. Dieser kann, ebenso wie das englische NICE-Modell als auch die im Kontext des Digitale-Versorgung-Gesetz (DVG) formulierten Kriterien Impulse für die weitere wissenschaftliche Diskussion um den Nutzen von digitalen Anwendungen in der Pflege bieten.

Neben der Wissenschaft und auch der Politik sind zugleich die Pflegeeinrichtungen gefordert. Sie müssen ihren Teil dazu beitragen, dass pflegebedürftige Menschen nicht von der Nutzung neuer Technologien ausgeschlossen und damit in ihren Teilhabemöglichkeiten einschränkt werden.

Mit der eingangs dargestellten Studie hat die Forschungsstelle Pflegeversicherung beim GKV-Spitzenverband einen wichtigen Beitrag für die Diskussion um die Einführung von digitalen Innovationen in der Pflege geleistet. Im Rahmen des von ihr betreuten Modellprogramms zur Weiterentwicklung der Pflegeversicherung nach § 8 Abs. 3 SGB XI wurde 2020 ein neuer Förder- und Themenschwerpunkt zum Thema *„Digitalisierung in der Pflege“* eingerichtet. Dabei sollen vor allem Projekte gefördert werden, die den konkreten Nutzen digitaler Assistenztechnologien für pflegebedürftige Menschen adressieren. Ein Schwerpunkt liegt dabei auf der Förderung der Selbstständigkeit und Selbstbestimmung Pflegebedürftiger, um das Leben in der gewohnten häuslichen Umgebung so lange wie möglich sicherzustellen. Dabei sollen auch Fragen nach dem Kosten-Nutzen-Verhältnis stärker als bisher adressiert werden.

Zudem wurden mit dem Digitale-Versorgung-Gesetz (DVG) Regelungen zur Anbindung von Pflegeeinrichtungen an die Telematikinfrastruktur (TI) formuliert. Demnach soll die TI zukünftig als die zentrale Infrastruktur für eine sichere Kommunikation nicht nur im Gesundheitswesen, sondern auch im Bereich der Pflege etabliert werden. Die Forschungsstelle Pflegeversicherung wurde im Rahmen des § 125 SGB XI mit der Organisation eines Modellprogramms beauftragt, das mit einer wissenschaftlich gestützten Erprobung die für diesen Prozess notwendige Einführung der neuen Technik, deren Betrieb sowie die Erarbeitung von Grundlagen für bundesweite Vereinbarungen und Standards unterstützen soll. Zugleich eröffnet das Modellprogramm die Möglichkeit der Entwicklung und Erprobung weiterer Anwendungen, die bislang nicht Bestandteil der Telematikinfrastruktur sind, gleichwohl jedoch Innovationspotenzial für den Pflegesektor bergen.

Damit besteht die Chance, dass im Bereich der Pflege der Anschluss an die Digitalisierung gelingt und nicht nur pflegebedürftige Menschen und ihre Angehörigen, sondern auch die professionell Pflegenden von notwendigen Investitionen in diesem Bereich profitieren.

Literatur

Bundesinstitut für Arzneimittel und Medizinprodukte (BfArM). (2020). Das Fast Track Verfahren für digitale Gesundheitsanwendungen (DiGA) nach § 139e SGB V. Ein Leitfaden für Hersteller, Leistungserbringer und Anwender.

https://www.bfarm.de/SharedDocs/Downloads/DE/Service/Beratungsverfahren/DiGA-Leitfaden.html.

Bundesministerium für Familie, Frauen und Jugend (BMSFSJ).(2020). Achter Bericht zur Lage der älteren Generation in der Bundesrepublik Deutschland. Ältere Menschen und Digitalisierung. https://www.achter-altersbericht.de/fileadmin/altersbericht/pdf/achter-altersbericht-bundestagsdrucksache-data.pdf.

Deutscher Ethikrat. (2020). Robotik für gute Pflege. Stellungnahme. https://www.ethikrat.org/fileadmin/Publikationen/Stellungnahmen/deutsch/stellungnahme-robotik-fuer-gute-pflege.pdf.

Kehl, C. (2018). Robotik und assistive Neurotechnologien in der Pflege – gesellschaftliche Herausforderungen. Vertiefung des Projekts „Mensch-Maschine-Entgrenzungen". Büro für Technikfolgen-Abschätzung beim Deutschen Bundestag (TAB), 177(4).

Kuhlmey A. & Blüher S. & Nordheim J. & Zöllick J. (2019). Ressource oder Risiko – Wie professionell Pflegende den Einsatz digitaler Technik in der Pflege sehen. In Zentrum für Qualität in der Pflege. Die Stiftung, die Wissen vernetzt. ZQP-Report. Pflege und digitale Technik, 31–35. https://www.zqp.de/wp-content/uploads/ZQP-Report-Technik-Pflege.pdf.

Lutze M. & Glock G. & Stubbe J. & Paulicke D. (2019). Digitalisierung und Pflegebedürftigkeit – Nutzen und Potenziale von Assistenztechnologien. Schriftenreihe Modellprogramm zur Weiterentwicklung der Pflegeversicherung Band 15. GKV-Spitzenverband. https://www.gkv-spitzenverband.de/media/dokumente/presse/publikationen/schriftenreihe/GKV-Schriftenreihe_Pflege_Band_15.pdf.

Medizinischer Dienst des Spitzenverbandes Bund der Krankenkassen e.V. (MDS). (2017). Das neue Begutachtungsinstrument der sozialen Pflegeversicherung. Die Selbstständigkeit als neues Maß der Pflegebedürftigkeit. https://www.mds-ev.de/fileadmin/dokumente/Publikationen/SPV/Begutachtungsgrundlagen/19-05-20_NBI_Pflegebeduerftigkeit_Fach-Info.pdf.

National Institute for Health and Care Excellence (NICE). (2019). Evidence standards framework for digital technologies. https://www.nice.org.uk/Media/Default/About/what-we-do/our-programmes/evidence-standards-framework/digital-evidence-standards-framework.pdf.

Weitere Informationen: www.gkv-spitzenverband.de

Gerhard Igl

Zur Diskussion um die Stärkung der Rolle der Kommunen in der Pflege und der rechtlichen Maßgaben hierfür

1. Rechtliche Steuerungsdefizite bei der Pflegepolitikgestaltung auf kommunaler Ebene – ein Dauerbrennerthema

Seit Einführung der Pflegeversicherung in den Jahren 1994 und 1995 besteht die Besorgnis, dass die Kommunen (Gemeinden, Landkreise/Kreise, kreisfreie Städte) (§7b Absatz 2a SGB XI) nicht über geeignete rechtliche Instrumente zur Gestaltung der Pflegepolitik auf ihrer Ebene verfügen. In der Tat werden die Kommunen nicht zentral in das Versorgungsgeschehen der Sozialen Pflegeversicherung (SGB XI) eingebunden. Die ursprüngliche Ferne der Kommunen zu diesem Versorgungsgeschehen kam schon im ersten Gesetzentwurf zum Pflegeversicherungsgesetz zum Ausdruck. In diesem Gesetzentwurf wurden die Kommunen nicht berücksichtigt. § 8 Abs. 2 des Gesetzentwurfs sprach nur von den Ländern, den Pflegekassen und den Pflegeeinrichtungen, die die pflegerische Versorgung gewährleisten sollten (Bundestags-Drucksache, 1993). Aufgrund von Interventionen seitens der Länder ist es dann gelungen, in die endgültige Gesetzesfassung des § 8 Abs. 2 SGB XI auch die Kommunen aufzunehmen. Jetzt lautete die Vorschrift:

> *„Die Länder, die Kommunen, die Pflegeeinrichtungen und die Pflegekassen wirken unter Beteiligung des Medizinischen Dienstes eng zusammen, um eine leistungsfähige, regional gegliederte, ortsnahe und aufeinander abgestimmte ambulante und stationäre pflegerische Versorgung der Bevölkerung zu gewährleisten. Sie tragen zum Ausbau und zur Weiterentwicklung der notwendigen pflegerischen Versorgungsstrukturen bei; das gilt insbesondere für die Ergänzung des Angebots an häuslicher und stationärer Pflege durch neue Formen der teilstationären Pflege und Kurzzeitpflege sowie für die Vorhaltung eines Angebots von die Pflege ergänzenden Leistungen zur medizinischen Rehabilitation. Sie unterstützen und fördern darüber hinaus die Bereitschaft zu einer humanen Pflege und Betreuung durch hauptberufliche und ehrenamtliche Pflegekräfte sowie durch Angehörige, Nachbarn und Selbsthilfegruppen und wirken so auf eine neue Kultur des Helfens und der mitmenschlichen Zuwendung hin.“*

Damit war klargestellt, dass die Kommunen nach wie vor bei der Gewährleistung der pflegerischen Versorgung eine Rolle spielen sollten (Igl & Kühnert & Naegele, 1995; Evers & Klie, 1999). Was aber war und ist bis heute der Grund für die Forderung nach mehr Steuerungsmöglichkeiten für die kommunale Pflegepolitik?

Im Siebten Altenbericht (Bundestags-Drucksache, 2016; Görres, 2017; Klie, 2017; Naegele, 2017) werden zusammenfassend folgende, die Pflegepolitik betreffenden Punkte hervorgehoben (https://www.siebter-altenbericht.de/der-siebte-altenbericht/):

> ***„Gestaltungsaufgaben der Kommunen***
> *Die Kommunen können und sollen die örtlichen Rahmenbedingungen für das Älterwerden maßgeblich gestalten. Ihre Gestaltungsmöglichkeiten und Kompetenzen sollten deshalb gestärkt und ausgebaut werden, vor allem in der Pflege, im Bereich Wohnen sowie im Gesundheitswesen. So ist es beispielsweise sinnvoll, dass die Kommunen seit Kurzem die Möglichkeit haben, in Eigenregie medizinische Versorgungszentren einzurichten und zu betreiben. Dies ist ein wichtiger Baustein, um eine hochwertige gesundheitliche Versorgung mit kurzen Wegen auch in ländlichen Regionen sicherzustellen.*
>
> ***Kommunen als Netzwerkmanager***
> *In solchen Akteursnetzwerken können die Kommunen wichtige Aufgaben übernehmen: Sie koordinieren, sie managen, sie moderieren, sie motivieren, sie ermöglichen. Dies sieht man beispielsweise in jenen Kommunen, in denen es eine hauptamtliche Pflegekoordination gibt, deren Aufgabe es ist, lokale Pflegenetzwerke aufzubauen. Dabei kooperieren die Kommunen, die Pflegekassen und andere Akteure und verbessern auf diese Weise die Pflegeinfrastruktur vor Ort. Dafür müssen die Kommunen zum Teil neue Kompetenzen sowie ein neues Rollenverständnis entwickeln.“*

Die Frage nach mehr Steuerungsmöglichkeiten für die kommunale Pflegepolitik mag insofern erstaunen, als sich die Situation der Einbindung der Kommunen in die Aufgaben nach dem SGB XI seit Einführung der Pflegeversicherung erheblich verändert und für die Kommunen zum Positiven gewendet hat. In diesem Beitrag soll auch der Frage nachgegangen werden, in welchem Umfang diese Forderung angesichts der zahlreichen Änderungen auf diesem Gebiet und angesichts der gegenwärtigen rechtlichen Situation noch aufrechtzuerhalten ist.

2. Aufgaben der Kommunen auf dem Gebiet der Pflege

Bei der Forderung nach mehr Steuerungsmöglichkeiten in der Pflegepolitikgestaltung (Deutscher Landkreistag (DLT), 2016) geht es, ohne dass dies immer explizit gesagt wird, allem Anschein nach um mehr Befugnisse der Kommunen, nicht um mehr Aufgaben. Aufgaben von Körperschaften, wie sie die Kommunen darstellen, müssen wahrgenommen werden. Die Wahrnehmung dieser Aufgaben bedarf aber dann besonderer, gesetzlich begründeter Befugnisse, wenn in Rechte Dritter eingegriffen wird. Dies fordert der verfassungsrechtlich begründete Vorbehalt des Gesetzes, nach dem der Gesetzgeber in grundlegenden normativen Bereichen alle wesentlichen Entscheidungen selbst treffen muss. Die Aufgaben der Kommunen können auch begrenzt werden durch Befugnisse anderer staatlicher Körperschaften, so etwa durch Befugnisse, die bundesgesetzlich den Sozialversicherungsträgern zugeschrieben sind.

Es ist das verfassungsrechtlich garantierte Recht der Kommunen, alle Angelegenheiten der örtlichen Gemeinschaft im Rahmen der Gesetze in eigener Verantwortung zu regeln (Art. 28 Abs. 2 Satz 1 GG). Es handelt sich hier um eine allgemeine Aufgabennorm, die aber in vollem Umfang dem Vorbehalt des Gesetzes unterliegt. Aus dieser Aufgabennorm kann nicht abgeleitet werden, dass die Gestaltung der Pflegepolitik eine Aufgabe der örtlichen Daseinsvorsorge ist, die ausschließlich den Kommunen obliegt. Vielmehr hat der Bundesgesetzgeber die Gestaltung des Rahmens und weiter Teile der Pflegepolitik mit der Schaffung einer Sozialen Pflegeversicherung (SGB XI) vorgenommen. Den Kommunen bleibt daher nur dort Raum für die Gestaltung der örtlichen Pflegepolitik nach eigenen Vorstellungen, wo dieser Raum nicht schon durch Vorschriften des SGB XI reguliert ist.

Häufig wird nicht hinreichend gesehen, dass Sozialleistungsgesetze auf dem Gebiet der Gesundheit und der Pflege – so neben der Sozialen Pflegeversicherung (SGB XI) vor allem die Gesetzliche Krankenversicherung (SGB V) und die Sozialhilfe (SGB XII) – nicht nur Sozialleistungen regeln, sondern mit den leistungserbringerrechtlichen Vorschriften auch Einfluss auf die Gestaltungsweisen der Infrastruktur an pflegerischen Einrichtungen und Diensten haben. Im Rahmen des Leistungserbringerrechts wird geregelt, von wem, wie, in welcher Qualität und zu welcher Vergütung diese Leistungen erbracht werden. Man könnte auch sagen: Das Leistungserbringerrecht ist das Recht, mit dem die Versorgung auf gesundheitlichem und pflegerischem Gebiet ganz wesentlich gestaltet wird. So wie das Gesundheitswesen primär durch die Gesetzliche Krankenversicherung nach dem SGB V gestaltet wird, wird das Pflegewesen maßgeblich durch die Soziale Pflegeversicherung des SGB XI bestimmt.

In diesen Sozialleistungsgesetzen wird ebenfalls zwischen Aufgaben und Befugnissen unterschieden. Im SGB XI ist das enge Zusammenwirken von Ländern, Kommunen, Pflegeeinrichtungen und Pflegekassen unter Beteiligung des Medizinischen Dienstes zur Gewährleistung einer leistungsfähigen, regional gegliederten, ortsnahen und aufeinander abgestimmten ambulanten und stationären pflegerischen Versorgung der Bevölkerung allerdings nicht als Aufgabennorm überschrieben, sondern als *Gemeinsame Verantwortung* im Sinne einer gesamtgesellschaftlichen Aufgabe. Auch der Aufbau und die Weiterentwicklung der notwendigen pflegerischen Versorgungsstruktur und die Unterstützung und Förderung der Bereitschaft zu einer humanen Pflege stellen eine solche gesamtgesellschaftliche Aufgabe dar (§ 8 Abs. 1 und 2 SGB XI). In der rechtswissenschaftlichen Kommentarliteratur wird darauf hingewiesen, dass es sich hier nicht um konkrete Verpflichtungen handelt (Shafaei, 2018). Konkrete Verpflichtungen sind hingegen in den Vorschriften über die Aufgaben der Länder (§ 9 SGB XI) und über den Sicherstellungsauftrag der Pflegekassen (§ 12 SGB XI) enthalten (Igl, 2018a).

Im Sozialhilferecht finden sich neben der allgemeinen Zusammenarbeitspflicht (§ 4 Abs. 1 Satz 1 SGB XII) Aufgabennormen, die die Sozialhilfeträger auf dem Gebiet der Pflege betreffen, so die Pflicht zur Koordinierung aller für die wohnortnahe Versorgung und Betreuung in Betracht kommenden Hilfe- und Unterstützungsangebote gemeinsam mit den Beteiligten der Pflegestützpunkte (§ 4 Abs. 1 Satz 2 und 3 SGB XII).

Als Aufgabennorm ist auch der Sicherstellungsauftrag für die Pflegekassen formuliert (§ 12 Abs. 1, § 69 Satz 1 SGB XII). Das gilt auch für die Verantwortung der Länder für die Vorhaltung einer leistungsfähigen, zahlenmäßig ausreichenden und wirtschaftlichen pflegerischen Versorgungsstruktur (§ 9 Satz 1 SGB XI), wobei das Nähere zur Planung und zur Förderung der Pflegeeinrichtungen durch die Länder bestimmt wird (§ 9 Satz 2 SGB XI). Die Länder können die Kommunen zur Wahrnehmung von Aufgaben auf diesem Gebiet bestimmen, so wie es z. B. in Nordrhein-Westfalen mit dem Alten- und Pflegegesetz (Alten- und Pflegegesetz Nordrhein-Westfalen (APG NRW), 2014) geschehen ist.

Die hier aufgezeigten Normen, die den Kommunen Aufgaben auf dem Gebiet der Pflege zuweisen, sind vor allem dadurch gekennzeichnet, dass die Kommunen im Rahmen von Zusammenarbeits- und Koordinierungsverpflichtungen als Mitverantwortliche, nicht als ausschließlich Verantwortliche für die Belange der Pflege fungieren. Eine ausschließliche Verantwortlichkeit ist den Ländern bei der Infrastrukturvorhaltung (§ 9 Satz 1 SGB XI) und den Pflegekassen bei der Sicherstellung der pflegerischen Versorgung (§ 12 Abs. 1 Satz 1, § 69 Satz 1 SGB XI) vorbehalten.

Diese Mitgestaltungsaufgabe der Kommunen ist auf dem Gebiet der Pflege stärker ausgeprägt als etwa bei der Krankenhausversorgung, bei der ebenfalls die Länder die Verantwortung für die Vorhaltung der Infrastruktur tragen (§ 1 Abs. 1 Krankenhausfinanzierungsgesetz – KHG). Auch bei der ambulanten ärztlichen Versorgung werden den Kommunen keine Aufgaben zugewiesen. Hier existieren aber einige wenige Befugnisnormen, so die Möglichkeiten, ein

Medizinisches Versorgungszentrum zu gründen (§ 95 Abs. 1a SGB V) sowie eigene kommunale Einrichtungen zur unmittelbaren medizinischen Versorgung der Versicherten zu betreiben (§ 105 Abs. 5 SGB V). Der allgemeine Sicherstellungsauftrag für die vertragsärztliche Versorgung liegt aber bei den Kassenärztlichen Vereinigungen (§ 75 SGB V).

3. Befugnisse zur Pflegepolitikgestaltung auf kommunaler Ebene

3.1 Zu den Bereichen

Die Bereiche, für die entsprechende Befugnisnormen gefordert werden, sind zuletzt sehr einprägsam im Zusammenhang mit dem Gesetzgebungsvorhaben des Pflegestärkungsgesetzes III (Drittes Pflegestärkungsgesetz – PSG III vom 23.12.2016, BGBl. I, S. 3191) angesprochen worden. So wurde moniert, dass die Erwartungen in Richtung auf eine stärkere kommunale Rolle bei der Organisation von Beratungs-, Pflege- und Betreuungsangeboten nicht erfüllt würden. Auch die unzureichende Einbindung in die Planung, Beratung und Entscheidung wurde gerügt. In einer Stellungnahme des Deutschen Landkreistages und des Deutschen Städtetages bei der Anhörung zum PSG III im Gesundheitsausschuss des Deutschen Bundestages (Ausschussdrucksache, 2016; Bundesministerium für Gesundheit, 2014) heißt es unter der Überschrift *„Unzureichende Stärkung der Rolle der Kommunen in der Pflege“*:

> *„Schließlich sollte durch das PSG III die Rolle der Kommunen für eine bessere Pflegeinfrastruktur vor Ort gestärkt werden. Nach wie vor fehlt den Kommunen die für die Steuerung der Pflegeinfrastruktur notwendige gesetzliche Unterstützung, um regulierend in Situationen der Unter- oder Überversorgung eingreifen zu können. In der Bund-Länder-AG zur Stärkung der Rolle der Kommunen in der Pflege waren einige Maßnahmen verabredet worden. Angesichts des Wissensvorsprungs der kommunalen Ebene gegenüber den Pflegekassen über die Pflegestruktur vor Ort halten wir eine stärkere kommunale Pflegeplanung für erforderlich. Ebenso sinnvoll wäre eine stärkere Einbindung der Kommunen in die Beratungsstrukturen. Dies – in Verbindung mit der Anpassung der Sozialräume an die Bedürfnisse einer alternden Gesellschaft – könnte zu einem deutlichen Schub in der Verbesserung der Situation pflegebedürftiger Menschen führen. Auch der Grundsatz ambulant vor stationär könnte so gestärkt werden. In dem PSG III-Entwurf werden dagegen die in der Bund-Länder-AG ohnehin schon abgeschwächten Ansätze weiter zurückgefahren. Insbesondere die überbürokratisierten Vorschläge zu einer modellhaften Beratung durch die Kommunen nach den Vorstellungen des GKV-Spitzenverbandes, der das Modell bekanntlich ablehnt, zeigen dies deutlich. […].“*

Es sind also zwei Befugnisse der Kommunen, die hier angesprochen werden: die Versorgungssteuerung und die Beratung. Deshalb soll im Folgenden gefragt werden, wie es um die schon vorhandenen Befugnisse steht und wie eine Erweiterung dieser Befugnisse zu bewerten ist.

3.2 Zur Versorgungssteuerung

In der Stellungnahme bei der Anhörung zum PSG III wird gesetzliche Unterstützung angemahnt, *„um regulierend in Situationen der Unter- und Überversorgung eingreifen zu können"*. Was für eine Art von Versorgungssteuerung mit welchen Wirkungen ist hier gemeint?

3.2.1 Versorgungssteuerung bei Vertragsärztinnen und -ärzten und bei Krankenhäusern

Zum besseren Verständnis von Versorgungssteuerung bietet es sich an, die Befugnisse und das Instrumentarium auf den Gebieten anzusehen, auf denen im Gesundheitswesen Planungen vorgenommen werden, nämlich die Bedarfsplanung bei den Vertragsärztinnen und -ärzten und die Krankenhausplanung.

Bei den Vertragsärztinnen und -ärzten hängt die Zulassung zur ärztlichen Versorgung auch von den Maßgaben der Bedarfsplanung zur Sicherstellung der vertragsärztlichen Versorgung ab (§§ 99ff. SGB V). Bei einer Überversorgung sind Zulassungsbeschränkungen anzuordnen (§§ 101, 103 Abs. 1 SGB V). Bei einer Unterversorgung haben die Kassenärztlichen Vereinigungen entsprechende Maßnahmen zu treffen (§ 100 SGB V). Zur Förderung der vertragsärztlichen Versorgung bei Unterversorgung besteht seit 2012 die Möglichkeit, einen Strukturfonds zu bilden (§ 105 Abs. 1a SGB V). Die Bedarfsplanung dient der Sicherstellung der vertragsärztlichen Versorgung auf Landesebene (§ 72 SGB V). Das ist gleichzeitig die Rechtfertigung für den damit verbundenen Eingriff in die Berufsfreiheit der Ärztinnen und Ärzte.

Für die Aufstellung des Bedarfsplans sind die Kassenärztlichen Vereinigungen (§ 77 SGB V) zuständig. Dabei ist Einvernehmen mit den Landesverbänden der Krankenkassen und den Ersatzkassen und Benehmen mit den zuständigen Landesbehörden herzustellen (§ 99 Abs. 1 SGB V). Dies hat nach Maßgabe der vom Gemeinsamen Bundesausschuss erlassenen Richtlinien zu geschehen (Gemeinsamer Bundesausschuss, 2012). In der entsprechenden Bedarfsplanungsrichtlinie werden allgemeine bedarfsgerechte Versorgungsgrade arztgruppenspezifisch als Einwohner*innen-Ärztin/Arzt-Relation festgelegt. Weiter wird ein Demografiefaktor als Leistungsbedarf für über und unter 65-Jährige angebracht. Wird der allgemeine bedarfsgerechte Versorgungsgrad für eine Ärztinnen/Arztgruppe in einem Planungsbereich um 10% überschritten, liegt Überversorgung vor (§ 101 Abs. 1 Satz 3 SGB V). Unterversorgung ist gegeben, wenn der Stand der hausärztlichen Versorgung den ausgewiesenen Bedarf um mehr als 25% und den der fachärztlichen und spezialisierten fachärztlichen Versorgung um mehr als 50% unterschreitet (§ 29 Bedarfsplanungs-RL). Dies wird durch die Landesausschüsse der Ärztinnen/Ärzte und Krankenkassen festgestellt (§§ 100 Abs. 1, 103 Abs. 1 SGB V). Die entsprechenden Bedarfspläne beziehen sich auf bestimmte Planungsbereiche (§ 11 und Anlage 3 Bedarfsplanungs-RL).

Unabhängig davon, wie man die Wirkungen der Bedarfsplanung im vertragsärztlichen Bereich beurteilt, ist doch zur Kenntnis zu nehmen, dass es eines sehr elaborierten Instrumentariums bedarf, um den Anforderungen einer sachgerechten ärztlichen Versorgung nachzukommen.

Auf dem Gebiet der Krankenhausplanung für die Plankrankenhäuser (§ 108 Nr. 2 SGB V), für die die Länder zuständig sind und die in den Landeskrankenhausgesetzen geregelt ist, handelt es sich um eine andere Art der Versorgungssteuerung. Hier sind die Länder insgesamt für die Sicherstellung mit Krankenhäusern verantwortlich, nicht nur für die Vermeidung einer Über- und Unterversorgung. Auf Bundesebene existieren Empfehlungen des Gemeinsamen Bundesausschusses zu den planungsrelevanten Qualitätsindikatoren zur Struktur-, Prozess- und Ergebnisqualität (Gemeinsamer Bundesausschuss, 2016), die für qualitätsorientierte Entscheidungen der Krankenhausplanung geeignet sind und die Bestandteil des Krankenhausplans werden (§ 136c Abs. 1 SGB V; § 6 Abs. 1a KHG).

Bei der entsprechenden Krankenhausplanung wird zwischen der Planaufstellungsstufe und der Planvollziehungsstufe unterschieden (Bundesverwaltungsgericht (BVerwG, 1985). Wenn auf Landesebene in der Planaufstellungsstufe der Krankenhausplan aufgestellt worden ist, schließt sich daran die Planvollziehungsstufe an. Aufgrund eines Feststellungsbescheides wird der Status des zugelassenen Krankenhauses im Sinne des § 108 Nr. 2 SGB V begründet (§§ 6 Abs. 1, 8 Abs. 1 Satz 3 KHG).

Für die Planaufstellungsphase gilt, dass ein Krankenhausbedarfsplan im Wesentlichen folgenden Inhalt haben muss:

- Eine Krankenhauszielplanung, die im Rahmen des durch die Vorschriften des Krankenhausfinanzierungsgesetzes begrenzten Gestaltungsspielraumes die Ziele festlegt, auf deren Verwirklichung der Plan ausgerichtet ist.
- Eine Bedarfsanalyse, die eine Beschreibung des zu versorgenden Bedarfs der Bevölkerung enthält.

- Eine Krankenhausanalyse, die eine Beschreibung der Versorgungsbedingungen bei den in den Plan aufgenommenen Krankenhäusern enthält.
- Die Festlegung der durch die späteren Feststellungsbescheide zu treffenden (eigentlichen) Versorgungsentscheidungen darüber, mit welchen Krankenhäusern der festgestellte Bedarf der Bevölkerung versorgt werden soll.

In der Planvollziehungsstufe sind zwei Phasen zu unterscheiden. In der ersten Phase geht es um die Feststellung, welche Krankenhäuser bedarfsgerecht, leistungsfähig und kostengünstig bzw. wirtschaftlich sind. Erst wenn die Versorgungskapazität durch die so bestimmten vorhandenen Krankenhäuser überschritten ist, muss in einer zweiten Phase eine Auswahlentscheidung getroffen werden.

Bei der vertragsärztlichen Bedarfsplanung wie bei der Krankenhausplanung handelt es sich also nicht um Planungen, die der Auskunft über einen Versorgungssachstand dienen, sondern um Planungen, die als Rechtsgrundlage für weitere Verwaltungsentscheidungen dienen. Damit ist für die beteiligten Akteurinnen und Akteure das Grundrecht der Berufsfreiheit (Art. 12 Abs. 1 GG) berührt. Auf dieser Grundlage kann Rechtsschutz auf Einbezug in den Plan oder gegen den Ausschluss aus dem Plan begehrt werden (Igl, 2018b).

Bevor man sich auf eine Versorgungssteuerung im Sinne von strikter Bedarfsplanung einlässt – verwaltungsrechtlich nennt man das imperative Planung[1] –, also auf eine Planung mit Wirkung auf den Markteintritt oder die Versperrung des Marktzutritts für Pflegeeinrichtungen, sollte man sich die Frage nach deren Sinnhaftigkeit bzw. danach stellen, wie die Bedarfsplanung mit einem hochentwickelten Instrumentarium auf diesem Gebiet funktioniert bzw. nicht funktioniert. Trotz aller Planungsmöglichkeiten bei Vertragsärztinnen und -ärzten und bei Krankenhäusern wird man kaum behaupten können, dass die Krankenhausplanung quer durch die Republik zur Beseitigung der Überversorgung oder dass die ärztliche Bedarfsplanung überall zu einer flächendeckend zufriedenstellenden Versorgung geführt hätte.

3.2.2 Versorgungssteuerung im Rahmen der Landespflegegesetze

In einigen Landespflegegesetzen sind ebenfalls Instrumente für die Planung der Versorgungsinfrastruktur vorgesehen, bei denen die Kommunen eine Rolle spielen. Beispielhaft sei hier auf das Alten- und Pflegegesetz des Landes

---

1 Hierunter werden Planungen verstanden, mit denen rechtsverbindlich Gestaltungsentscheidungen getroffen werden, die sich auch auf die Rechte Dritter auswirken können.

Nordrhein-Westfalen (Alten- und Pflegegesetz Nordrhein-Westfalen (APG NRW)) eingegangen.

Nach diesem Gesetz ist die Errichtung eines Landesausschusses Alter und Pflege vorgesehen, in dem neben anderen Akteuren auf dem Gebiet der Pflege auch die Kommunen beteiligt sind (§ 3 APG NRW). Für die Sicherstellung und Koordinierung der dem örtlichen Bedarf entsprechenden Angebotsstruktur sind die Kreise und die kreisfreien Städte zuständig, die die kreisangehörigen Städte und Gemeinden einbeziehen (§ 4 Abs. 1 APG NRW). Die örtliche Planung der Kreise und kreisfreien Städte umfasst die Bestandsaufnahme der Angebote, die Feststellung, ob qualitativ und quantitativ ausreichend Angebote zur Verfügung stehen und die Klärung der Frage, ob und gegebenenfalls welche Maßnahmen zur Herstellung, Sicherung oder Weiterentwicklung von Angeboten erforderlich sind. Die kreisangehörigen Gemeinden werden in den Planungsprozess einbezogen (§ 7 Abs. 1 und 2 APG NRW). Wenn die Planung Grundlage für eine verbindliche Entscheidung über eine bedarfsabhängige Förderung zusätzlicher teil- oder vollstationärer Pflegeeinrichtungen sein soll, ist sie jährlich nach Beratung in der Kommunalen Konferenz Alter und Pflege durch Beschluss der Vertretungskörperschaft festzustellen (verbindliche Bedarfsplanung) und öffentlich bekannt zu machen. (§ 7 Abs. 6 APG). Die von den Kreisen und kreisfreien Städten eingerichteten örtlichen Konferenzen Alter und Pflege wirken bei der Sicherung und Weiterentwicklung der örtlichen Angebote mit. Mitglieder der örtlichen Konferenzen können auch die kreisangehörigen Gemeinden sein (§ 8 AGP NRW). Der örtliche Träger der Sozialhilfe kann bestimmen, dass eine Förderung für teil- und vollstationäre Pflegeeinrichtungen, die innerhalb seines örtlichen Zuständigkeitsbereiches neu entstehen und zusätzliche Plätze schaffen sollen, davon abhängig ist, dass für die Einrichtungen auf der Grundlage der örtlichen verbindlichen Bedarfsplanung ein Bedarf bestätigt wird (Bedarfsbestätigung) (§ 11 Abs. 7 APG NRW).

Mit diesem Instrumentarium auf den verschiedenen kommunalen Ebenen wird eine Steuerung der Versorgungsinfrastruktur im Sinne einer strikten Bedarfsplanung also nur für neue und zusätzliche Plätze im teil- und vollstationären Bereich vorgesehen. Für die gesamte pflegerische Infrastruktur ist aber eine derartige strikte Bedarfsplanung nach dem APG NRW schon deswegen nicht möglich, weil jede Pflegeeinrichtung (ambulant und stationär) einen Anspruch auf Zulassung zur Pflege durch Versorgungsvertrag hat, wenn die Voraussetzungen nach § 72 Abs. 3 SGB XI, also insbesondere bestimmte personelle und qualitative Anforderungen, erfüllt sind.

3.2.3 Landespflegeausschüsse – Einflussnahme auf die pflegerische Versorgung durch gemeinsame Empfehlungen

§ 8a SGB XI regelt die Möglichkeit, einen Landespflegeausschuss zu bilden und dort eine Pflegestrukturplanungsempfehlung zu geben (§ 8a Abs. 4 SGB XI). Die Vorschrift richtet sich an die Länder. Den Ländern bleibt es unbenommen, ob und wie sie die Kommunen in dieses Verfahren einbeziehen.

Es besteht eine Berichtspflicht der Pflege- und Krankenkassen, inwieweit diese Empfehlungen berücksichtigt wurden. Ein scharfes Schwert stellt diese Berichtspflicht nicht dar (§ 8a Abs. 4 SGB XI):

> *„[1]Die in den Ausschüssen nach den Absätzen 1 und 3 vertretenen Pflegekassen, Landesverbände der Pflegekassen sowie die sonstigen in Absatz 2 genannten Mitglieder wirken in dem jeweiligen Ausschuss an einer nach Maßgabe landesrechtlicher Vorschriften vorgesehenen Erstellung und Fortschreibung von Empfehlungen zur Sicherstellung der pflegerischen Infrastruktur (Pflegestrukturplanungsempfehlung) mit. [2]Sie stellen die hierfür erforderlichen Angaben bereit, soweit diese ihnen im Rahmen ihrer gesetzlichen Aufgaben verfügbar sind und es sich nicht um personenbezogene Daten handelt. [3]Die Mitglieder nach Satz 1 berichten den jeweiligen Ausschüssen nach den Absätzen 1 bis 3 insbesondere darüber, inwieweit diese Empfehlungen von den Landesverbänden der Pflegekassen und der Krankenkassen sowie den Ersatzkassen, den Kassenärztlichen Vereinigungen und den Landeskrankenhausgesellschaften bei der Erfüllung der ihnen nach diesem und dem Fünften Buch übertragenen Aufgaben berücksichtigt wurden."*

Verbindlicher formuliert ist aber die Pflicht der Einbeziehung von Empfehlungen (§ 8a Abs. 5 SGB XI):

> *„Empfehlungen der Ausschüsse nach den Absätzen 1 bis 3 zur Weiterentwicklung der Versorgung sollen von den Vertragsparteien nach dem Siebten Kapitel beim Abschluss der Versorgungs- und Rahmenverträge und von den Vertragsparteien nach dem Achten Kapitel beim Abschluss der Vergütungsverträge einbezogen werden."*

Die Bereiche, auf die sich die Empfehlungen erstrecken, sind also die *„Umsetzung der Pflegeversicherung"* (§ 8a Abs. 1 SGB XI) und die *„sektorenübergreifende Zusammenarbeit in der Versorgung von Pflegebedürftigen"* (§ 8a Abs. 2 SGB XI). Diese in § 8a SGB XI aufgeführten Befugnisse setzen vor der Schwelle der Zulassung zum Pflegemarkt bzw. der Verweigerung des Zutritts zu diesem Markt an. Immerhin ist aber damit eine Möglichkeit gegeben, auf die Versorgungsstruktur einzuwirken.

3.2.4 Finanzierung neuer Versorgungsformen

Ein Instrument, das sich indirekt auf die Gestaltung der Versorgungsstruktur auswirken kann, stellt die Finanzierungsvorschrift zur Förderung der

Versorgungsstruktur (§ 45c SGB XI) dar. Diese sehr textreiche Vorschrift kann hier nicht im Einzelnen erläutert werden. Die in dieser Vorschrift erwähnten Finanzierungsmöglichkeiten können von den Kommunen und Ländern genutzt werden.

Zu den Finanzierungsvorschriften gehören auch die Regelungen zu den Modellvorhaben nach § 8 Abs. 3 und 4 SGB XI. Hier sind zunächst die Leistungserbringer angesprochen (§ 8 Abs. 3 Satz 1 SGB XI), aber auch den einzelnen Ländern wird die Möglichkeit regionaler Modellvorhaben eingeräumt (§ 8 Abs. 3 Satz 7 SGB XI).

3.2.5 Zusammenfassung zur Versorgungssteuerung

Zusammenfassend kann man zum Thema Versorgungsstruktur und kommunale Einflussmöglichkeiten sagen, dass mittlerweile nicht nur Aufgaben-, sondern für begrenzte Bereiche auch Befugnisnormen vorhanden sind. Eine umfassende Bedarfsplanung imperativen Charakters ist aber schon wegen der Maßgaben des SGB XI nicht möglich.

3.3 Zur Beratung

Das Thema Beratung auf dem Gebiet der Pflege (Shafaei, 2017) ist mittlerweile ziemlich unübersichtlich geworden, insbesondere, wenn man es mit der Beratung auf dem Gebiet der Alten- und Behindertenhilfe verschränkt.

Betrachtet man sich die Anliegen der Kommunen auf diesem Gebiet, so sind die Botschaften ganz klar. In den „*Erläuterungen der Bund-Länder-Arbeitsgruppe zur Stärkung der Rolle der Kommunen in der Pflege: Weiterentwicklung der Beratungsstrukturen durch ‚Modellkommunen Pflege‘*" wird gefordert, die Beratungsansprüche/-pflichten nach dem SGB XI mit Beratungsansprüchen/-pflichten zu weiteren Sozialleistungen, die in (Finanzierungs-) Verantwortung der Kommune geleistet werden, in ein Gesamtkonzept einzubinden und in eigener Verantwortung oder in Kooperation mit anderen zu erbringen. Das klingt zunächst sehr neutral. Im Kern geht es aber um die Gestaltung der Pflegestützpunkte, deren Aufgabe die wohnortnahe Beratung, Betreuung und Versorgung der Versicherten ist (§ 7c Abs. 1 SGB XI). Hier gibt es jetzt ein Initiativrecht der Kommunen in ihrer Funktion als für die Hilfe zur Pflege zuständigen Träger der Sozialhilfe (§ 7c Abs. 1a SGB XI).

Auf dem Gebiet der Pflegeberatung (§ 7a SGB XI) kann jetzt die Zusammenarbeit bei der örtlichen Beratung durch Stellen für die wohnortnahe Betreuung im Rahmen der Altenhilfe im Gebiet des Kreises oder der kreisfreien Stadt durch ergänzende Verträge zwischen den Landesverbänden der Pflegekassen, dem

Verband der privaten Krankenversicherung e. V. und den Trägern der Sozialhilfe geregelt werden (§ 7a Abs. 7 SGB XI). Mit den befristeten Modellvorhaben zur kommunalen Beratung Pflegebedürftiger und ihrer Angehörigen (§§ 123, 124 SGB XI) wird nun auch dem Bedarf nach der Verschränkung der Beratung zur Altenhilfe und zur Eingliederungshilfe Rechnung getragen (§ 123 Abs. 1 Satz 6 SGB XI).

4. Zusammenfassung und Ausblick

Die Stärkung der kommunalen Ebene auf dem Gebiet der Politik für alte, behinderte und pflegebedürftige Menschen wird seit einiger Zeit als Anliegen formuliert. Es gibt keine grundsätzlichen Einwände gegen diese Notwendigkeit. Im Siebten Altenbericht (Bundestags-Drucksache, 2016; Görres, 2017; Klie, 2017; Naegele, 2017) sind die Gründe hierfür umfassend dargelegt worden. Einiges ist schon mit dem Pflegestärkungsgesetz III aufgenommen worden.

Die Einsichten in diese Notwendigkeiten werden im bundespolitischen Raum verstärkt wahrgenommen. Trotzdem bleiben staatsorganisatorische Probleme angesichts der Tatsache, dass die Versorgungsgestaltung im Gesundheits- und Pflegewesen durch das Leistungserbringerrecht des SGB V und SGB XI dominierend geprägt wird (Burgi, 2013).

Die Verlagerung von bisher bei den Sozialversicherungsträgern liegenden Versorgungs- und Beratungskompetenzen auf die kommunale Ebene erfordert weniger eine neue Aufgabenzuschreibung – diese ist mit der kommunalen Daseinsvorsorgeverantwortung weitreichend gegeben -, als vielmehr eine neue Befugnisverteilung mit entsprechenden Instrumenten und entsprechender Finanzierung. Eine solche neue Befugnisverteilung wird angesichts des Behauptungswillens der Träger der Sozialen Pflegeversicherung sicher auf Schwierigkeiten stoßen.

Bevor die Befürworter jetzt nach weiteren Instrumenten und Finanzierungen rufen, sollten die vorhandenen Möglichkeiten ausgeschöpft werden. Das Beispiel des Alten- und Pflegegesetzes in Nordrhein-Westfalen steht für eine solche Ausschöpfung von begrenzten Möglichkeiten bei der Planung der pflegerischen Versorgungsinfrastruktur für zusätzliche Angebote.

Kaum artikuliert wird, dass es bislang nicht klar ist, ob alle Kommunen in Deutschland überhaupt eine neue Befugnisverteilung wollen. Es ist deshalb sehr schwierig, die Lage einzuschätzen. Diejenigen, die eine neue Befugnisverteilung wünschen, äußern sich, in der Regel über ihre Verbände, politisch oft lautstark. Diejenigen, die es bei der bisherigen Befugnisverteilung belassen wollen, äußern sich nicht oder nur leise. Allerdings kann das kein Argument gegen die Stärkung kommunaler Pflegepolitik sein.

Literatur

Alten- und Pflegegesetz Nordrhein-Westfalen (APG NRW). Gesetz zur Weiterentwicklung des Landespflegerechtes und Sicherung einer unterstützenden Infrastruktur für ältere Menschen, pflegebedürftige Menschen und deren Angehörige. In der Fassung der Bekanntmachung vom 02.10.2014 (GV NRW S. 625), zuletzt geändert durch das Gesetz vom 12.07.2019 (GV NRW S. 172).

Ausschussdrucksache 18 (14)0204 (8) vom 11.10.2016. Stellungnahme des Deutschen Landkreistages und des Deutschen Städtetages, 3–4. Deutscher Bundestag. 18. Wahlperiode.

Bundesministerium für Gesundheit. (2014). Empfehlungen der Bundes-Länder-Arbeitsgruppe zur Stärkung der Rolle der Kommunen in der Pflege. https://www.bundesgesundheitsministerium.de/fileadmin/Dateien/3_Downloads/E/Erklaerungen/BL-AG-Pflege-Gesamtpapier.pdf.

Bundestags-Drucksache 12/5262 vom 24.06.1993. Entwurf eines Gesetzes zur sozialen Absicherung des Risikos der Pflegebedürftigkeit. http://dipbt.bundestag.de/doc/btd/12/052/1205262.pdf.

Bundestags-Drucksache 18/10210 vom 02.11.2016. Siebter Bericht zur Lage der älteren Generation in der Bundesrepublik Deutschland. Sorge und Mitverantwortung in der Kommune – Aufbau und Sicherung zukunftsfähiger Gemeinschaften. Deutscher Bundestag. 18. Wahlperiode. http://dipbt.bundestag.de/doc/btd/18/102/1810210.pdf.

Bundesverwaltungsgericht (BVerwGE), Urteil vom 25.07.1985 – 3 C 25.84 – BVerwGE 72, 38.

Burgi, M. (2013). Kommunale Verantwortung und Regionalisierung von Strukturelementen in der Gesundheitsversorgung. Nomos Verlag. https://doi.org/10.5771/9783845248240.

Deutscher Landkreistag (DLT). (2016). Pressemitteilung vom 01.12.2016. Bundestag verabschiedet Drittes Pflegestärkungsgesetz: Landkreis zeigt sich enttäuscht. In Der Landkreis, Zeitschrift für kommunale Selbstverwaltung, 721–722.

Drittes Pflegestärkungsgesetz (PSG III). In der Fassung und Bekanntmachung vom 23.12.2016 (BGBI I, S. 3191). Bundesgesetzblatt Jahrgang 2016 – Teil 1, (65).

Evers, A. & Klie, T. (1999). Zur Neuausrichtung kommunaler Alterssozialpolitik oder: Nach dem Pflegeversicherungsgesetz – freiwilliges kommunales Engagement? In R. Schmidt & H. Entzian & K.-I. Giercke & Klie, T. (Hrsg.),

Die Versorgung pflegebedürftiger alter Menschen in der Kommune (39–48). Mabuse-Verlag.

Gemeinsamer Bundesausschuss. (2012). Richtlinie über die Bedarfsplanung sowie die Maßstäbe zur Feststellung von Überversorgung und Unterversorgung in der vertragsärztlichen Versorgung (Bedarfsplanungs-Richtlinie). In der Neufassung vom 20.12.2012 (BAnz AT 31.12.2012 B7), zuletzt geändert am 05.12. 2019 (BAnz AT 20.12.2019 B9).

Gemeinsamer Bundesausschuss. (2016). Richtlinie zu planungsrelevanten Qualitätsindikatoren (plan. QI-RL). In der Fassung vom 15.12.2016 (BAnz AT 23.03.2017 B2), zuletzt geändert am 14.05.2020 (BAnz AT 29.05.2020 B9).

Görres, S. (2017). Kommunale Versorgungsszenarien für ältere Menschen: Brauchen wir neue Qualitätsindikatoren? In F. Welti & M. Fuchs & C. Fuchsloch & G. Naegele & P. Udsching (Hrsg.), Gesundheit, Alter, Pflege, Rehabilitation – Recht und Praxis im interdisziplinären Dialog, Festschrift für Gerhard Igl (1. Aufl.) (235–248). Nomos Verlag. http://dx.doi.org/10.5771/9783845277707-234.

Igl, G. (2018a). Soziale Pflegeversicherung. In F. Ruland & U. Becker & P. Axer (Hrsg.), Sozialrechtshandbuch (SRH) (6. Aufl.) (978). Nomos-Verlag.

Igl, G. (2018b). In G. Igl & F. Welti (Hrsg.), Gesundheitsrecht (3. Aufl.) (73 ff., 104). Franz Vahlen Verlag.

Igl, G. & Kühnert, S. & Naegele, G. (1995). SGB XI als Herausforderungen für die Kommunen. In G. Igl (Hrsg.), Dortmunder Beiträge zur angewandten Gerontologie (4). Vincentz Verlag.

Klie, T. (2017). Langzeitpflege und die Kommunen – Von der Notwendigkeit einer Strukturreform Pflege und Teilhabe. In F. Welti & M. Fuchs & C. Fuchsloch & G. Naegele & P. Udsching (Hrsg.), Gesundheit, Alter, Pflege, Rehabilitation – Recht und Praxis im interdisziplinären Dialog, Festschrift für Gerhard Igl (1. Aufl.) (248–260). Nomos Verlag. https://doi.org/10.5771/9783845277707-247.

Naegele, G. (2017). Die Rolle der Kommunen in der pflegerischen Versorgung der Bevölkerung aus sozialpolitischer Sicht. In F. Welti & M. Fuchs & C. Fuchsloch & G. Naegele & P. Udsching (Hrsg.), Gesundheit, Alter, Pflege, Rehabilitation – Recht und Praxis im interdisziplinären Dialog, Festschrift für Gerhard Igl (1. Aufl.) (273–286). Nomos Verlag. https://doi.org/10.5771/9783845277707-272.

Shafaei, R. (2017). Beratungspflichten und Infrastruktur im Pflegerecht. In F. Welti & M. Fuchs & C. Fuchsloch & G. Naegele & P. Udsching (Hrsg.), Gesundheit, Alter, Pflege, Rehabilitation – Recht und Praxis im interdisziplinären Dialog, Festschrift für Gerhard Igl (1. Aufl.) (286–296). Nomos Verlag. https://doi.org/10.5771/9783845277707-272.

Shafaei, R. (2018). § 8, Rn. 2. In P. Udsching & B. Schütze (Hrsg.), SGB XI Soziale Pflegeversicherung: Kommentar (5. Aufl.). C.H. Beck Verlag.

Sozialgesetzbuch XI (SGB XI). In der Fassung der Bekanntmachung vom 26.05.1994 (BGBI I S. 1014), zuletzt geändert durch das Gesetz vom 22.12.2020 (BGBl. I S. 3299). https://www.gesetze-im-internet.de/sgb_11.

Thomas Klie

Caring Community. Leitbild für eine solidarische Gesellschaft?

Eine Zwischenbilanz in Zeiten von Corona

Prolog

Die Corona-Pandemie stellt insbesondere für die Langzeitpflege eine große Herausforderung dar und macht dabei wie durch ein Brennglas deutlich, wo die Problemzonen der Pflege, für die Stefan Görres sich in vielfältiger Weise wissenschaftlich und fachpolitisch eingesetzt hat, zu verorten sind. In dem von ihm verfolgten Public Health-Ansatz ging es ihm darum, Pflege aus einer defizitorientierten und körperlichen Sicht zu lösen. In der Corona Krise ist genau diese Vorstellung, die sich auf die Gesundheit insgesamt bezieht, unter die Räder geraten: Die Vorstellung von Gesundheit ist derzeit wieder vornehmlich von einer körperlichen oder besser von einer virologischen Sicht geprägt. Mit großem Einsatz – und dies akzeptiert von der Bevölkerung – ist die Politik darum bemüht, das Virus und seine Ausbreitung zu bekämpfen. Es darf aber nicht allein darum gehen, handwerkliche Pflegestandards und die Umsetzung eines Hygieneregimes in den Mittelpunkt der pflegepolitischen Anstrengungen zu stellen. Als Mitmenschen begegnen wir uns nicht als potentielle, virologische Gefahr oder mögliche Risikoträger. Auf Pflege angewiesene Menschen über 65 wurden unter Corona-Vorzeichen zur Risikogruppe erklärt. Das bürgt, wie in Pflegeheimen zu beobachten, die Gefahr der systematischen Ausgrenzung und Diskriminierung. Auf Pflege angewiesene Menschen sind viel mehr als nur ein Risiko. Soziale Isolation und Einsamkeit, sie machen ebenfalls krank, können zu Leid und Leiden führen und das Sterblichkeitsrisiko erhöhen (Netzwerk *Demenz vernetzen*, 2020). Menschenrechtsverletzungen im Rahmen von Quarantänemaßnahmen waren verbreitet und lassen den dünnen rechtstaatlichen Firnis über der alltäglichen Pflegepraxis erkennen (Klie, 2020). Gesundheit ist weit mehr als physische Unversehrtheit und Überleben. Die WHO definiert Gesundheit umfassend in ihrer körperlichen, seelischen und spirituellen Dimension. Aus theologischer Perspektive lässt sich Gesundheit (im Alter) als die *Kraft zum Menschsein in Krankheit* verstehen (Rieger, 2013). Der professionelle, politische, aber auch der gesellschaftliche Umgang hat in einem solchen Verständnis von Gesundheit auch die physischen, psychischen, sozialen und spirituellen Bedürfnisse von

Menschen wahrzunehmen und auszubalancieren und dafür Sorge zu tragen, dass Menschen in ihrer Vulnerabilität nicht gedemütigt werden. Demütigung – und dazu gehören nicht legitimierbare Menschenrechtsverletzungen – nehmen einem die Kraft zum Menschsein. Eine in diesem Sinne sorgende Gesellschaft ringt im Spannungsfeld zwischen Fürsorge und Selbstbestimmung – auch und gerade in Zeiten von Corona – um Bedingungen guten Lebens für Patient*innen und auf Pflege angewiesene Menschen. Aber was heißt solidarische und sorgende Gesellschaft, wenn auf Pflege angewiesene Menschen ihr Haus nicht nur zum individuellen Schutz, sondern auch zum Schutz des Gesundheitswesens nicht verlassen sollen? Wie wird entschieden, mit wem und auf welchen Grundlagen und wie groß persönliche Freiheit sein kann und die Einschränkungen zu Gunsten des Gemeinwohls zu sein haben? Einfache Lösungen auf diese Fragen gibt es nicht. Die Corona-Krise weist auf einen großen Bedarf nach neuen Formen der öffentlich-politischen Diskussion derartiger Grundsatz- und Menschenrechtsfragen. Sie führt allenthalben vor Augen, wie fragil das System der Langzeitpflege ist. Grenzschließungen ließen häusliche Pflegearrangements, die ihre Stabilität durch osteuropäische Haushaltshilfen erhielten, kollabieren. Tagespflegeeinrichtungen wurden geschlossen, die Notversorgung wurde auf ein Mindestmaß – und das mit großen Unterschieden – reduziert. Die Sorge um auf Pflege angewiesene Menschen wurde wieder primär zur Privatangelegenheit und Sorgearbeit auf den informellen Bereich verlagert. Auf traditionelle und als überholt angesehene Geschlechterrollen wurde zurückgegriffen, Arbeitsbedingungen für professionell Pflegende wurden (zunächst) in einer die Pflegekräfte und Ärztinnen/Ärzte gefährdenden Weise vernachlässigt. In der Corona-Krise zeigte sich aber auch die Vitalität und Kreativität nachbarschaftlicher und zivilgesellschaftlicher Antworten auf die Sorgen und Nöte auf Pflege angewiesener Menschen und ihrer An- und Zugehörigen. Die Bereitschaft von Nachbarn und von Engagierten einander zu helfen, sie gehört zu den Sternstunden der Krise. Dort, wo Netzwerke einer kommunalen Sorgestruktur im Sinne der Caring Community schon länger bestehen, konnten Betroffene und ihr Umfeld schnell auf Unterstützung rechnen. Sie, die zivilgesellschaftlichen Initiativen, die Solidaritätsbereitschaft in informellen Netzwerken, aber auch die institutionellen und staatlichen Gewährleistungsfunktionen für Bedingungen guter Pflege und Sorge: Sie bilden im Konzert und in ihrer Bezogenheit aufeinander sowie einer guten Governance die Basis für eine Caring Community. Das ist die Lehre, die es unter anderem aus der Corona-Krise zu ziehen gilt.

1. Caring Community – ein Begriff mit unterschiedlichen Hintergründen

Der Terminus der Caring Community, der sorgenden Gemeinschaft oder – Gesellschaft hat eine breite Resonanz erfahren (Klie, 2014a; Institut für Sozialarbeit und Sozialpädagogik e. V. (ISS), n. D.; Bundesministerium für Familie, Senioren, Frauen und Jugend (BMFSFJ), 2016; Bundesministerium für Familie, Senioren, Frauen und Jugend (BMFSFH), 2017). Er wurde vom Siebten Altenbericht der Bundesregierung (Netzwerk *Demenz vernetzen*, 2020) im Kontext demografischer Herausforderungen in Fragen der Langzeitpflege aufgegriffen und dies mit Blick auf überforderte oder prekäre häusliche Pflegearrangements. Das Leitbild der Caring Community wurde v.a. dort aufgegriffen, wo – auch im funktionierenden System der Langzeitpflege – systemimmanente Leistungsgrenzen der Pflegeversicherung zum Tragen kommen oder der Pflegemarkt an seine (Akzeptanz-) Grenzen stößt. Die Leistungen der Pflegeversicherung sollen die Familienpflege flankieren, nicht ersetzen, so die Konzeption der Pflegeversicherung. Mit Rückgang der Familienpflegebereitschaft und Ressourcen informeller Pflege (Blinkert & Klie, 2004), mit der Zunahme von Einpersonenhaushalten auf Pflege angewiesener Menschen und angesichts der Leistungsgrenzen der Pflegeversicherung wird nach Lösungen gesucht, wie die Pflege – vor allem im ambulanten Bereich – sichergestellt werden kann. Das Ausweichen auf osteuropäische Haushaltshilfen wird von Legalitätsdefiziten begleitet und stößt keineswegs überall auf Akzeptanz. Da verspricht die Caring Community Antworten zu geben. Caring Communities betonen den Ort als maßgeblich für Bedingungen guten Lebens unter Vorzeichen von Pflegebedürftigkeit (Klie, 2017a), sie thematisieren die Pflege und Sorge als kulturelle Frage und gesamtgesellschaftliche Herausforderung und gehen in ihrem Fokus über die Pflege i.e.S. hinaus, indem sie sowohl die unterschiedlichen Bedürfnisse auf Pflege angewiesener Menschen in den Blick nehmen als auch die unterschiedlichen Akteure der *Wohlfahrtsproduktion* – von Familie über Markt und Staat bis zu dem immer mitgedachten bürgerschaftlichen Engagement (Klie, 2018a). Aber nicht nur als Antwort auf Leistungsgrenzen der Pflegeversicherung erscheint der Leitbegriff der Caring Community interessant: auch für diejenigen, die nach innovativen Modellen des Lebens, Wohnens und der Sorge vor Ort suchen, jenseits des in einer Mischung aus industrieller und professioneller Qualitätssicherung stark reglementierten Langzeitpflegeregimes, gewinnt der Begriff seine Attraktivität (Klie, 2014b). Er steht auch für alternative Wohn- und Versorgungskonzepte.

Der Begriff der Caring Community hat seine Wurzeln in unterschiedlich verorteten Care-Debatten. Mit dem Care-Begriff ist auf der einen Seite eine kritische

Auseinandersetzung mit einem medizinisch dominierten Pflegeverständnis verbunden (Leininger, 2002; Klie, 2015). Mit dem bislang von der Pflegeversicherung transportierten Pflegeverständnis, werden zentrale Dimensionen dessen, worauf gute Pflege zielt, vernachlässigt, so die Kritik (Kohlen, 2015). Im Zusammenhang mit dem bis 2017 eng geführten Pflegebedürftigkeitsbegriffes der Langzeitpflege wurde aus einer interdisziplinären Perspektive der Ansatz von Care und Caring Communities aufgegriffen und dies bereits in den 1990er Jahren (Brandenburg & Güther, 2015). Care thematisiert keineswegs nur Versorgung in einem medizinisch-pflegerischen Sinne, sondern folgt einem holistischen Menschenbild und ist auf gelingendes Leben und Lebensgestaltung unter Bedingung von Pflegebedürftigkeit ausgerichtet (Steiner-Hummel, 1997). Eine entfaltete Care Debatte findet sich in der Hospizbewegung, der es um Bedingungen menschenwürdigen Sterbens für alle Menschen geht (Heller & Heimerl & Husebø, 2007). Sie verweist weit über palliativ-medizinische Sichtweisen hinaus, indem sie Teilhabe und Würdesicherung in den Mittelpunkt ihrer Bemühungen stellt. – Dabei ist die Einbeziehung von Freiwilligen essentiell für die Hospizkultur (Schneider & Dill & Gmür, 2018). In einer gewissen konzeptionellen und semantischen Verwandtschaft zur Caring Community steht das in der Behindertenhilfe entwickelte Konzept der Community Care. Hier standen und stehen Deinstitutionalisierungsansätze und die Einbindung in den jeweiligen Sozialraum im Vordergrund (Schablon, 2009).

Seine „Karriere“ in der Altenhilfe und Langzeitpflege hat der Begriff der Caring Communities der Politik- und Kommunalberatung im Zusammenhang mit kommunalen Pflegekonzepten und Altenhilfeplanung zu verdanken (Klie & Spiegelberg, 1999). Hier haben die Begriffe der sorgenden Gemeinschaft respektive der Caring Community in Deutschland in besonderer Weise ihre Resonanz gefunden. Er steht im Zusammenhang mit der Debatte einer zuletzt vom Siebten Altenbericht der Bundesregierung geforderten „Verörtlichung von Sozialpolitik“ (BMFSFJ, 2016; Schulz-Nieswandt, 2017). Zentral gesteuerte Sicherungssysteme wie das der gesetzlichen Kranken- und der sozialen Pflegeversicherung werden ihrem Sicherstellungsauftrag vor Ort häufig nicht mehr gerecht. Lösungen vor Ort sind gefragt und werden gefordert – auch hier kommt die Caring Community ins Spiel.

Der Begriff ist auch in der Wissenschaft aufgegriffen worden. In der soziologischen Debatte findet der Begriff u.a. in der Analyse von Care Figuration Verwendung (Zimmermann, 2018). Dabei werden in analytischer und konzeptioneller Hinsicht Formen gegenseitiger Unterstützung jenseits klassischer Familiennetzwerke untersucht. Haubner nahm den Begriff unter dem Aspekt einer materialistischen Gesellschaftsanalyse ausbeutungstheoretisch auf (Haubner, 2017). In der sozialarbeitswissenschaftlichen und feministischen Forschung wurde vor allem die Frage nach dem Verhältnis von Erwerbsarbeit und Frauen zugeschriebenen unbezahlten Formen der Care Arbeit problematisiert.

2. Caring Community – eine kleine Wirkungsgeschichte

Schaut man auf die Wirkungsgeschichte des Begriffs der Caring Community, lässt sich zum einen ausmachen, dass sich bei der breiten Resonanz kein einheitliches Verständnis herausgebildet hat. Der Begriff wurde in sehr vielfältiger Weise aufgenommen und benutzt. Eine breite Resonanz hat er im kirchlichen Kontext gefunden (Klie, 2017b). So wurde er auf der EKD-Ebene aber auch für die kirchliche Altenarbeit als Leitbild aufgegriffen (Evangelische Arbeitsgemeinschaft für Altenarbeit in der EKD (EafA, 2020). Ähnliches gilt für katholische Kirchengemeinden und einige Caritasverbände (Helmer, 2017). Insbesondere im freikirchlichen Bereich hat der Begriff vor allem im Ausland Tradition (Caring Community Church Albion/Michigan, 2020). Er zielt dort auf den Zusammenhalt in der Gemeinde – im Sinne des Bondings (Putnam, 2000). Auch in der freien Wohlfahrtspflege findet der Begriff Resonanz: Caring im Sinne diakonischer Grundhaltungen und Praktiken jenseits marktorientierter sozialwirtschaftlicher Handlungsformen und -strategien, die den Bereich der kirchlichen Wohlfahrtspflege inzwischen prägen, erinnert an solidarische Wurzeln der Wohlfahrtsverbände und provoziert Diskussionen um eine neue Verortung und Positionierung von gemeinnützigen Akteuren (ISS, n. D.). Die Caring Community transportiert latent eine implizite Kritik an der Dominanz marktlicher Mechanismen in der Sozialwirtschaft.

Vorrangig sind es aber Kommunen, die den Begriff der Caring Community und der sorgenden Gemeinde interessiert aufgenommen haben (Sorgende Gemeinschaft Gau-Algesheim, n. D.). Von kleinstädtischen Orten wie Eichstetten oder Daun, über Quartiere in Mittel- und Großstädten bis hin zu Landkreisen und Stadtbezirken findet der Begriff in unterschiedlicher Weise Resonanz: In Köln geschieht dies im Sinne von Compassionate Communities (Wegleitner & Heimerl & Kellehear, 2016) beim Aufbau eines stadtweiten Palliativ-Netzwerkes. In Berlin Treptow-Köpenick, in einer politisch von Polarisierung geprägten Konstellation steht er für das Bemühen des Bezirks in einer konkordanzdemokratischen Konstellation unter Einbeziehung eines Sozialbürgermeisters der Linken und eines Gesundheitsstadtrates der AfD die soziale Kohäsion im Bezirk zu fördern bzw. zu erhalten und von der Arbeit mit und für Flüchtlinge über Palliativ Care bis zur Gemeinwesenarbeit (Sorgender Bezirk

Treptow-Köpenick, n. D.). Im Landkreis Tuttlingen wird er verwendet, um Desiderate im Erwachsenenschutz aufzugreifen und die verschiedenen Akteurinnen bzw. Akteure und Aktivitäten unter ein Leitbild zu stellen (Klie, 2019a). Kommunen, die um moderne Governancekonzepte bemüht sind, einen partizipativen Politikstil im Sinne von Bürgerkommunen (Roß & Roth, 2018) verfolgen, greifen ihn auf.

Die Varianten der Konzeptionalisierung reichen von Strategien neuer parochialer Öffnung von Kirchengemeinden über Bürgerbeteiligungsprozesse und gemeinwirtschaftlich ausgerichtete kommunale Entwicklungsprozesse bis hin zur Einverleibung von Caring Communities in sozial- und betriebswirtschaftliche getriebene Modelle: Caring Community als Rundumversorgung unter Einschluss von digitaler Kommunikation und Technik (Caring Community – Wellness through life's end Santa Rosa/Kalifornien, 2020).

Zu den zentralen theoretischen und konzeptionellen Bausteinen gehören einerseits Argumentationslinien aus einem modernen Subsidiaritätsverständnis (Heinze & Klie & Kruse, 2016). Dabei versammeln sich – sowohl in der Konzeption als auch der Rezeption – unter dem Caring Community-Ansatz unterschiedliche Subsidiaritätsverständnisse:

- Subsidiarität in einem vormodernen Sinne der konzentrischen Kreise von Verantwortlichkeiten, die erst bei den Leistungsgrenzen etwa von Familie und Nachbarschaft das Eintreten einer nächsten Instanz vorsieht: hier fungiert die Caring Community im Sinne einer Erinnerung an traditionelle Familien- und Nachbarschaftssolidarität mit impliziten, genderspezifischen Rollenbildern.
- Ein formales Verständnis von Subsidiarität wird von Wohlfahrtsverbänden verwendet. Hier wird das Leitbild der Caring Community zur Absicherung des Vorrangs der freien Wohlfahrtspflege genutzt: zur Nutzung von Förderprivilegien und einer europarechtlichen Absicherung ihres Sonderstatuses. Durch ihre hybride Struktur gelingt ihnen am ehesten die systemische Einbeziehung des organisierten Ehrenamtes in das Dienstleistungsgeschehen der Pflege (Evangelische Heimstiftung, n. D.).
- Dort wo Caring Communities in örtliche Beteiligungsprozesse mit einer zentralen Rolle bürgerschaftlichen Engagements eingebunden sind, wird Subsidiarität eher im Sinne von Baumgartner & Korff (Baumgartner & Korff, 2009) genutzt, nach der Subsidiarität voraussetzt, dass eine übergreifende Gesamtaufgabe auf eine Vielfalt von Akteur*innen und Trägerinnen/Trägern verteilt ist, die sich ergänzen, um zur Erfüllung der Gesamtaufgabe das ihnen Gemäße beizutragen (Klie, 2014a).

An das zuletzt genannte Subsidiaritätsverständnis schließen sich wohlfahrtspluralistische Ansätze an, auf denen konzeptionell und operativ Caring Communities beruhen (Evers & Olk, 2005; Klie & Roß, 2005). Informelle Formen der Unterstützung, Dienstleistungsangebote des Marktes, staatliche und zivilgesellschaftliche Formen der Unterstützung ergänzen sich und schaffen, wenn es gut geht, eine besondere Qualität der Hilfe (Klie, 2017c).

Um eine moderne Vorstellung und Gestaltung von Daseinsvorsorgeaufgaben – insbesondere in prekären Gemeinden und Regionen – geht es in Debatten um die Caring Community (Schmidt, 2018), die eine Nähe zu kommunitaristischen Diskursen aufweisen (Etzioni, 1994). Kommunen, die den Ansatz der Caring Community verfolgen, verwenden häufig einen konsequenten, sozialraumbezogenen Ansatz der Dorf- und Stadtentwicklung oder/und orientieren sich an Konzepten der Bürgerkommune (Roß & Roth, 2018). Diese Konzepte sehen ebenfalls in der sektorenübergreifenden Gestaltung von Aufgaben der Daseinsvorsorge, einer starken Betonung der Bedeutung bürgerschaftlichen Engagements und der politischen Beteiligung der örtlichen Bürgerschaft den Schlüssel für die Bewältigung von Herausforderungen auf kommunalpolitischer Ebene (BMFSFJ, 2017). Auch Professionalisierungsdebatten, etwa in der Pflege um Vorbehaltsaufgaben und in der Sozialen Arbeit um Quartiersarbeit und Case Management (Monzer, 2018), werden im Caring Community-Zusammenhang aufgegriffen. Wo liegen die Aufgaben der professionell Tätigen, wo die der Assistenzkräfte, der Familien und der Ehrenamtlichen?

Betrachtet man die politische Dimension des Begriffs der Caring Community, lassen sich vier Aspekte herausarbeiten.

1. **„Rekommunalisierung"**
   Der Ansatz der Caring Community betont die Bedeutung örtlicher Sozialpolitik und impliziert, politisch gewendet – auch in der Politik der Langzeitpflege – eine Stärkung von Ressourcen und Kompetenzen der Kommunen (Hoberg & Klie & Künzel, 2013). Er provoziert eine Klärung der Rolle und Verantwortung der Kommunen in der Langzeitpflege, die durch die Einführung der Pflegeversicherung weithin entpflichtet und um Kompetenzen gebracht wurden. Die Notwendigkeit einer Stärkung der Rollen der Kommunen wurde insbesondere von der Siebten Altenberichtskommission betont (BMFSFJ, 2016; BMFSFJ, 2017). Entsprechende politische Vorschläge, die auch darauf zielen, die Probleme ungleichwertiger Lebensbedingungen für auf Pflege angewiesene Menschen (Klie, 2018b) aufzugreifen, lösten in der letzten Legislaturperiode erheblichen machtpolitischen Widerstand aus,

der die gemeinsame Initiative von kommunalen Spitzenverbänden und 15 Bundesländern im Zusammenhang mit dem Pflegestärkungsgesetz III zunichtegemacht hat (Klie & Hoberg & Künzel, 2016). An den machtpolitischen Kräfteverhältnissen im korporatistischen Langzeitpflegesystem scheiterten bislang die pflegepolitischen Implikationen des Caring Community-Ansatzes.

2. **Demokratisierung der Langzeitpflege**
   Über 60 Prozent der erwachsenen Bevölkerung in Deutschland waren oder sind in Care und Sorgeaufgaben persönlich involviert und kennen sie als existenzielle Erfahrung (Klie, 2018b). Die Erfahrungen sind für die weitere Lebensführung jeweils prägend – bei allen Belastungen, die mit langjähriger Pflege verbunden sind (Bruker & Klie, 2018). Die Bereitschaft, sich mit Pflegefragen – sei es bürgerschaftlich oder politisch – zu befassen, nimmt mit der Pflegerfahrung zu. Stellt man den Care-Begriff in einen aristotelischen Zusammenhang des Ringens um gute Lebensbedingungen für alle vor Ort, steckt das Potential der Demokratisierung von Fragen der Langzeitpflege in dem Ansatz der Caring Community, wenn er zivilgesellschaftlich aufgenommen und/oder in kommunale Beteiligungsprozesse eingebunden wird, wie inzwischen manche Förderprogramme vorsehen (Strategie Quartier 2030, n. D.). Die Resonanzfähigkeit des Leitbildes auf kommunaler Ebene in Bürgerbeteiligungsprozessen unterstreicht dieses Potential.
3. **Aufdecken ungedeckter Bedarfe**
   Caring Community-Konzepte können pflegepolitische Desiderate aufnehmen, wenn
   - sie ungedeckte Bedarfe in den Blick nehmen.
   - sie ausbeutungsähnliche Verhältnisse aufdecken (Haubner, 2017), etwa dass in manchen Haushalten lediglich aus finanziellen Erwägungen Pflegeaufgaben innerhalb der Familie übernommen werden.
   - sie das Thema osteuropäische Haushaltshilfen thematisieren, von denen es 600.000 in Deutschland geben soll (Leiber & Rossow & Duszczyk, 2018). Hier liegen die Berührungspunkte zu Ansätzen von Care Revolution mit ihren zivilgesellschaftlichen Ausrichtungen, die nicht allein auf den Ort, sondern auf gesellschaftliche Zustände insgesamt verweisen.
4. **Rückgriff auf das Ehrenamt**
   Anders sind Caring Community-Ansätze ausgerichtet, die Versorgungsdefizite mithilfe der Einbeziehung Ehrenamtlicher bewältigen wollen – etwa über leistungsrechtliche Formen der Unterstützung gem. § 45a ff SGB XI, ggf. unter Einbeziehung von Formen monetarisierten Ehrenamts (BMFSFJ,

2017; Klie, 2019b). Sowohl staatliche Programme lassen sich einer solchen Logik zuordnen wie auch sozialunternehmerische: das Ehrenamt komplettiert das Dienstleistungsangebot, sichert günstige „ehrenamtliche" Dienstleistungen und kompensiert Deckungslücken im System der gedeckelten Leistungen der Pflegeversicherung.

3. Caring Community – notwendige Debatten

Das Leitbild der Caring Community im Kontext von Altenhilfe und Pflege hat zahlreiche Kontroversen ausgelöst und berührt zentrale Diskurse der Pflege. Verbindet man mit dem Caring Community-Ansatz die Wiederentdeckung einer stärkeren Verantwortungsrolle der Kommunen für Infrastrukturen, für die Gewährleistung bedarfsgerechter Formen der Unterstützung und die Wahrnehmung eines wirksamen Schutzauftrages gegenüber vulnerablen Bevölkerungsgruppen, ist dies mit einer Aufgaben- und Ressourcenverlagerung zugunsten der Kommunen verbunden, die auf den bereits zitierten Widerstand des korporatistischen Systems der Langzeitpflege stößt. Auch ist der faktische Rückzug der Kommunen aus der Pflegeverantwortung und die sehr unterschiedliche Performance in der Langzeitpflege kein Garant dafür, dass eine Kompetenzverlagerung zugunsten der Kommunen automatisch zu einer besseren Versorgung auf Pflege angewiesener Menschen führt. Gleichwohl führt angesichts der Ortsabhängigkeit von Bedingungen guten Lebens für auf Pflege angewiesene Menschen an einer stärkeren Betonung örtlicher Verantwortungszusammenhänge kein Weg vorbei (BMFSFJ, 2016). Auch zu der wettbewerblich ausgerichteten Pflegewirtschaft, die durch die Wettbewerbsneutralität der Pflegeversicherung unterstützt wird, steht der Ansatz der Caring Community in einem Spannungsverhältnis. Nicht der Kundenbegriff – abgesehen von den rein unternehmerisch geprägten Konzepten – steht im Vordergrund, auf Pflege angewiesene Menschen werden nicht primär als Dienstleistungsnehmer*innen gesehen, sondern als Bürger*innen, um deren Teilhabesicherung es geht. Hermetischen, industriellen und professionellen Qualitätssicherungslogiken verpflichteten Versorgungssystemen steht der Ansatz der Caring Community fremd gegenüber: Gutes Leben unter Bedingungen von Pflegebedürftigkeit gelingt nur im Mix unterschiedlicher Hilfen mit ihren jeweiligen Handlungslogiken und -modi. Auch professionellen Dominanzansprüchen in der Langzeitpflege begegnet der Caring Community-Ansatz kritisch. Auf Pflege angewiesene Menschen brauchen gute professionelle Unterstützung. Sie allein kann allerdings keineswegs Bedingungen guten Lebens gewährleisten. Im Sinne von Nolan et al. (Nolan

& Brown & Davies et al., 2006) und orientiert an den Bedingungen guten Lebens nach Nussbaum (Nussbaum, 1999) geht ein medizinisch-pflegerisches Verständnis, das den Alltag der Pflege weithin prägt, an essentiellen Dimensionen guten Lebens von Menschen mit Pflegebedarf potentiell vorbei. Care ist mehr als Pflege in einem auf Pflegehandlungen und Qualitätsstandards von Fachpflege reduzierten Sinne. Aus Sicht der Fachpflege werden Caring Community-Ansätze auch als Gefahr der Deprofessionalisierung verstanden und kritisiert. Der Ansatz der Caring Community berührt auch Fragen des Sozialstaatsverständnisses. Trägt er zum Rückzug des Sozialstaates bei? Der Ansatz der Caring Community wird in diesem Zusammenhang als ausbeuterischer Rückgriff auf die Sorgereserve der Gesellschaft kritisiert: Angehörige, Nachbarn und ehrenamtlich Tätige springen kostenreduzierend in die Bresche (Haubner, 2017). Die Debatten um eine Vollversicherung in der Pflege bilden einen Kontrast zu dem Ansatz der Caring Community (Klie, 2019b; Lüngen, 2012): Die Bürger*innen sollen wie in Skandinavien einen Rechtsanspruch auf bedarfsdeckende Leistungen erhalten – und nicht auf Formen örtlicher Solidarität und Familienpflege verwiesen werden. Die Kontroversen sind keineswegs am Ende.

4. Ausblick

Das Leitbild der Caring Community zeigt seine Relevanz auch und gerade in Zeiten von Corona. Es ist kein Leitbild, das in den Dienst eines familialistischen Revisionismus gestellt werden darf. Es steht für Bemühungen um die Demokratisierung des Pflege- und Sorgediskurses und zugleich für eine Einhegung des Pflegemarktes in die Logik des Gewährleistungsstaates, der im Sinne der Grundrechtsrealisierung Sorge dafür trägt, dass Menschen überall dort, wo sie leben, in ihrer Gesundheit gestärkt, in ihren Menschenrechten geschützt und ihrer Teilhabe und -gabe bis zu ihrem Lebensende hin gefördert werden. Das verlangt nach Strukturreformen in der Langzeitpflege, die auf eine Stärkung der kommunalen Handlungsebene durch Kompetenz und Ressourcenzuordnung ebenso gerichtet sein müssen, wie auf die Überwindung von Sektorenlogiken – ambulant vs. stationär; GKV hier, SPV dort. Das Leitbild der Caring Community kann dort seine gesellschaftspolitische Kraft entfalten, wo es in örtliche, aber auch nationale Debatten um Gender und Generationengerechtigkeit und menschenrechtswahrende und effiziente Sorgearrangements eingebunden wird.

Literatur

Baumgartner, A. & Korff, W. (2009). Sozialprinzipien als ethische Baugesetzlichkeiten der Gesellschaft. Personalität, Solidarität und Subsidiarität. In W. Korff & A. Baumgartner & H. Franz et al. (Hrsg.), Handbuch der Wirtschaftsethik, Verhältnisbestimmung von Wirtschaft und Ethik (1, 225–236). Springer VS.

Blinkert, B. & Klie, T. (2004). Solidarität in Gefahr. Pflegebereitschaft und Pflegebedarfsentwicklung im demografischen und sozialen Wandel. Vincentz Verlag.

Brandenburg, H. & Güther, H. (2015). Lehrbuch Gerontologische Pflege. Hogrefe Verlag.

Bruker, C. & Klie, T. (2018). Pflegebedarf und Bedingungen guten Lebens. In A. Storm & DAK-Gesundheit (Hrsg.), Beiträge zur Gesundheitsökonomie und Versorgungsforschung (161–209). medhochzwei.

Bundesministerium für Familie, Senioren, Frauen und Jugend (BMFSFJ). (2016). Siebter Altenbericht. Sorge und Mitverantwortung in der Kommune – Aufbau einer Sicherung zukunftsfähiger Gemeinschaften. https://www.bmfsfj.de/bmfsfj/service/publikationen/siebter-altenbericht/120148.

Bundesministerium für Familie, Senioren, Frauen und Jugend (BMFSFJ). (2017). Zweiter Bericht über die Entwicklung des bürgerschaftlichen Engagements in der Bundesrepublik Deutschland. https://www.bmfsfj.de/blob/115624/d6da5ce2163c59600f48a7a5d360a3b2/2-engagementbericht-und-stellungnahme-br-data.pdf.

Caring Community Church Albion/Michigan. (2020). About. http://www.caringcommunitychurch.net/#about (14.08.2020).

Caring Community – Wellness through life's end Santa Rosa/ Kalifornien. (2020). https://www.caringcommunity.org/ (14.08.2020).

Etzioni, A. (1994). Jenseits des Egoismus-Prinzips. Ein neues Bild von Wirtschaft, Politik und Gesellschaft. Schäffer-Poeschel.

Evangelische Arbeitsgemeinschaft für Altenarbeit in der EKD (EafA). (2020). Projekt „Sorgende Gemeinde werden". https://www.ekd.de/eafa/sorgende_gemeinde_werden.html (21.07.2020).

Evangelische Heimstiftung. (n. D.). Engagement. Unser Versprechen. https://www.ev-heimstiftung.de/engagement/unser-versprechen (14.08.2020).

Evers, A. & Olk, T. (1996). Wohlfahrtspluralismus. Vom Wohlfahrtsstaat zur Wohlfahrtsgesellschaft. Westdeutscher Verlag.

Haubner, T. (2017). Die Ausbeutung der sorgenden Gemeinschaft. Laienpflege in Deutschland. Campus Verlag.

Heller, A. & Heimerl, K. & Husebø, S. (2007). Wenn nichts mehr zu machen ist, ist noch viel zu tun. Wie alte Menschen würdig sterben können. Lambertus Verlag.

Helmer, A. (2017). Auf dem Weg zu einer sorgenden Gemeinschaft. Neue Caritas, (118), 14–16.

Hoberg, R. & Klie, T. & Künzel, G. (2013). Strukturreform Pflege und Teilhabe. In Gesellschaft für Sozialen Fortschritt e. V. (Hrsg.), Sozialer Fortschritt. FEL-Verlag.

Institut für Sozialarbeit und Sozialpädagogik e. V. (ISS). (n. D.). Themenbereich des ISS, Sorgende Gemeinschaften. https://www.issffm.de/themen/alter/projektarchiv/sorgende-gemeinschaften (14.08.2020).

Klie, T. & Spiegelberg, R. (1999). Fürs Alter sorgen. Grundlagen, Methoden, Standards kommunaler Altenplanung. Kontaktstelle für praxisorientierte Forschung.

Klie, T. & Roß, P.-S. (2005). Wie viel Bürger darf's denn sein!? Bürgerschaftliches Engagement im Wohlfahrtsmix – eine Standortbestimmung in acht Thesen, Archiv für Wissenschaft und Praxis der sozialen Arbeit, 4(36), 20–43.

Klie, T. (2014a). Sorgende Gemeinschaft – Blick zurück oder nach vorne? Geteilte Verantwortung oder Deprofessionalisierung? Was steckt hinter den Caring Communities? Praxis PalliativeCare, (23), 20–22.

Klie, T. (2014b). Wen kümmern die Alten? Auf dem Weg in eine sorgende Gesellschaft. In Bundeszentrale für Politische Bildung, (1440). Pattloch Verlag.

Klie, T. (2015). Cure and Care. Unterscheidung zur Profilierung professioneller Pflege? Ludwigshafener Ethische Rundschau, (1), 7–10.

Klie, T. & Hoberg, R. & Künzel, G. (2016). Referenzentwurf PSG III – Modellkommunen Stellungnahme und Schwachstellen, Case Management, 3(12), 128–129.

Klie, T. (2017a). DAK Pflegereport 2017. Gutes Leben mit Demenz: Daten, Erfahrungen und Praxis. Beiträge zur Gesundheitsökonomie und Versorgungsforschung, Band 19. medhochzwei. https://www.dak.de/dak/download/dak-pflegereport-2017-pdf-2073760.pdf (03.10.2020).

Klie, T. (2017b). Caring Community – Verständnis und Voraussetzungen moderner lokaler Gemeinschaftlichkeit. In C. Coenen-Marx & B. Hofmann (Hrsg.), Symphonie – Drama – Powerplay. Zum Zusammenspiel von Haupt- und Ehrenamt in der Kirche (119–130). Kohlhammer.

Klie, T. (2017c). Wohlfahrtspluralismus und Subsidiarität in modernen Gesellschaften – Perspektiven für eine Neuausrichtung von Sozialpolitik. In A. Klein & O. Zimmermann (Hrsg.), Impulse der Reformation, Der zivilgesellschaftliche Diskurs (247–259). Springer VS. https://doi.org/10.1007/978-3-658-17287-9.

Klie, T. (2018a). Zivilgesellschaftliches Engagement in der Pflege. Wie viel ist es uns wert und was bedeutet es? In N.- M. Szepan & F. Wagner (Hrsg.), Agenda Pflege 2021, Grundlagen für den fachpolitischen Diskurs. https://www.aok-bv.de/imperia/md/aokbv/engagement/deutscher-pflegetag/agenda_pflege_2021_gesamt.pdf (03.10.2020).

Klie, T. (2018b). Pflegereport 2018. Pflege vor Ort – gelingendes Leben mit Pflegebedürftigkeit. Beiträge zur Gesundheitsökonomie und Versorgungsforschung, Band 26. medhochzwei.

Klie, T. (2019a). Verantwortung der Kommunen für ein gutes Leben mit Pflegebedürftigkeit und den wirksamen Schutz von Menschenrechten – und die Bedeutung des Care und Case Managements. Ein Projektbericht. Case Management, (16), 69–73.

Klie, T. (2019b). Pflegereport 2019. 25 Jahre Pflegeversicherung: Kosten der Pflege – Bilanz und Reformbedarf. Beiträge zur Gesundheitsökonomie und Versorgungsforschung, Band 30. medhochzwei.

Klie, T. (2020). Demenz, Corona und das Recht. Demenz – Das Magazin, (46).

Kohlen, H. (2015). „Care“ und Sorgekultur. In H. Brandenburg & H. Güther (Hrsg.), Gerontologische Pflege Grundlegung und Perspektiven für die Langzeitpflege (123–129). Huber.

Leiber, S. & Rossow, V. & Duszczyk, M. (2018). Regulating Care Migration in Europe? Unveröffentlichte Workshop-Präsentation, 19.11.2018.

Leininger, M. (2002). Culture Care Theory. A Major Contribution to Advance Transcultural. Nursing Knowledge and Practices. Journal of Transcultural Nursing, (3), 189–192. https://doi.org/10.1177/10459602013003005.

Lüngen, M. (2012). Vollversicherung in der Pflege – Quantifizierung von Handlungsoptionen. Gutachten. Hochschule Osnabrück. https://www.verdi.de/++file++50a3affa6f6844778600001c/download/Gutachten_Pflegeversicherung.pdf (03.10.2020).

Monzer, M. (2018). Case Management Grundlagen (2. Aufl.). medhochzwei.

Netzwerk „Demenz vernetzen“. (2020). Care trotz Corona mit und für Menschen im Alter. Ein Nachdenk- und Diskussionspapier. https://www.kardinal-koenig-haus.at/media/care_und_corona_nachdenkpapier.pdf (03.10.2020).

Nolan, M. & Brown, J. & Davies, S. et al. (2006). The Senses Framework: improving care for older people through a relationship-centred approach. Getting Research into Practice (GriP), (2). University of Sheffield. http://shura.shu.ac.uk/280/1/PDF_Senses_Framework_Report.pdf (03.10.2020).

Nussbaum, M. (1999). Gerechtigkeit oder das gute Leben (1 Aufl.). Suhrkamp.

Putnam, R.-D. (2000). Bowling Alone. The Collapse and Revival of American Community. Simon & Schuster. https://doi.org/10.1016/S0362-3319(02)00190-8.

Rieger, H.-M. (2013). Gesundheit. Erkundung zu einem menschenangemessenen Konzept. Evangelische Vertragsanstalt.

Roß, P.-S. & Roth, R. (2018). Bürgerkommune. In T. Klie & A. W. Klie (Hrsg.), Engagement und Zivilgesellschaft. Expertisen und Debatten zum zweiten Engagementbericht (163–268). Springer VS. https://doi.org/10.1007/978-3-658-18474-2.

Schablon, K.-U. (2009). Community Care. Professionell unterstützte Gemeinweseneinbindung erwachsener geistig behinderter Menschen. Analyse, Definition und theoretischer Verortung struktureller und handlungsbezogener Determinanten. Lebenshilfeverlag.

Schmidt, T.-I. (2018). Daseinsvorsorge aus rechtswissenschaftlicher Perspektive. In T. Klie & A. W. Klie (Hrsg.), Engagement und Zivilgesellschaft. Expertisen und Debatten zum zweiten Engagementbericht (269–338). Springer VS. https://doi.org/10.1007/978-3-658-18474-2.

Schneider, W. & Dill, H. & Gmür, W. (2018). Sterben zuhause im Heim – Hospizkultur und Palliativkompetenz in der stationären Pflege. Vorgehen, empirische Befunde und abgeleitete Handlungsempfehlungen. Forschungs- und Praxisprojekt. Universität Augsburg. https://www.palliative-geriatrie.de/fileadmin/downloads/Forschung/20180522_SiH-Sachbericht_EndV.pdf (21.07.2020).

Sorgender Bezirk Treptow-Köpenick – Compassionate Community. (n. D.). http://www.berlin.de/ba-treptow-koepenick/politik-und-verwaltung/service-und-organisationseinheiten/sozialraumorientierteplanungskoordination/artikel.653403.php (21.07.2020).

Strategie „Quartier 2030. (n. D.). Gemeinsam. Gestalten. Ministerium für Soziales und Integration. Baden- Württemberg. https://www.quartier2030-bw.de/ (14.08.2020).

Sorgende Gemeinschaft Gau – Algesheim (n. D.). Gesellschaft gestalten und Generationen verbinden… miteinander – füreinander! https://www.sorgende-gemeinschaft.net (14.08.2020).

Steiner-Hummel, I. (1997). Bürgerschaftliches Engagement und die Entwicklung einer lebensweltlichen Pflegekultur. In U. Braun (Hrsg.), Entwicklung einer lebensweltlichen Pflegekultur (113–132). Transfer Verlag.

Schulz-Nieswandt, F. (2017). Kommunale Daseinsvorsorge und sozialraumorientiertes Altern. Zur theoretischen Ordnung empirischer Befunde. Nomos Verlag.

Wegleitner, K. & Heimerl, K. & Kellehear, A. (2016). Compassionate communities. Case studies from Britain and Europe. Routledge. https://doi.org/10.4324/9781315735801.

Zimmermann, H.-P. (2018). Kulturen der Sorge. Wie unsere Gesellschaft ein Leben mit Demenz ermöglichen kann. Campus Verlag.

Olivia Dibelius / Gudrun Piechotta-Henze

Delegation von Care Work an Arbeitsmigrant*innen aus Osteuropa im Brennglas der Covid-19-Pandemie – Empfehlungen für einen Systemwechsel

1. Einleitung

Die häusliche Versorgung älterer Menschen durch Care Worker*innen aus osteuropäischen Ländern hat sich zu einer dritten, bis heute aber immer noch informellen und illegalisierten Versorgungssäule entwickelt. Ihr Wegbrechen würde eine Lücke mit komplexen Auswirkungen bedeuten, sowohl für die Versorgung der Menschen mit Unterstützungsbedarf als auch für die Lebenssituation der Angehörigen. Im Kontext der Covid-19-Pandemie ist ein solches Worst-Case-Szenario für fast alle Angehörigen, die dieses Modell der Versorgung praktizieren, zumindest in greifbare Nähe gerückt. Die Pandemie hat quasi als Brennglas bereits lange andauernde Defizite in der häuslichen Versorgung und die Verschiebung einer gesamtgesellschaftlichen Zuständigkeit hin zu einer individualisierten Verantwortlichkeit sichtbar gemacht. Deutlich zeigt sich, dass Care Work insgesamt eine produktive und systemrelevante Arbeit ist und als solche anerkannt und wertgeschätzt werden muss. Der Beitrag stützt sich auf eine themenspezifische Literaturrecherche und -analyse sowie qualitative Expert*inneninterviews (n = 7) mit Angehörigen und Berufsvertreter*innen. Die abschließenden *Empfehlungen für einen Systemwechsel* nach der Krise greifen die Ergebnisse auf und werden durch eigene Positionen erweitert.

2. Hintergrund: Situationen, Sichtweisen und Einsichten

Die Covid-19-Pandemie hat weltweit, auch in Deutschland, tiefgreifende und langfristig noch gar nicht absehbare Veränderungen in allen gesellschaftlichen, politischen, ökonomischen, familiären und individuellen Bereichen bewirkt, und zwar mit einer Geschwindigkeit, Intensität und Komplexität, wie es sich wohl niemand hätte vorstellen können. Landesgrenzen wurden geschlossen und Flüge abgesagt, Bundesländer erlaubten keine Urlauber*innen mehr an Stränden und auf Inseln, Geschäfte, Restaurants und Hotels mussten schließen ebenso Schulen und Kindergärten, Kontaktverbote wurden erlassen, Fabriken wurden stillgelegt.

Das Virus, das sich zunächst in China ausbreitete, erreichte Wochen später Europa und schließlich auch alle anderen Kontinente und Länder. Die Bilder von kranken Menschen in den überfüllten Notaufnahmen der Kliniken, die Nachrichten und Bilder von Militärfahrzeugen, die in Italien nachts Leichen auf Friedhöfe bringen, werden in der kollektiven Erinnerung bleiben. Im Gedächtnis wird sicherlich auch bleiben, dass nun nicht mehr Manager*innen, ob aus der Autoindustrie oder aus der (Männer-)Fußballsparte, die Nachrichtensendungen beherrschten, sondern Virolog*innen, Ärzt*innen, Pflegepersonal, Kassierer*innen, LKW-Fahrer*innen. Vertreter*innen systemrelevanter Berufe wurden zu Held*innen erklärt. Ihnen zu Ehren wurde abends von Balkonen geklatscht.

Systemrelevant – die Mehrheit in unserer Gesellschaft dürfte dieses Wort zuvor gehört, aber als nicht so wichtig erachtet haben. Doch im Zeichen der Pandemie erfuhren bestimmte Begriffe plötzlich große Aufmerksamkeit, verschoben sich Wahrnehmungen, Gewohnheiten und Emotionen. Befürchtungen, dass Lieferketten nicht mehr funktionieren könnten, führten zu Hamsterkäufen und leeren Regalen. Im Mittelpunkt standen wochenlang Statistiken von Neuinfektionen, die Zahlen von beatmeten Patient*innen auf Intensivstationen und von Verstorbenen sowie die Arbeitssituation von pflegendem und ärztlichem Personal, das in Schutzanzügen die Covid-19-Patient*innen versorgte.

Zum ersten Mal wurde in dieser Deutlichkeit sichtbar, dass eine Gesellschaft, die sich ausschließlich an der „Produktivität" orientiert, also an der kapitalistischen Ökonomie, wie z.B. der Autoindustrie, existentiell bedroht sein kann, da sie den sogenannten „Reproduktiven Sektor" der Care Work – ursprünglich den Frauen zugeordnet – vernachlässigt. Zwar kann die Autoproduktion, das „Produktive", eingestellt werden, aber die Care Arbeiten, etwa die Versorgung mit Lebensmitteln, die medizinische Versorgung und die Unterstützung und Pflege von älteren und hilfebedürftigen Menschen muss Tag für Tag gewährleistet bleiben. In der feministischen Debatte wurden schon frühzeitig die *„Produktions-Reproduktionsdifferenzen"* (Biesecker & Hofmeister, zit. nach Bock & Duden, 1977, S. 201) beschrieben und kritisiert. Als „produktiv" gelten nur Arbeits- und Produktionsprozesse von Waren, die mit dem Ziel der Profitmaximierung am Markt verkauft werden. Tätigkeiten jenseits des Marktes gelten als „reproduktiv" (Biesecker & Hofmeister, 2013, S. 242). Genderkritisch ist dabei anzumerken, dass der größte Teil der außer-marktlichen Arbeit bis heute Frauensache ist, wie auch im Fall der Care-Worker*innen. Biesecker & Hofmeister (2013) beschreiben die „Produktivität des ‚Reproduktiven'" und fordern eine „Fürsorgliche

Praxis als Element einer Ökonomie der Vorsorge". Dabei gilt es, die gering und unbezahlten Dienstleistungen wie Pflege und Fürsorge als „produktiv" zu erfassen, sie adäquat zu bezahlen und das Prinzip der „Vorsorge" als wirtschaftliches Prinzip zu integrieren (Biesecker & Hofmeister, 2013, S. 247). Auch dieses hat die Krise zum Vorschein gebracht. Das Prinzip der Vorsorge ist bislang nur sehr einseitig betrieben worden. Ein existenzbedrohendes Szenario, in dem Menschen physisch und sozial beschädigt werden könnten, ein Kollaps der Gesellschaft, wurde vorstellbar.

Nicht übermäßig, aber doch mit insgesamt mehr öffentlicher Beachtung, wurde in Zeiten der Pandemie – und nicht nur am Equal Pay Day (17. März) – gesehen, dass bis heute eine ungleichgewichtige Verteilung von Familien-, Fürsorge- und Versorgungsarbeit zu Lasten der weiblichen Gesellschaftsmitglieder gegeben ist. Aber auch Frauen können einen 24-Stunden Tag nicht zeitlich verlängern und müssen, um berufstätig sein zu können, Care Arbeit abgeben an das Personal in Institutionen, wie Kindergärten, stationäre Langzeiteinrichtungen und auch an Betreuer*innen bzw. Arbeitsmigrant*innen, die über Wochen und Monate im Haushalt der Familienmitglieder leben und diese möglichst rund um die Uhr versorgen.

Kliniken, Pflegeeinrichtungen, ambulante Pflegedienste, Hospize können ihren Versorgungsauftrag nicht einstellen, die pflegerische Versorgung von (älteren) Menschen kann *nicht* für Tage oder Wochen abgesagt werden. Ganz im Gegenteil:

> *„Gepflegt-Sein ist kein speicherbares Gut, sondern die damit verbundene Arbeit fällt immer wieder aufs Neue an. D.h. Pflege ist eine Tätigkeit bzw. Leistung, die bei fortdauernder Pflegebedürftigkeit nicht wegfallen darf. Pflegearbeit ist demnach »gesellschaftliche Arbeit« oder gesellschaftlich notwendige Arbeit, die, weil sie nicht wegfallen darf, in den gesellschaftlichen Leistungsaustausch eingelassen ist." (Hagedorn, 2020, S. 141)*

Obwohl die pflegerische Versorgung in der deutschen Gesellschaft mit ihren familialistischen Grundsätzen und Strukturen eine familiäre (Alten-)Fürsorge avisiert und die Pflegeversicherung als „Teilkaskoversicherung" gilt, da die Kosten nicht komplett übernommen werden, wird auch denjenigen eine pflegerische Versorgung gewährleistet, die nicht über Angehörige verfügen oder deren Familienmitglieder sich nicht in der Lage sehen (wollen), für die Unterstützung und Pflege zu sorgen. Explizit ist im Sozialen Gesetzbuch (SGB XI, §8 Abs. 1) festgeschrieben: *„Die pflegerische Versorgung der Bevölkerung ist eine gesamtgesellschaftliche Aufgabe."*

Noch sind die Angehörigen der größte Versorgungspool, über 70 Prozent der unterstützungs- und pflegebedürftigen Menschen werden zu Hause von ihnen umsorgt. Doch die Erfüllung dieser pflegerischen Versorgung ist fragil, denn das familiale System ist aufgrund der zunehmenden Berufstätigkeit von Frauen, die sich im Kontext weiblich-normativer und stereotypisierter Verantwortungs- und Aufgabenzuweisungen eher in der Pflicht sehen, Haus- und Sorgearbeit zu übernehmen, zunehmend weniger in der Lage oder bereit, die Versorgung und Pflege der (älteren) Familienmitglieder zu übernehmen.

Hinzu kommt, dass die zwei Säulen der Versorgung, die ambulante und stationäre Versorgung, häufig unzureichend sind und sich in naher Zukunft sicherlich nicht umfänglich verbessern werden. Deren Mitarbeiter*innen sind in tayloristischen Arbeitsstrukturen eingebunden und arbeiten eher im Minuten- als im Stundentakt. Mittlerweile sind auch ambulante Pflegedienste aufgrund des Personalmangels mitunter nicht mehr in der Lage, neue Klient*innen aufzunehmen. Gleichwohl gibt es auch „Lichtblicke“:

> *„Die Zahl der Beschäftigten in ambulanten Pflegediensten hat sich von 1999 bis 2017 von rund 183.800 auf 390.300 mehr als verdoppelt. Umgerechnet in Vollzeitäquivalente (VZÄ) ergibt sich sogar eine noch etwas höhere Steigerung von 125.400 auf 266.000 VZÄ. Da die Zahl der zu versorgenden Pflegebedürftigen nicht in gleichem Maße gestiegen ist, hat sich die rechnerische Versorgungsrelation von 3,3 Pflegebedürftigen auf 3,1 Pflegebedürftige je VZÄ verringert. Dies erscheint als gutes Zeichen für die Versorgung der Pflegebedürftigen; diese Steigerung muss aber auch vor dem Hintergrund der steigenden Versorgungsquote bei der häuslichen Krankenpflege gesehen werden.“ (Rothgang & Müller, 2019, S. 13)*

Stationäre Langzeiteinrichtungen suchen oft händeringend nach Fachpersonal. Das Institut der deutschen Wirtschaft in Köln schätzt, dass in der stationären Versorgung bis zum Jahr 2035 rund 307.000 Pflegekräfte in Deutschland fehlen werden. Insgesamt könnte bis 2035 im Pflegebereich eine Lücke von knapp 500.000 Fachkräfte entstehen (Radtke, 2019a).

Den o.g. Zahlen von fehlendem Fachpersonal stehen immer mehr pflegebedürftige Menschen gegenüber, 2007 waren es noch 2.247.000 Menschen, 2017 bereits 3.414.000 (Radtke, 2019b). Allerdings geht diese Steigerung auch auf Gesetzesänderungen und auf die erweiterte Leistungsberechtigung durch die Pflegestärkungsgesetze (insbesondere auf die Einstufung von Pflegegraden statt Pflegestufen) zurück.

> *„Während die Fallzahlzunahmen bis 2008 in größerem Umfang der demografischen Alterung zugeschrieben werden konnten, werden sie seitdem vor allem durch Veränderung im Leistungszugang und im Leistungsangebot angetrieben. Der mit der Pflegestatistik derzeit abbildbare Anstieg der Zahl der Pflegebedürftigen fiel dabei in dem Zweijahresintervall von 2015 bis 2017 mit 12,3 Prozent am größten aus. Die Kassenstatistik weist für das Jahr 2018 eine weitere Steigerung um 10,4 Prozent aus. Die aktuellen Zuwächse bei der Zahl*

der Pflegebedürftigen sind im Wesentlichen auf die Entwicklungen in den niedrigen Pflegegraden zurückzuführen." (Rothgang & Müller, 2019, S. 74)

Gestiegen sind die Inanspruchnahme von Pflegegeld *„mit einem Anstieg der Anteilswerte zwischen 2009 und 2017 von 45,6 auf 51,7 Prozent"* (Rothgang & Müller, 2019, S. 74), gesunken ist die Zahl der Menschen in stationären Langzeiteinrichtungen, zwischen 2009 und 2017 von 30,7 auf 24,0 Prozent (Rothgang & Müller, 2019, S. 74).

Der Umzug und das Leben in einer stationären Langzeiteinrichtung sind bis heute für ältere Menschen und ihre Angehörigen negativ besetzt. Es bedeutet ein Verlassen des vertrauten Umfeldes, verbunden mit Unsicherheits- und Trauergefühlen sowie Angst vor Autonomieverlusten. Auf Seiten der Angehörigen geht ein Umzug häufig mit Schuldgefühlen und der Angst vor finanziellen Einbußen einher. Doch *„Pflege"*, so Rothgang & Müller (2019, S. 10), *„ist inzwischen ein allgemein anerkanntes Lebensrisiko"*.

3. Arbeitsmigrant*innen im Haushalt älterer Menschen als dritte Versorgungssäule

Mittlerweile hat sich eine dritte – informelle Säule der Versorgung – in Deutschland etabliert: Die Live-in-Betreuung durch Arbeitsmigrant*innen. Umso erstaunlicher ist es, dass diese Care Worker*innen zwar bereits mit als Regelversorgung betrachtet werden müssen, aber eher „unter der Hand" vermittelt und nicht registriert werden, keine Voraussetzungen für ihre Tätigkeit definiert sind und die Arbeitsqualität nicht begutachtet wird. Ihre Zahl kann nur geschätzt werden. Derlei Schätzungen liegen zwischen 150.000 und 300.000. Der Verband für häusliche Betreuung und Pflege e.V. (VHBP) schätzt 250.000. Petermann & Jolly & Schrader berechnen auf dieser Grundlage, dass bei 2,3 wechselnden Betreuungspersonen im Haushalt etwa 700.000 ausländische Betreuungspersonen in Deutschland pro Jahr tätig sind (Petermann & Jolly & Schrader, 2020, S. 99).

Rossow & Leiber (2019, S. 1) rechnen vor: *„Verglichen mit der Anzahl der im Haushalt betreuten und nach SGB XI lebenden anerkannten Pflegebedürftigen im Jahr 2014 in Deutschland würde demnach gut jeder zwölfte Pflegehaushalt eine Live-in beschäftigen"*.

Offenbar ist die Vermittlung mittlerweile ein lukratives Geschäft geworden, da die Zahl der Agenturen stetig wächst. So stellt Lutz fest, dass sie im Jahr 2000 noch keine Vermittlungsagentur gekannt hat, *„stattdessen lief die Vermittlung vor allem über private Netzwerke. Mittlerweile gibt es aber über hundert dieser Agenturen."* (Lutz, 2015). Die Verbraucherzentrale schreibt 2017 sogar schon von

„schätzungsweise 400 Unternehmern", die eine „häusliche Versorgung durch ausländische Betreuungskräfte, die im Haushalt leben, „gegen Rechnung" anbieten (Verbraucherzentrale, 2017, S. 5).

Diese Marktentwicklung geht auf die veränderten gesellschaftlichen Bedingungen in Deutschland und anderen westeuropäischen Ländern zurück, etwa die demografischen Entwicklungen, Binnenmobilität, Berufstätigkeit von Frauen, aber auch die gesamteuropäischen Veränderungen, insbesondere die Aufhebung der strikten Ost-West-Ländergrenzen. Rossow & Leiber (2019) führen die innerhäusliche Versorgung durch Arbeitsmigrant*innen aus osteuropäischen Ländern seit den 1990er Jahren, vor allem darauf zurück, dass

> *„…mit dem Fall der Mauer und der anschließenden großen gesellschaftlichen Transformation in den Ostblockstaaten dort viele Arbeitsplätze verloren gingen. Informelle Migrationsbewegungen waren eine Strategie der Menschen dieser Regionen, die auf einen stetig wachsenden Bedarf an häuslicher Betreuung und Pflege in Haushalten in den einkommensstarken westlichen Staaten der Europäischen Union stießen." (Rossow & Leiber, 2019, S. 1)*

Betrachtet man den Zeitraum von nunmehr 30 Jahren und die hohe Anzahl der Live-in Betreuungskräfte, stellt sich die Frage, warum diese offensichtlich sehr gefragten Arbeitsmigrant*innen kaum (sozial-)politische Beachtung und öffentliche Wertschätzung erfahren? Offensichtlich wird hier verdeckt gehalten, was bislang „irgendwie" funktioniert hat.

Doch das „Wegbrechen" der dritten (informellen) Versorgungssäule, macht deutlich, dass es keine alternativen realistischen Versorgungsmöglichkeiten gibt, wie ein „fragender Blick" auf verschiedene Optionen deutlich macht:

- Wäre es vorstellbar, dass eine 24-Stunden Versorgung durch andere, sozusagen „innerdeutsche" Betreuungskräfte geleistet wird? Die ambulanten Pflegedienste wären dazu personell nicht in der Lage und die Angehörigen könnten sich dies finanziell nicht leisten. Satola & Schywalski (2016, S. 129) rechnen vor, dass Grundversorgung und Betreuung für täglich 24 Stunden im Monat 23.558, 40 € abzüglich der Leistungen nach SGB XI kosten würden.
- Wäre es möglich, einen älteren Menschen kurzfristig in einer stationären Langzeiteinrichtung unterzubringen? Nein, in Zeiten der Pandemie gab es zwar vielerorts keinen offiziellen Aufnahmestopp, aber um Infektionen vorzubeugen, wurden in der Regel keine neuen Bewohner*innen aufgenommen.
- Wäre es eine Lösung, dass Angehörige ihre Berufstätigkeit – zumindest vorübergehend – einstellen und den unterstützungsbedürftigen älteren Menschen (Vater, Mutter etc.) selber versorgen? Grundsätzlich gibt es Optionen bzw. Unterstützungen, so ist es möglich, die Berufstätigkeit als kurzzeitige

Arbeitsverhinderung aufgrund von Pflege für zehn Tage zu unterbrechen. Da die Versorgung durch osteuropäische Care Worker*innen aber in der Regel eine Betreuung über Monate und Jahre ist, dürfte dieser Anspruch vielfach keine adäquate Lösung sein. Für die Pflegezeit können sich Arbeitnehmer*innen auch bis zu sechs Monate – vollständig oder als Teilzeit – freistellen lassen. Allerdings ist eine Lohnfortzahlung dann unterbrochen oder eben entsprechend der Teilzeitregulierung gemindert. Für viele Angehörige dürfte diese Variante ebenfalls keine Option sein, da das Einkommen für den Lebensunterhalt benötigt wird, Karriereeinschränkungen befürchtet werden oder bestimmte Arbeitsformen, beispielsweise Selbständigkeit, dies nicht erlauben.

Hinzu kommt, dass viele Angehörige nicht an einem Ort leben, lange Fahrtwege anstehen würden und ein Umzug, ein Zusammenziehen aufgrund mangelnder Wohnräume nicht möglich ist oder Menschen nicht aus ihrem gewohnten, sie stabilisierenden Lebensumfeld herausgerissen werden sollen. Vielleicht möchten auch die einzelnen Familienmitglieder der schlicht nicht zusammenwohnen.

Auch wenn in unserem familialistischen System mittlerweile (weibliche) Angehörige durch die Maßnahmen der Politik und durch Veränderungen in der Sozialgesetzgebung in Bezug auf Care Arbeit finanzielle Unterstützung in Form von Pflegegeld etc. erhalten, mögliche Auszeiten von der Versorgung und Pflege nehmen können – und damit ein „right to care“ erleichtert wird – sollte auch ein „right not to care“ unterstützt werden (Hagedorn, 2020, S. 143). Hagedorn zählt hierzu etwa den *„erheblichen Auf- und Ausbau attraktiver (teil)stationärer Einrichtungen.“* (Hagedorn, 2020, S. 143) Stünde dieses Recht gleichberechtigt neben dem „right to care“ in der Wahrnehmung von Gesellschaft und (Sozial-) Politik und würde die Arbeit von Care Worker*innen als produktiv und systemrelevant anerkannt, könnte die bislang illegitime dritte Säule der Versorgung durch die Arbeitsmigrant*innen zu einer legitimen Versorgungssäule weiter entwickelt werden. Die Angehörigen könnten dann sowohl in „normalen Zeiten“ als auch in krisenhaften Zeiten darauf zurückgreifen.

4. Untersuchungsdesign

4.1 Sample und methodisches Vorgehen

Um die aktuelle Situation empirisch zu erfassen sowie subjektive Einblicke in die Lebenslage von Angehörigen zu bekommen, die auf die Versorgungsmöglichkeit durch Arbeitsmigrant*innen zurückgreifen, in der Corona-Krise nun aber mit neuen, existentiellen Herausforderungen konfrontiert sind, wurden mittels eines halb-strukturierten Leitfadens **sieben** telefonische Expert*inneninterviews bundesweit geführt, die zwei Perspektiven und folgende Diversität aufweisen:

1. Angehörigensicht (n = 4). Es wurden 3 Frauen und 1 Mann interviewt. Die Gesprächspartner*innen sind berufstätig und primäre Ansprechpartner*in für einen Elternteil mit Pflegegrad zwischen 2 und 4. Vater oder Mutter und werden von einer/einem Care Worker*in betreut. Der Zugang zu den Angehörigen erfolgte über Mitarbeiter*innen verschiedener Organisationen, etwa der Diakonie. Die Namen der Angehörigen sind Pseudonyme, ihre Aussagen anonymisiert.
2. Anbietersicht (n = 3). Außerdem konnten 3 Männer für ein Interview gewonnen werden. Diese Gesprächspartner sind beruflich mit dem Einsatz von Care Worker*innen im Rahmen einer Vermittlungs-/Beratungsagentur oder eines Ambulanten Pflegedienstes befasst. Der Zugang erfolgte über initiative Anfragen der Autorinnen per E-Mail. Die Interviewpartner aus dem beruflichen Feld haben die ausdrückliche Einwilligung gegeben, Namen und Institutionen zu nennen:

   - *Prof. Dr. Arne Petermann* ist Professor für Management in Organisationen des Gesundheits- und Sozialwesens und stellv. Vorstandsvorsitzender des Verbandes für häusliche Betreuung und Pflege e.V. 2020 ist er zum Botschafter für den Bereich „Care“ des Netzwerks Unternehmertum an der Freien Universität Berlin ernannt worden. Als fünffacher Unternehmensgründer engagiert er sich schwerpunktmäßig für Dienstleistungskonzepte der häuslichen Betreuung und Pflege, u.a. für internationale Personalrekrutierung, -vermittlung und -qualifizierung.
   - *Gottfried Wiechert* ist Pflegemanager und leitet seit sechs Jahren eine Vermittlungsagentur für Dienstleistungen im medizinischen und pflegerischen Bereich in Würselen/Aachen.
   - *Marcel Krönert* ist Pflegemanager (BA) und leitet seit zwei Jahren den „Pflegedienst Marcel Krönert“ in Potsdam.

Das Kontaktverbot ließ nur eine telefonische Variante der Interviews zu, die folgende Vorteile zum Vorschein brachte: Die Gespräche konnten in kurzer Zeit (April-Mai 2020) vereinbart werden, da die Personen zu Hause erreichbar waren. Aufgrund des niedrigschwelligen Zugangs konnten Gespräche bundesweit stattfinden. Die Personen hatten aufgrund der Kontaktsperre und der pandemiebedingten Herausforderungen einen hohen Gesprächsbedarf. Die Interviews bedeuteten eine willkommene Abwechslung im Alltag der Befragten, dies betraf vor allem die Angehörigen.

4.2 Fragestellungen und Leitfaden

Die folgenden Forschungsfragen wurden als übergeordnete Fragestellungen formuliert, sowohl für die Recherche und Auswertung der wissenschaftlichen Literatur als auch für die Entwicklung der beiden Interviewleitfäden:

1. Wie gestaltet(e) sich die Versorgungslage der älteren Menschen in der eigenen Häuslichkeit mit und ohne Care Worker*innen?
2. Welche Herausforderungen, Konflikte und Dilemmas bestehen für die Angehörige, die älteren Menschen in der Häuslichkeit und die Arbeitsmigrant*innen vor und während der Pandemie?
3. Welche langfristigen Folgerungen sollten daraus für die betroffenen Personenkreise sowie für die Sichtbarmachung von Care Arbeit gezogen werden?

Daran orientiert umfasste der halbstrukturierte Leitfaden die Themenfelder: Ausgangssituation im Kontext der Versorgung (vor der Pandemie), aktuelle Versorgungssituation (während der Pandemie), Wohnsituation, Ressourcen und Belastungen (vor und während der Pandemie), Umgangs- und Bewältigungsformen (während der Pandemie), Konsequenzen und Perspektiven (während und nach der Pandemie).

4.3 Datenauswertung und Ergebnisdarstellung

Die Interviews wurden im Anschluss transkribiert und in Anlehnung an die qualitative Inhaltsanalyse nach Mayring (2015) inhaltsanalytisch ausgewertet.

Die Ergebnisse werden im Folgenden zunächst getrennt dargestellt, zu Beginn die Aussagen der Angehörigen, dann die der Anbieter. Die Zusammenführung beider Perspektiven und Aussagen erfolgt in der Zusammenfassung und in den abschließenden Handlungsempfehlungen.

5. Ergebnisse: Vielfalt der Lebenslagen, Versorgungsrisiken und Vulnerabilität

5.1 Die Angehörigen

Um die Entscheidungen für die Versorgung durch eine Care Worker*in nachvollziehen, des Weiteren die pandemiebedingten Auswirkungen sowie die dauerhaften Problemlagen und die Folgen illegalisierter Arbeit identifizieren zu können, werden im Folgenden zunächst die Lebenslagen und Herausforderungen durch den Unterstützungsbedarf eines Elternteils skizziert. Daran schließt die Darstellung der kategorienbasierten Interviewergebnisse an. Sie fokussieren:

- Befürchtungen, Ängste und Dilemmas
- Formen der Bewältigung
- Rückschlüsse und Forderungen

5.1.1 Lebenslagen und Herausforderungen

Frau Henriette Schmidt und ihre Mutter: Frau Schmidt lebt mit ihrer Familie (zwei Kinder) auf dem Land, ist berufstätig. Ihre Mutter lebt etwa 30 km von ihr entfernt. Die Mutter ist 79 Jahre alt, geschieden und lebt allein in ihrer Eigentumswohnung, seit einem Jahr wohnt jeweils eine Care Worker*in aus Polen mit in der Wohnung. Die Mutter ist sozial und körperlich sehr agil, es besteht eine demenzielle Erkrankung, die Mutter hat keine „Krankheitseinsicht“. Nachdem sie mehrmals die Wohnung unter Wasser gesetzt, Herdplatten angelassen hat etc., ließ sich die Tochter über eine Agentur eine Arbeitsmigrant*in vermitteln.

Frau Gundula Brandt und ihr Vater: Frau Brandt ist die älteste von drei Töchtern. Aufgrund der relativ geringen Entfernung zum Wohnort des demenziell erkrankten Vaters ist sie die primäre Ansprechpartnerin. Die Mutter, die sich zuvor um den Vater bzw. ihren Ehemann, gekümmert hat, ist vor einigen Monaten verstorben. Danach ist der Vater „in ein tiefes Loch gefallen.“ Zunächst hatten sie eine Kurzzeitpflege für den Vater organisiert und in diesen Wochen die zweieinhalb Zimmer-Wohnung umgebaut. Nun kommt einmal in der Woche eine Mitarbeiterin eines ambulanten Pflegedienstes, um die Medikamente zu stellen etc. Die drei Töchter hatten sich zunächst um den Vater gekümmert, schafften es aber auf Dauer nicht, ihn täglich über viele Stunden zu versorgen, da alle Kinder haben und berufstätig sind. Schließlich haben sie über eine Agentur einen Care Worker aus Polen für den Vater engagiert.

Herr Matthias Rabe und seine Mutter: Die Eltern von Herrn Rabe lebten in ihrem Haus in Bayern, 600 km von ihm entfernt. Der Vater ist vor zwei Jahren verstorben, die Mutter von einer Demenz betroffen. Beide Elternteile waren pflegebedürftig. Die Schwester von Matthias Rabe hatte die Eltern versorgt, erlitt dann aber ein Burnout. Der Bruder starb. Schließlich mietete Herr Rabe in seinem Wohnort zwei Wohnungen, eine für sich und seine Mutter und die Nachbarwohnung für eine Care Worker*in, die er über eine Agentur vermittelt bekommen hat. Herr Rabe lebte zuvor allein. Er ist berufstätig.

Frau Gerda Wolter und ihre Mutter: Die Mutter von Frau Wolter ist 84 Jahre alt. Sie lebte lange Zeit allein in ihrem Haus mit Garten. Eine Demenz wurde nie diagnostiziert, ist aber sehr wahrscheinlich. Nach einem Schlaganfall ist die Mutter teilweise gelähmt und bettlägerig, mit Hilfe kann sie in den Rollstuhl gesetzt werden. Mutter und Tochter leben im selben Ort. Eine Pflege durch die Tochter, die verheiratet ist und keine Kinder hat, ist aus gesundheitlichen Gründen nicht möglich. Der Schwiegersohn, der Ehemann von Frau Wolter, ist aus beruflichen Gründen nicht in der Lage, Pflegeaufgaben zu übernehmen. Seit vier Jahren wird deshalb die Mutter von Frauen aus Litauen versorgt, die sich ablösen und über eine Agentur vermittelt werden.

Nur Frau Schmidt hat jetzt ihre Mutter in einer stationären Einrichtung angemeldet. Dieser Entscheidung ist eine lange Suche vorausgegangen und im Kontext der demenziellen Symptomatik und des absehbaren weiteren Krankheitsverlaufs gefallen. Da aktuell aber noch kein Platz frei ist und eine andere Einrichtung nicht in Frage kommt, ist eine lange Wartezeit sehr wahrscheinlich. Die anderen Interviewpartner*innen sagten übereinstimmend, dass ein Leben in einer stationären Langzeiteinrichtung für den Elternteil nicht in Frage kommt. Als Gründe gegen ein Leben in einer stationären Pflegeeinrichtung – mit stark reglementierten Abläufen und einem sehr engen sozialem Miteinander – nennen sie kriegsbedingte und in Pflegesituationen erworbene Traumatisierungen ihrer Eltern(teile). Zwischenzeitlich hätte man diese Option überlegt und sich auch Langzeiteinrichtungen angesehen, wäre dann aber angesichts der entindividualisierten Strukturen und Räumlichkeiten vor Ort schnell wieder davon abgekommen. Zu gering seien die Möglichkeiten des selbstbestimmten Rückzugs, zu groß die Autonomieverluste. Die pflegerische Versorgung wird kritisch gesehen, da der Personalmangel groß und damit die Entstehung von Dekubiti etc. wahrscheinlich sei.

Nachbar*innen, Freund*innen, Verwandte hätten schließlich auf die Möglichkeiten einer „Rund-um-Betreuung zu Hause“ durch Arbeitsmigrant*innen aufmerksam gemacht, hinzu kamen Berichte und Informationen im Fernsehen, in Zeitungen und im Internet. Alle haben schließlich über eine Agentur eine bzw. sich abwechselnde Personen aus osteuropäischen Ländern vermittelt bekommen. Die Agenturen sind insgesamt sehr unterschiedlich bewertet worden.

5.1.2 Befürchtungen, Ängste und Dilemmas

Die Organisation von Care Worker*innen (drei Frauen und ein Mann) aus Polen und Litauen sowie der Wechsel der Betreuer*innen funktionierte bis zum Ausbruch der Coronarvirus-Krise zufriedenstellend bis sehr gut. Dann aber, angesichts drohender oder bereits vollzogener Grenzschließungen, Kontaktverbote und Lockdowns, wurden die ohnehin vulnerablen Lebenssituationen der älteren

Menschen, ihrer Angehörigen und der Arbeitsmigrant*innen weiter beschädigt, das fragile System von Versorgung, Familien- und Berufsarbeit drohte zu zerbrechen. Für die Gesprächspartner*innen ist die Ungewissheit hinsichtlich der weiteren Versorgung des Elternteils und die – realitätsnahe – Vorstellung, womöglich ohne Unterstützung dazustehen, eine ungeheure Herausforderung, die sie nie wieder erleben möchten:

> *„Ich möchte so etwas nicht noch einmal erleben. Das war wirklich sehr grenzwertig." (Gerda Wolter)*

Mit großem Engagement – und zunehmender Anspannung – versuchen sie, den Status quo, die Betreuung durch eine Arbeitsmigrant*in, aufrechtzuerhalten:

> *„Noch war eine Betreuerin da, aber dann sollte gewechselt werden, aber es gab fünf Absagen, weil alle Angst hatten, aus Polen auszureisen und nach Deutschland zu kommen. Deutschland hatte damals schon relativ viele Infizierte, in Polen war es noch nicht so schlimm. (…). Ich habe tagelang gezappelt, ob ich am nächsten Tag überhaupt noch eine Betreuung habe. Schließlich ist die Betreuerin noch drei oder vier Tage länger geblieben. Trotzdem hat man eine Belastung, dass man selber kaum arbeiten kann." (Henriette Schmidt).*

Die Angehörigen sind durch die oft jahrelang bestehende Verantwortung und Versorgung der Eltern oder eines Elternteils hochbelastet. Mit der Delegation von Zuständigkeit und Versorgungszeit an eine Person, die mit im Haushalt des zu betreuenden Familienmitglieds wohnt, bleibt die eigene Zeit planbar und das Gefühl von Selbstbestimmung erhalten. Verständlicherweise sind die Angehörigen deshalb dazu bereit, (fast) alles zu tun, um die Live-in-Betreuung beizubehalten.

Matthias Rabe engagiert sich sehr bei der Pflege seiner Mutter, erhält dafür aber keinerlei Dankbarkeit von ihr (*„Sie denkt, dass sie alles alleine macht."*). Zwei schwere Stürze von ihr und die Aussicht auf weitere krankheitsbedingte Verschlechterungen haben bei ihm mittlerweile zu einer *„depressiven Stimmung"* geführt. In dieser ohnehin schwierigen Lebenssituation kam dann noch das Anliegen der Care Worker*in aus Polen hinzu, dass er sie heiraten solle. Beide Seiten würden davon profitieren: Sie würde die Mutter weiterhin betreuen und sie selber wäre durch die Eheschließung versorgt. Als er diesen Vorschlag ablehnte, *„hat sie mir eine Szene gemacht."* Doch er löste das Arbeitsverhältnis nicht auf, zu groß war die Sorge, ohne Unterstützung die Mutter versorgen zu müssen.

Die antizipierten Folgen, im Falle eines Wegbrechens der Live-in-Betreuung, sind für die Angehörigen so schwerwiegend, dass Gefühle von Panik und Verzweiflung sowie körperliche und psychosomatische Symptome auftreten:

„Ich wäre sicherlich in ein Burnout gekommen, Bluthochdruck habe ich schon. Wir hätten meine Mutter nur noch akut in die Klinik, in die Gerontopsychiatrie, einweisen können. Alle anderen haben ja die Türen verschlossen, die Heime haben niemanden mehr aufgenommen. (...). Aktuell fühle ich mich wie eine Trümmerfrau." (Henriette Schmidt)
„Ich kann es nicht beschreiben, wir waren nahe an der Grenze und haben gedacht, dass wir das nicht mehr stemmen können. Ich wusste einfach nicht, was passiert, wenn Frau L. jetzt weggeht und niemand neues kommen kann? Wie soll es mit meiner Mutter weitergehen? Die Pflegeheime haben Aufnahmestopp, die haben ja niemanden mehr aufgenommen. Vor Ostern war es eine einzige Katastrophe. Das hat uns alle an unsere Grenzen gebracht." (Gerda Wolter)

Belastend sind auch – unabhängig von der Pandemie – die hohen Kosten und damit einhergehend das eigene Einbringen von finanziellen Mitteln und das Schwinden der ökonomischen Ressourcen seitens der Eltern. Die finanziellen Ausgaben werden beziffert mit

„2.300 Euro monatlich, mit Kost und Logis 3000,- Euro. Wir sind nicht auf Rosen gebettet. Zumal ich versäumt habe, das Haus meiner Eltern rechtzeitig zu verkaufen. Im Moment gibt es ja keine Kaufkraft. Ich zahle von meiner Altersvorsorge. Liquide Mittel sind nicht da. Im Jahr mache ich ein Minus von 15.000 Euro." (Matthias Rabe)

„Wir sind nicht reich. Nun sind langsam alle Reserven aufgebraucht, alle Konten, die ich finden konnte sind für die Betreuung aufgebraucht worden." (Henriette Schmidt). Als nächstes muss nun die Eigentumswohnung der Mutter mit einer Hypothek beliehen werden.

Nicht zuletzt sehen sich die Angehörigen in einem moralischen Dilemma verstrickt. Sie wissen, dass eine 24-Stunden-Pflege über Wochen und Monate nicht legal und ethisch nicht vertretbar ist.

„Die Verträge sind auch so, dass drin steht, nach acht Stunden haben sie eine Pause, aber das funktioniert nicht und von den Vermittlern wird dann gesagt, na ja, wenn die das machen, haben sie halt keinen Job mehr. Es ist ein inoffizieller Sklavenhandel. Alle wissen das irgendwie. Auch ich habe ein schlechtes Gewissen, aber ich weiß auch nicht, wie ich das ändern soll. (...). Ich möchte auch natürlich nicht gerne bei diesem modernen Sklavenhandel mitmachen." (Henriette Schmidt)

5.1.3 Formen der Bewältigung

Die Not der Angehörigen ist groß und es werden alle erdenklichen persönlichen Anstrengungen unternommen, damit es nicht zum „Worst Case" kommt, d.h. zur Abreise des/der Care Worker*in. So schildert Frau Schmidt, dass sie

„Die jetzige Frau nur gefunden hat, weil sie in Deutschland war bei ihrer Tochter. Dort habe ich sie auch selber abgeholt und fahre sie jetzt auch jeden Monat einmal zu ihrer

Tochter für drei Tage – einfach, damit sie überhaupt bleibt. Ich hole sie dann auch wieder dort ab mit dem PKW. Ich versuche, dann mit meinen Kindern die Mutter zu versorgen. Das mache ich, damit sie bleibt, sonst stehe ich da und weiß nicht weiter."

Gerda Wolter hat schließlich auf eigene Kosten Mund-Nasen-Bedeckungen nähen lassen und diese an den Pflegedienst verteilt. Außerdem hat sie *„literweise Desinfektionsmittel gekauft"* und an die Care Worker*in weitergegeben. Diese desinfizierte nun nach jedem Besuch des ambulanten Pflegedienstes Zimmer und Möbel. Frau Wolter und ihr Ehemann haben, aus Rücksicht auf die Betreuerin, die Mutter nur an den Ostertagen besucht, weit voneinander getrennt an einem geöffneten Fenster.

Herr Rabe hat Sonderurlaub beantragt, damit er seine Mutter versorgen und die Care Worker*in Urlaubstage nehmen kann. Um nicht in Quarantäne zu müssen, verbringt sie den Urlaub kostenfrei in der für sie angemieteten Nachbarwohnung.

Mit allen ihnen zur Verfügung stehenden Mitteln und Wegen versuchen die Angehörigen, die/den Care Worker*in zu halten. Lediglich die Vermittlungsagenturen sind ggf. Ansprechpartner für ihre Sorgen, ansonsten können sie auf keine Unterstützung hoffen.

5.1.4 Rückschlüsse und Forderungen

Die Angehörigen sehen sich vor Entscheidungszwänge zwischen dem Wohl und der Würde des unterstützungsbedürftigen Elternteils sowie dem berechtigten Wunsch, sowohl Familie als auch einen Beruf haben und ausfüllen zu wollen auf der einen Seite und dem Anspruch, humane, sozialverträgliche und arbeitsrechtlich legale Bedingungen für die Care Worker*innen bereit und einzuhalten auf der anderen Seite gestellt (Verbraucherzentrale, o.J.; Verbraucherzentrale, 2017). Doch dieser Spagat kann nicht gelingen, da dafür die rechtliche Basis fehlt. So schließt sich letztlich ein Kreis von individualisierter Verantwortung, Schuldgefühlen und zwischenmenschlich-entlastenden Aktivitäten für die Care Worker*in.

Gefordert werden Entidealisierung der familiären Fürsorge, Sichtbarmachung der nicht legalen Arbeits- und Versorgungssituationen und eine Lobby für pflegende Angehörige. Henriette Schmidt meint:

„Es wäre gut, Anlaufstellen zu haben, wenn man hier in Deutschland keine Unterstützung findet. Diese Anlaufstellen müssten einen unterstützen dabei, wie man diese Frauen anstellen kann, kranken- und sozialversichern. Warum denn nicht? Es ist doch möglich bei den Handwerkern, bei den Männern. (…). Es sollte hier in Deutschland Vermittlungsfirmen geben. Es sind ja alles EU-Bürger, die hier arbeiten wollen. Es sollte also ganz einfache

Konzepte geben, die diese Firmen, ID-Karte usw., dann befolgen. Ich als Angehörige habe dazu keine Zeit. Also, wichtig wäre eine Anlaufstelle, staatlich organisiert, die sich um Sozialversicherung usw. kümmern.
Dann wäre auch die Ausbeutung dieser Frauen nicht mehr gegeben. In der heutigen globalen Welt, könnten sich die Frauen an diese Vermittlungsstellen wenden, hier sollte es jemanden geben, der auch polnisch spricht. Hier fehlt es an Lobby für die Frauen."

Gerda Wolter resümiert:

„... es hat mich wahnsinnig erzürnt, in Medien immer davon zu hören, dass die Spargelbauern unbedingt ihre Erntehelfer kriegen müssen, oder immer wieder diskutiert wurde, wann die Grenzen geöffnet werden können, damit die Leute wieder in Urlaub fahren können. Das hat mich sehr erzürnt. Wir, die Angehörigen, haben ja keine Lobby, hinter uns steht ja kein Bauernverband. Wir stehen mit allem alleine da und müssen das irgendwie versuchen zu regeln."

Die meisten Angehörigen bewerten die Arbeitsmigration und feminisierte Versorgung im Live-in-Modell durchaus kritisch. Sie würden sich umgehend für ein legales Versorgungs- und Zeitarbeitsmodell entscheiden, wenn es dieses denn geben würde. Letztlich sehen sie sich mit der Verantwortung und Versorgung alleingelassen.

5.2 Die Vertreter aus dem berufsbezogenen Care-Bereich

Die Aussagen der drei im Care-Bereich tätigen Experten werden im Folgenden ebenfalls kategorienbasiert dargestellt und zwar hinsichtlich:

- Befürchtungen und Dilemmas
- Umgangs- und Bewältigungsformen
- Konsequenzen und Perspektiven

Einleitend werden die geschilderten Wahrnehmungen der pandemiebedingten Veränderungen und Bedingungen skizziert.

5.2.1 Einschätzung der aktuellen Situation

Die Anbieter sind durch die Situation der Covid 19-Pandemie im besonderen Maße beansprucht und erleben diese Situation als eine krisenhafte Herausforderung. Herr Petermann weist auf den „Katastrophencharakter" für die Haushalte mit zu Pflegenden ab April hin, da viele der legal beschäftigten Care Worker*innen seiner Einschätzung nach nicht zurückkommen, von den illegal Beschäftigen sei der Anteil noch höher.

*„Wir haben rund um die Uhr zu tun seit Februar. (...). Die Betreuer*innen trauen sich im Moment nicht, nach Deutschland zu kommen. Im polnischen Staat gibt es eine Abwertung*

*‚Du darfst nicht‘ (…) Man hat überall versucht, die Verträge zu verlängern, die sind nur noch 6 Wochen gültig. Ende April stehen nicht nur die normalen Wechsel an, sondern auch die von März wurden verschoben. Die Betreuer*innen sind nicht mehr bereit, einzureisen (aufgrund der Transportprobleme und der Gefahr der Ansteckung in den Minibussen). Wir steuern Ende April auf eine katastrophale Situation zu: 20–30 Prozent von den legal Beschäftigten kommen nicht zurück, von den Illegalen ist der Anteil noch höher.“ (Arne Petermann)*

Herr Wiechert weist auf die verlängerten Verträge der Care Worker*innen hin, die von den Agenturen vorgenommen wurden, um diese schwierige Zeit zu überbrücken. Neue Kund*innen sind nicht mehr aufgenommen worden.

Beide berichten von der Angst der Care Worker*innen vor Ansteckung, insbesondere aufgrund der schwierigen Transportbedingungen, und vor der Quarantäne, die sie bei der Wiedereinreise in ihre Heimatländer durchlaufen müssen.

*„Es gibt große Einschnitte durch Corona. Die Frauen haben Angst. Die Fahrten sind das Problem. Es fahren nur noch Kleinbusse. Da sitzen sie eng beieinander. (…). Die Betreuungen selber laufen. Wer rechtzeitig geplant hat, hat die Verträge verlängert. Auch die Wechsel kommen zustande. Die Frauen wollen ja Geld verdienen und bleiben deshalb lieber länger in Deutschland, als in Polen in der Quarantäne (3–4 Wochen) zu sitzen. (…) Ich habe 33 Betreuungen. Die laufen alle. Niemand ist ohne Betreuung. Ich kooperiere vor allem mit kleinen Firmen in Polen und vereinzelt mit der Slowakei. Früher habe ich noch mit rumänischen Firmen kooperiert, da fehlte jedoch der Background. (…). Ich nehme im Moment keine neuen Klient*innen auf! Für die stehen die Chancen im Moment schlecht!“ (Gottfried Wiechert)*

Alle drei Experten sehen es als großes Problem an, dass die Haushalte und das Versorgungssystem für ältere Menschen an die Kapazitätsgrenzen gelangt sind. Im Moment sei es quasi unmöglich, eine frei werdende Care Worker*in, einen ambulanten Pflegedienst oder einen freien Platz in einer stationären Pflegeeinrichtung oder Tagespflege zu finden.

Herr Krönert nimmt aufgrund der starken Beanspruchung seiner Mitarbeiter*innen keine neuen Patient*innen in seinem ambulanten Pflegedienst auf.

*„Im Moment sind wir alle besonders stark beansprucht. Wir nehmen auch keine neuen Patient*innen auf. (…). Wir haben bisher nur einen Patienten, der positiv getestet wurde. Er ist jetzt wieder zu Hause und kommt alleine klar. (…). Neue Patient*innen wenden sich dann sicher an Pflegestützpunkte, die alle freien ambulanten Pflegedienste durchtelefonieren, oder sie bleiben länger im Krankenhaus.“ (Marcel Krönert)*

5.2.2 Befürchtungen und Dilemmas

Herr Petermann äußert die Befürchtung, dass die wenigen Betreuer*innen in das Nachbarland Österreich abwandern: *„...Das führt dazu, dass die wenigen Betreuer*innen aus Deutschland nach Österreich gehen. Dort gibt es 1000 Euro pro Monat Bonuszahlung oben drauf."*

Herr Wiechert bezeichnet insgesamt die Chancen für das legale Modell der Care Worker*innen als schlecht:

> *„Das war schon vor Corona so, in 2–3 Jahren ist dieses Modell totgelaufen. In Polen gibt es einen Mindestlohn. Wir arbeiten nach dem Entsendegesetz: 75 Euro pro Tag; insgesamt müssen die Klient*innen 2.300 Euro/Monat für eine Betreuung bezahlen. Das ist viel Geld. Das können nur die Kapitalstarken. Die Abwanderung in die Illegalität wird zunehmen. Die Betreuer*innen wissen, was sie auf dem Markt wert sind und fordern immer mehr. Die Illegalität ist unkontrolliert. Es gibt keine Moderation bei Problemen. Keine Kontrolle vor Ort, z.B. bei der Freizeitregelung."*

Perspektivisch zeichnen die Anbieter zwei Zukunftsszenarien:

1. Die Arbeitsmigrant*innen sichten und analysieren ihren Tätigkeitsbereich auf dem europäischen Arbeitsmarkt und entscheiden sich in der Mehrzahl für eine Tätigkeit in dem Land, in dem sie am meisten verdienen. Da Deutschland nicht (mehr) dazu zählt, werden sie die Care Arbeit zukünftig in anderen Ländern leisten. Nur Angehörige, die sehr finanzstark sind, werden sich weiterhin eine Live-in-Betreuung leisten können.
2. Die illegalisierte dritte Versorgungssäule in Deutschland, die innerhäusliche Betreuung durch Arbeitsmigrant*innen, wird zukünftig noch mehr illegale Beschäftigungsverhältnisse aufweisen, mit allen negativen Konsequenzen für die Care Worker*innen selber, aber auch für die Angehörigen und die zu betreuenden älteren Menschen. Die „Unsichtbarkeit" dieser Arbeit in Privathaushalten wird dazu führen, dass das Arbeitszeitgesetz und das ratifizierte Übereinkommen 189 über menschenwürdige Arbeit für Hausangestellte noch weniger beachtet bzw. nicht eingehalten wird.

5.2.3 Umgangs- und Bewältigungsformen

Die Anbieter sind mit den antizipierten und tatsächlichen Ausfällen von Arbeitsmigrant*innen im Care-Bereich insgesamt, nun aber pandemiebedingt mit neuer Intensität, konfrontiert. Mit hoher Flexibilität versuchen sie, neue Lösungswege zu gehen und kritische Situationen frühzeitig zu erkennen und zu „managen", indem etwa Verträge der Care Worker*innen verlängert und Vernetzungen mit neuen Kooperationspartner*innen hergestellt werden. Herr

Petermann beschreibt beispielhaft eine solche Situation, in der er vermittelnd tätig geworden ist:

> *„Ich gebe Ihnen ein Beispiel. Ein großes Dax-Unternehmen produziert die Software für ein Krankenhaus und hat die Kooperation mit uns gesucht, weil die Mitarbeiter*innen aufgrund der Angehörigenpflege nicht mehr arbeiten können. Wir haben 30 Betreuer*innen eingeflogen, damit die Mitarbeiter*innen in dieser systemrelevanten Branche wieder arbeiten können."*

Herr Wiechert geht eine innovative Kooperation mit dem Sozialamt ein:

> *„Interessant ist, dass ich zwei Klient*innen habe, die vom Sozialamt finanziert werden. Das Sozialamt ist dahinter gekommen, dass die Betreuungskosten von 2.100 € preiswerter sind, als eine stationäre Pflegeeinrichtung. Diese Tür müssten wir auch noch mehr nutzen."*

Herr Krönert verlagert die Ressourcen im eigenen Unternehmen. Krise wird auch als Chance gesehen, wie z.B. die Digitalisierung oder die Möglichkeit, Beratung und Abrechnung per Telefon oder mit digitalen Medien vorzunehmen.

> *„Das Projekt der Schulung haben wir verschoben, um Ressourcen frei zu halten, z.B. für Notfälle (…) Zur Verhinderungspflege beraten wir umfassend (3X). Im Falle einer Überlastung eines Angehörigen würden wir das anbieten. Die Verpflichtung zur halbjährigen Beratung wurde durch die Kassen bis zum 30. September ausgesetzt. Interessant ist, dass wir jetzt per Telefon beraten können (§ 45 SGBXI) und dass diese Leistung mit den Kassen abgerechnet werden kann."*

Nach der Pandemie, so ihre einhellige Meinung, müssten alle Veränderungen und Verbesserungsmöglichkeiten kritisch „auf den Prüfstand", Defizite und Herausforderungen seien zu benennen, angemessene, langfristige Problemlösungen müssten identifiziert und umgesetzt werden. Gleichwohl sehen sie hierfür keinen politischen Willen.

5.2.4 Konsequenzen und Perspektiven

Um die Care Worker*innen zu stärken, setzt sich Herr Petermann für ihre Qualifizierung ein. Er hat selber bereits ein niedrigschwelliges Online-Konzept erarbeitet und Fortbildungen durchgeführt. Die Teilnehmer*innen erhalten nach der erfolgreichen Bildungsmaßnahme ein Zertifikat. Damit ist er Vorreiter einer wichtigen Entwicklung, die zu mehr Selbstbewusstsein, Qualität und einem geschützteren Status der Care Worker*innen bezüglich der Arbeitsbedingungen, Honorierung und Sichtbarmachung führt.

> *„Seit zwei Jahren bieten wir eine kostenlose Online Weiterbildung an. 100 Personen wurden schon ausgebildet und zertifiziert. Die Weiterbildung hat zur Folge, dass die Personen aus der Unmündigkeit geführt werden. Die eigene Entscheidungsfähigkeit wird gestärkt,*

*z.B. einen freien Tag in der Woche zu fordern. Die Weiterbildung umfasst 80 theoretische Stunden, 38 Lektionen mit Test. Zu dem praktischen Teil müssen die Absolvent*innen einen Praxis-Transfer Bericht schreiben. Am Ende gibt es ein Zertifikat. Die Schulung für Angehörige soll noch entwickelt werden." (Arne Petermann)*

Die Experten plädieren für eine Legalisierung des Status der Care Worker*innen in Richtung Subunternehmen der Ambulanten Dienste. Sie versprechen sich dadurch mehr Qualität und Transparenz der Leistungen. Rechtlich sei dieses Modell aber noch nicht umsetzbar. Fiskalisch sind Schwierigkeiten in der Zusammenarbeit mit den Agenturen zu erwarten.

*„Ambulante Pflegedienste könnten die Betreuer*innen in einem Subunternehmen beschäftigen. Momentan ist das noch gegen geltendes Recht der kassenärztliche Vertretung." (Arne Petermann)*
*„Das Modell müsste legalisiert werden unter der Kontrolle von ambulanten Diensten, so könnte ich mir das sehr gut vorstellen. Die Finanzierung könnte quasi ein 4. Bein darstellen (bei Pflegekasse anmelden; aus Pflegekasse: Pflegegeld und Zuschlag – zwischen ambulanter und häuslicher Pflege). (…). Wichtig ist die Abgrenzung zur Pflege. Wir erbringen hauswirtschaftliche Dienste (was pflegende Angehörige tun) und unterstützen Pflegearbeit. Wenn ein*e Betreuer*in aufgrund seiner/ihrer Vorerfahrungen mehr kann, dann müssen der Arzt und der ambulante Dienst vor Ort das kontrollieren. Wir müssen auch aufpassen, dass wir nicht die ambulanten Dienste kaputt machen. Sonst stehen wir da. Die Aufgaben müssen klar abgegrenzt werden. In 60–80 % funktioniert die Zusammenarbeit." (Gottfried Wiechert)*

Herr Krönert sieht die Zusammenarbeit mit den Vermittlungsagenturen kritisch:

*„Die Anbindung an einen Pflegedienst fände ich sehr gut, wobei die rechtlichen und fiskalischen Fragen noch zu klären wären. Wenn ich z.B. eine*n Betreuer*in einstellen würde, ginge das den osteuropäischen Firmen von ihren Einnahmen verloren. Die hätten sicher gar keine Motivation dazu. Die Firmen sind aus meiner Sicht kritisch zu betrachten. Sie müssen keinerlei Qualitätsanforderungen genügen. Auch in Abrechnungsfragen kann dort viel Schindluder betrieben werden, da keine Kontrollen stattfinden."*

Hier stellt sich tatsächlich die Frage, ob die „unterfinanzierten" Pflegedienste mit dieser zusätzlichen Aufgabe nicht überfordert wären und die Anbindung zu neuen Spannungsfeldern und Abhängigkeiten führen würde.

Befragt zu *politischen Perspektiven*, äußern sich die drei Gesprächspartner „komplett desillusioniert" Konkret heißt das: Eine Legalisierung des Modells der Care Worker*innen wird es ihrer Meinung nach nicht geben. Die Verbesserungen der Rahmenbedingungen sowohl für Care Worker*innen als auch für professionell Pflegende und die damit einhergehende nachhaltige Anerkennung werden nicht zustande kommen. Zudem wird eine bessere Honorierung eines systemrelevanten Berufsfeldes ausbleiben.

Herr Petermann findet das System in Österreich vorbildhaft und plädiert für die Übernahme dieses Modells: *„Das Pflegestärkungsgesetz wäre eine gute Möglichkeit gewesen, diesen Bereich wie in Österreich – seit zehn Jahren wird das dort so praktiziert – zu integrieren."*

Herr Wiechert und Herr Krönert befürchten, dass es seitens der Politik kein Lernen aus der Krise gibt:

> *„Es wird kein Lernen aus der Krise geben! Ein Zitat von Marius-Müller Westernhagen lautet: ‚Der Mensch ist leider nicht naiv; der Mensch ist leider primitiv'! Politiker scheuen sich vor der Legalisierung des Modells. Oder es wird zu bürokratisch." (Gottfried Wiechert)*
> *„Nein, ich glaube nicht, dass sich etwas ändert. Es gab ja auch schon vor Covid-19 Anlässe, wo der Pflegemangel sichtbar wurde und es hat sich nicht groß etwas verändert." (Marcel Krönert)*

Die Anbieter teilen die Einschätzung, dass ein Wandel im Care-Bereich auch in der Zukunft nicht stattfinden wird, obwohl die Krise die Defizite dieses Bereiches deutlich gemacht hat. Das lässt den Rückschluss zu, dass rechtliche und strukturelle Fragen weiterhin ungeklärt bleiben sollen, weil das System von dieser Diffusität profitiert. Intransparenz in der gesundheitlichen Versorgung führt jedoch zu einseitigen Belastungen der zu betreuenden Menschen, der Angehörigen und der Care Worker*innen.

6. Zusammenfassung

Die Angehörigen haben das Setting der Care Worker*innen bewusst gewählt, weil eine stationäre Langzeiteinrichtung für den zu betreuenden Elternteil aus Gründen der kriegsbedingten oder in Pflegesituationen erworbenen Traumatisierungen nicht in Frage kommt. Lediglich eine Angehörige hat ihre Mutter in einer Pflegeeinrichtung angemeldet. Sie hat sich diesbezüglich auf eine lange Wartezeit eingerichtet. Das Modell der Care Worker*in gilt hier als Zwischenmodell.

Das für alle gut eingespielte Setting der delegierten Care Arbeit, das als „großes Glück" eingeschätzt wird, kommt durch die Covid-19-Pandemie ins Wanken. Die Fragilität des Systems wird insbesondere durch die Schließung der Grenzen und die Transportschwierigkeiten der Care Worker*in sichtbar, somit bangen die Angehörigen um die Weiterführung der Verträge. Sie nehmen viele Belastungen und sogar Schikanen in Kauf, um es den Care Worker*innen recht zu machen und sie zu halten. Dies betrifft auch den Umgang mit den Vorkehrungen der Covid-19-Pandemie. Die Angehörigen sind auf die Care Worker*innen angewiesen, da sie sich nicht von ihren beruflichen und familiären Verpflichtungen frei machen können.

Mit als eine der größten Belastungen werden die ethischen Implikationen eines „Unrechtsystems" gesehen, das nicht legal ist, mit hohen finanziellen Lasten und Hürden für die Angehörigen einhergeht und somit einem Grundrecht auf gleichberechtigte Versorgung der zu pflegenden Menschen widerspricht. Die fehlende arbeitsrechtliche Legalisierung des Systems gipfelt in dem ethischen Dilemma, illegale Rahmenbedingungen zu legitimieren, weil keine Alternative für die Versorgung der älteren Menschen im häuslichen Milieu besteht.

Gefordert wird die Sichtbarmachung der nicht legalen Arbeits- und Versorgungssituation und eine Lobby für pflegende Angehörige. Care Worker*innen sollten durch die Schaffung von neutralen Beratungsstellen ge- und unterstützt werden.

Die Experten erleben die Versorgungssituation als „Katastrophe" und „Krise", weil das bestehende System der Care Worker*innen – aber auch der ambulanten, stationären und teilstationären Pflege – an seine Grenzen gestoßen ist und neue Patient*innen/Kund*innen zu keinem Versorgungssystem mehr Zugang haben. Bestehende Verträge der Care Worker*innen werden verlängert und so der Betreuer*innenwechsel bis zu einem halben Jahr aufgeschoben. Für die Care Worker*innen sind diese langen Zeiträume sehr belastend, da sie nur digital mit ihren Angehörigen kommunizieren können und die Rückzugsräume wie Freizeit und Urlaub in sehr unterschiedlichem Ausmaß zur Verfügung stehen.

Das legale Modell der Care Worker*innen in Österreich – Bestandteil der Pflegeversicherung – ist mit der monatlichen Bonuszahlung von 1000 Euro Vorbild und Bedrohung zugleich. Die deutschen Haushalte könnten zunehmend leer ausgehen, weil die Arbeitsmigrant*innen in das für sie attraktivere Österreich abwandern könnten, zumal das Modell hierzulande ein Modell der Privilegierten und somit nicht krisenfest ist.

Die Qualifizierung von Care Worker*innen mittels Schulungen und Ausbildungen wird bereits in kleinem Umfang praktiziert, sollte sich verstetigen und in ein System der Verberuflichung und Einordnung in ein Tarifsystem Eingang finden. Damit sind die Ziele verbunden, dass von – ausgebildeten – Care Worker*innen eine qualitativ hochwertige Versorgungsarbeit geleistet wird und somit die Betreuungs- und Lebensqualität der älteren Menschen zu Hause gewährleistet ist.

Es wird eine Legalisierung des Status der Care Worker*innen gefordert, was eine neue rechtliche Struktur verlangt, etwa Netzwerkpartner*innen in der Kommune mit einer neutralen Anlaufstelle für Qualitätsfragen und Qualitätskontrolle, vorzugsweise in Zusammenarbeit mit den ambulanten Pflegediensten.

Für Vermittlungsdienste müssen Qualitätskriterien entwickelt werden, deren Erfüllung vor der Einreise und während des Arbeitsaufenthaltes kontrolliert werden. Zu überlegen wäre auch, Vermittlungsagenturen in Deutschland einzurichten, die über zwei- bzw. mehrsprachiges Personal (z.B. deutsche und polnische Sprachkenntnisse) verfügen.

7. Empfehlungen für einen Systemwechsel nach der Krise

In unseren Empfehlungen möchten wir an die Aussagen der beiden Expert*innengruppen anschließen und diese durch eigene Positionen erweitern.

- Politik und Kommunen sollten den hohen Bedarf an Care im häuslichen Bereich erkennen und wertschätzen und dieses Modell in die Pflegeversicherung integrieren.
- Niedrigschwellige Leistungen im Sozialraum, kommunale Versorgung und Stärkung der häuslichen Milieus sind politisch zu fördern und marktfähig zu machen.
- In den Kommunen und Stadtteilen sind Pflegestützpunkte und Anlaufstellen für ältere Menschen personell und finanziell aufzustocken und um die Vermittlung von registrierten Care Worker*innen zu erweitern.
- Die Etablierung von Unterstützungsangeboten sowohl für ältere Menschen als auch für die Care Worker*innen, z.B. im Hinblick auf Netzwerkbildung und Freizeitangebote, sind zu forcieren.
- Für Menschen ab 70 Jahren sollte eine aufsuchende Beratung bzw. ein präventiver Hausbesuch eingeführt werden.
- Eine Berufstätigkeit „Care Work in der Häuslichkeit" ist auf dem 1. Arbeitsmarkt zu verorten. Es müssen Ausbildungsrichtlinien und Qualifizierungsstandards entwickelt werden, ebenso ein Tätigkeits- und Berufsprofil. Dies setzt die Identifizierung von Bedarfen und Bedürfnissen älterer Menschen und ihrer Angehörigen voraus. Darin eingeschlossen ist der „Abgleich", welche Bedarfe seitens der ambulanten pflegerischen Versorgungseinrichtungen (ambulante Pflegedienste) abgedeckt werden bzw. welche offen bleiben und von dem/der jeweiligen Betreuer*in erfüllt werden (müssen).
- Die Care Worker*innen sind – mit einem Ausbildungsabschluss – besser zu bezahlen. Für die gesamte Pflegebranche sollten einheitliche Tarifverträge entwickelt und eingesetzt werden, auch die Care Worker*innen sollten hier berücksichtigt werden.
- Rechtliche Vorgaben müssen die korrekte Einhaltung der Rechte und sozialen Belange der Arbeitnehmer*innen gewährleisten. Dies geht einher mit der Forderung „reproduktive Care Arbeit" zu „produktiver Care Arbeit" zu transformieren.

Literatur

Biesecker, A. & Hofmeister, S. (2013). Zur Produktivität des ‚Reproduktiven'. Fürsorgliche Praxis als Element einer Ökonomie der Vorsorge. In Gender Open Repositorium. Repositorium für die Geschlechterforschung, 31(2), 240–252. https://www.genderopen.de/bitstream/handle/25595/1162/fs-2013-0206.pdf?sequence=1&isAllowed=y.

Hagedorn, J. (2020). Altenpflege im Spannungsfeld von formeller und informeller Arbeit – sozialethische Anmerkungen zur gesellschaftlichen Organisation der Pflegearbeit. In B. Städtler-Mach & H. Ignatzi (Hrsg.), Grauer Markt Pflege. 24-Stunden-Unterstützung durch osteuropäische Betreuungskräfte (129–155). Vandenhoek & Ruprecht. https://doi.org/10.13109/9783666733284.129.

Mayring, P. (2015). Qualitative Inhaltsanalyse. Grundlagen und Techniken (12. Aufl.). Beltz.

Petermann, A. & Jolly, G. & Schrader, K. (2020). Fairness und Autonomie in der Betreuung in häuslicher Gemeinschaft – Ergebnisse einer empirischen Studie. In B. Städtler-Mach & H. Ignatzki (Hrsg.), Grauer Markt Pflege. 24-Stunden-Unterstützung durch osteuropäische Betreuungskräfte (99–121). Vandenhoeck & Ruprecht. https://doi.org/10.13109/9783666733284.99.

Radtke, R. (2019a). Bedarf an Pflegekräften in Deutschland bis 2035. https://de.statista.com/statistik/daten/studie/172651/umfrage/bedarf-an-pflegekraeften-2025/.

Radtke, R. (2019b). Pflegebedürftige in Deutschland bis 2017. https://de.statista.com/themen/785/pflege-in-deutschland/.

Rossow, V. & Leiber, S. (2019). Kein Schattendasein mehr. Entwicklungen auf dem Markt der „24- Stunden-Pflege". In Aus Politik und Zeitgeschichte. Zeitschrift der Bundeszentrale für Politische Bildung, 69(33–34), 37–42. https://www.bpb.de/apuz/294927/kein-schattendasein-mehr-entwicklungen-auf-dem-markt-fuer-24-stunden-pflege.

Rothgang, H. & Müller, R. (2019). Pflegereport 2019. Ambulantisierung der Pflege. Schriftenreihe zur Gesundheitsanalyse (Band 20). Barmer. https://www.barmer.de/blob/215396/a68d16384f26a09f598f05c9be4ca76a/data/dl-barmer-pflegereport-2019.pdf.

Senatsverwaltung für Bildung, Jugend und Familie. (2019). Übersicht über die systemrelevanten Bereiche. Kita- und /oder Schulnotbetreuung (gültig ab 27.04.2020). https://www.berlin.de/sen/bjf/coronavirus/aktuelles/notbetreuung/ (10.06.2020).

Satola, A. & Schywalski, B. (2016). „Live-in-Arrangements" in deutschen Haushalten: Zwischen arbeitsrechtlichen/-vertraglichen (Un-)Sicherheiten und

Handlungsmöglichkeiten. In K. Jacobs & A. Kuhlmey & S. Greß & J. Klauber & A. Schwinger (Hrsg.), Pflege-Report 2016 (127–138). Schattauer. https://www.wido.de/fileadmin/Dateien/Dokumente/Publikationen_Produkte/Buchreihen/Pflegereport/2016/Kapitelmit Deckblatt/wido_pr2016_kap08.pdf.

Verbraucherzentrale Berlin e.V. (2017). Marktcheck I: „24-Stunden-Betreuung". VERLÄSSLICH? TRANSPARENT? FLEXIBEL? Verträge rund um die „24-Stunden-Betreuung" durch ausländische Betreuungskräfte im Marktcheck. https://www.pflegevertraege.de/aktionen/marktcheck-24stunden-betreuung-13344 (10.06.2020).

Verbraucherzentrale Berlin e.V. (o.J.). Grauer Pflegemarkt. 24h-pflegeverträge.de. https://www.pflegevertraege.de/ (10.06.2020).

Ingrid Darmann-Finck

Kompetenzaufbau für die person-zentrierte Kommunikation und Beziehungsgestaltung in der Pflege von Menschen mit Demenz

1. Hintergrund

Kompetenzen in der Kommunikation und person-zentrierten Beziehungsgestaltung mit Menschen mit Demenz sind in der Pflege von hoher Bedeutung: Der Anteil an Menschen mit gerontopsychiatrischen Erkrankungen und entsprechenden Pflegebedarfen beträgt in der Langzeitpflege durchschnittlich mindestens 50% (Schwinger & Tsiasioti, 2018), so dass entsprechende Kompetenzen vor allem in der Altenpflege von erheblicher Relevanz sind. Dennoch wurden im Prozess der Verabschiedung der neuen Ausbildungs- und Prüfungsverordnung für die Pflege (PflAPrV), die im Oktober 2018 abschließend veröffentlicht wurde, in der für den spezifischen Abschluss *Altenpflegerin/Altenpfleger* gültigen Anlage 4 deutliche Abstriche in den Kompetenzanforderungen des Kompetenzbereichs II „*Kommunikation und Beratung situations- und personenorientiert gestalten*" vorgenommen. Situationsbedingungen, die eine höhere Kompetenz erforderlich machen („*auch bei divergierenden Sichtweisen oder schwer nachvollziehbaren Verhaltensweisen*"), wurden durchgängig gestrichen und komplexe Handlungskonzepte durch einfache Aufgabenbeschreibungen („*setzen Methoden der Gesprächsführung angemessen ein*") ersetzt.

Dieser Beitrag geht der Frage nach, welche Kompetenzen für die person-zentrierte Kommunikation und Beziehungsgestaltung in der Pflege von Menschen mit Demenz erforderlich sind und wie diese im Rahmen der Pflegeausbildung gefördert werden können. Ausgangspunkt für die Konkretisierung der Kompetenzen ist der Expertenstandard *Beziehungsgestaltung in der Pflege von Menschen mit Demenz* (DNQP, 2018), der 2018 veröffentlicht wurde. Welche Schwerpunkte üblicherweise in der Fort- und Weiterbildung zur Förderung der kommunikativen Kompetenz von Altenpflegenden zur Kommunikation mit Menschen mit Demenz gesetzt werden, wird im Anschluss am Beispiel von zwei ausgewählten Schulungskonzepten herausgearbeitet. Ausgehend von den festgestellten Begrenzungen werden in einem nächsten Schritt linguistische und sozialwissenschaftliche Ansätze fruchtbar gemacht, um die notwendige Kompetenzentwicklung zu kennzeichnen und Ansatzpunkte zur Förderung dieser Kompetenzen abzuleiten. Vor dem Hintergrund der dargestellten Konzepte werden die Kompetenzformulierungen in der PflAPrV abschließend bewertet.

Der Systematik von Baxter & Braithwaite (2008) folgend kann bezogen auf *interpersonelle Kommunikation* zwischen Individuumszentrierten Ansätzen, Interaktionszentrierten Ansätzen und Beziehungszentrierten Ansätzen unterschieden werden. In Anlehnung an diese Systematik wird in diesem Beitrag Beziehungsgestaltung als Teil von *Kommunikation* betrachtet. Die Begriffe *Kommunikation* und *Interaktion* werden dabei nicht differenziert. Vielmehr wird *Kommunikation* als *mündliche Kommunikation* und Interaktivität als konstitutives Merkmal von Kommunikation verstanden (Becker-Mrotzek 2009, S. 3).

2. Der Expertenstandard Beziehungsgestaltung in der Pflege von Menschen mit Demenz

Wie aus der Präambel hervorgeht, fordert der Expertenstandard *„von Pflegefachkräften eine person-zentrierte Pflege von Menschen mit Demenz“* (DNQP, 2018, S. 29). Der Mensch mit Demenz soll als einzigartiges Subjekt mit individuellen Unterstützungs- und Beziehungsbedarfen anerkannt, als gleichberechtigtes Gegenüber betrachtet und in soziale Beziehungen eingebunden werden (ebd.). Die damit verbundene zugewandte und verstehende Haltung wird durch *„die Entwicklung einer Hypothese über Erleben, Sinngebung und Verhaltensweisen des Menschen mit Demenz“* realisiert. Dieser Aspekt wird in Prozesskriterium P2 des Expertenstandards spezifiziert, wonach *„die Pflegefachkraft (...) auf Basis einer Verstehenshypothese unter Einbeziehung des Menschen mit Demenz und seiner Angehörigen sowie der beteiligten Berufsgruppen individuell angepasste beziehungsfördernde und -gestaltende Maßnahmen“* plant (DNQP, 2018, S. 31). In der Kommentierung der Standardkriterien wird erläutert, dass die *Verstehenshypothese* vor allem durch eine Synthese von Informationen, die im Rahmen des Pflegeprozesses gesammelt und mit Blick auf die Symptome der Demenz und die Persönlichkeit des zu pflegenden Menschen ausgewertet werden, zustande kommt. Sie sollte darauf abzielen, das Verhalten der Person mit Demenz als Problemlösung und Orientierungsversuch verstehen. Im Einzelnen sollen sich die Pflegenden bei der Entwicklung einer *Verstehenshypothese* die folgenden Fragen stellen (DNQP, 2018, S. 43):

- *„Wie erlebt die Person sich selbst, andere Menschen und ihre Welt?*
- *Aus welchem Denken, Fühlen und Erleben heraus ergeben die Verhaltensweisen, Befindlichkeiten und Erscheinungsweisen einen subjektiven Sinn?*

- *Was ist die Funktion von Verhaltensweisen, was wird mit dem Verhalten kompensiert, auf welche inneren Antriebe, Fragen, Themen ist das Verhalten eine Antwort?"*

Verstehenshypothesen sollten stets als vorläufig und überprüfungsbedürftig angesehen und auf der Basis neu gewonnener Informationen verifiziert oder ggf. falsifiziert werden (DNQP, 2018, S. 43). Vorschnelle allgemeine Zuschreibungen sollten vermieden werden. Die Autor*innen des Expertenstandards gehen davon aus, dass Pflegende sich in ihrer Interaktion mit Menschen mit Demenz häufig von inneren Bildern leiten lassen (z.B.: „*Der bedroht mich.*"), die der Realität des Menschen mit Demenz nicht gerecht werden. Diese inneren Bilder haben Auswirkungen auf die „*nicht-bewussten, non-verbalen und automatisierten Anteile des eigenen Verhaltens*" (DNQP 2018, S. 43). Werden die inneren Bilder durch eine kognitive Neubewertung auf der Basis einer *Verstehenshypothese* ersetzt, verändern sich die nicht-bewussten, non-verbalen und automatisierten Beziehungsanteil, was zu einer für beide Seiten befriedigenderen Beziehungsgestaltung führen kann.

Ziel ist es, auf der Basis von *Verstehenshypothesen* die Beziehung entsprechend der für den jeweiligen Menschen mit Demenz relevanten Präferenzen zu gestalten. Dabei ist auch eine kontinuierliche Anpassung an sich ggf. ändernde Fähigkeiten und Bedürfnisse erforderlich.

Als Voraussetzung für die Planung und Koordination von beziehungsfördernden und -gestaltenden Maßnahmen der Pflege von Menschen mit Demenz werden im Strukturkriterium S2a umfassendes Wissen und Handlungskompetenzen beschrieben (DNQP, 2018, S. 40). Die in drei Spiegelstrichen zusammengefassten Punkte sind aber nicht kompetenzorientiert formuliert und beziehen sich überwiegend auf *Wissen* (z. B. Wissen über verbale und nonverbale Interaktions- und Kommunikationsvarianten, Wissen über unterschiedliche Demenzformen und Phasen des Verlaufs und vertieftes theoretisches Fachwissen bezogen auf die Mitwirkung bei Diagnostik und Therapie), so dass zu wenig erkennbar ist, welche Kompetenz eigentlich in Bezug auf Kommunikation und Beziehungsgestaltung vorliegen muss. Auch aus den anderen Strukturkriterien bezogen auf die Pflegefachkraft geht nicht hervor, welche (Teil-)Kompetenzen Pflegenden ermöglichen, z. B. situationsbedingt auf subjektive Realitäten von Menschen mit Demenz reagieren zu können. Zurückzuführen ist dies möglicherweise darauf, dass in den theoretischen Grundlagen des Expertenstandards die Themen interpersonale Kommunikation und Beziehungsgestaltung nicht tiefergehend erörtert werden.

3. Schulungskonzepte zur Förderung der kommunikativen Kompetenz in der Altenpflege

Anhand von zwei ausgewählten Schulungskonzepten zur Förderung kommunikativer Kompetenz in der Altenpflege und insbesondere in der Kommunikation mit Menschen mit Demenz sollen im Folgenden gängige Vorgehensweisen und theoretische Grundlagen exemplarisch vorgestellt und analysiert werden.

Das Schulungskonzept von Heinemann-Knoch et al. (2005) *Kommunikationsschulung in der stationären Altenpflege* stützt sich auf das Kommunikationsmodell von Schulz von Thun sowie weitere Ansätze der humanistischen Psychologie, wie die nichtdirektive Gesprächsführung. Diese zielen darauf ab, Menschen zu ermutigen, sich ihren Gesprächspartner*innen vertrauensvoll zu öffnen und auch Erlebensinhalte zu äußern, die sie sonst eher zurückhalten würden oder sich ihnen bisher nicht bewusste Vorstellungen bzw. Vorannahmen bewusst zu machen. Zwei der jeweils vierstündigen Unterrichtseinheiten sind speziell der „*Kommunikation mit psychisch veränderten, insbesondere demenziell erkrankten Menschen*“ gewidmet. In der ersten Einheit werden Grundlagen vermittelt, in der zweiten arbeiten die Teilnehmenden mit Fallbeispielen aus der eigenen Arbeit und entwickeln gemeinsam alternative kommunikative Lösungen. Mit der Fokussierung auf die nichtdirektive Gesprächsführung und verdrängte oder aus anderen Gründen nicht bewusste Emotionen und Erfahrungen werden in diesem Schulungskonzept jedoch die bei einer Demenz vorliegenden spezifischen Einschränkungen in der Kommunikation nicht oder nicht im Kern adressiert.

Das Schulungskonzept von Haberstroh et al. (2009; Haberstroh & Pantel, 2011) besteht aus mehreren Trainingseinheiten, u. a. einer Trainingseinheit zum Thema *Kommunikation mit Demenzkranken*. In der Kommunikation unterscheiden die Autor*innen vier Schritte, nämlich erstens die Darbietung von Informationen durch die/den Sender*in, zweitens das Richten der Aufmerksamkeit des Empfängers auf den Sender und die gegebene Information, drittens und viertens das Verstehen und Behalten der Information durch den Empfänger (ebd., S. 40). Ausgehend von den kommunikativen „*Stärken und Schwächen*“ von Menschen mit Demenz beim Verstehen und Versenden von Informationen sollen Pflegende die „*Stärken fördern*“ und die „*Schwächen umgehen*“. Dazu werden jeweils Strategien vermittelt und anhand von praktischen Übungen trainiert, außerdem werden die Teilnehmenden angeregt, das Gelernte auf Kommunikationssituationen aus ihrem Alltag anzuwenden. Trainierte Fähigkeiten bestehen beispielsweise in der an die demenzbedingten Kommunikationsschwierigkeiten angepasste Darbietung von Informationen, in Strategien, mit denen Bewohner*innen ermuntert werden können, eine Interaktion zu beginnen oder eine Kommunikation fortzuführen oder in der Deutung von Mikroverhaltensweisen von Menschen mit Demenz (z. B. nonverbales Verhalten). Dabei wird im Trainingsmanual betont, dass sowohl die Menschen mit Demenz als auch die Gesprächssituationen stets einzigartig sind und auf der Basis von Beobachtung die jeweils passenden Strategien ermittelt werden müssen (Haberstroh & Pantel, 2001, S. 14). Am Beispiel des herausfordernden Verhaltens von Menschen mit Demenz verwenden die Autor*innen auch bereits den Begriff der *Verstehenshypothese* und verdeutlichen, wie Pflegende auf der Basis von vielfältigen Informationen zu Hypothesen hinsichtlich möglicher Gründe für das Verhalten gelangen können (ebd., S. 74). Die Konzeption der Schulung (Haberstroh et al., 2009; Haberstroh & Pantel, 2011) weist damit viele inhaltliche Analogien zum DNQP-Expertenstandard auf. Allerdings geht das Konzept für Pflegefachpersonen nur wenig in die Tiefe. Die an dem Training Teilnehmenden erhalten keine Lernangebote, um ein tiefergehendes Verständnis von Kommunikations- und Gesprächssituationen und von Interaktivität aufzubauen. Ein stärker theoretisch begründetes Verständnis ist erforderlich, um einerseits bei einer Person mit Demenz die individuellen Veränderungen der Kommunikation zu erkennen und andererseits systematisch vielfältige Deutungshypothesen und alternative Kommunikationsanschlüsse zu entwickeln. Zudem werden in dem Konzept pflegewissenschaftliche Ansätze nicht oder zu wenig berücksichtigt, etwa wenn – äußerst missverständlich – von kommunikativen *„Stärken“* und *„Schwächen“* von Menschen mit Demenz gesprochen wird, statt hierfür pflegediagnostische Begriffe zu verwenden.

Die beiden Schulungskonzepte waren zum Zeitpunkt ihrer Entstehung vor ca. 10 bis 15 Jahren durchaus innovativ. Mittlerweile entsprechen sie dem aktuellen (pflege-)wissenschaftlichen Erkenntnisstand nicht mehr (vollständig).

Nicht nur in diesen Ansätzen, auch in der Pflegedidaktik werden linguistische und sozialwissenschaftliche Ansätze bisher noch kaum als theoretische Basis für die Förderung von Kompetenzen der Beziehungsgestaltung bzw. kommunikativer Kompetenzen in der Pflegeausbildung aufgegriffen. Neben einer theoretischen Fundierung haben die Linguistik und die Sozialwissenschaften Forschungsmethoden hervorgebracht, die in einer vereinfachten Form helfen können, die alltäglichen – beruflichen – Verfahren der Erkenntnisbildung stärker zu methodisieren. In den nächsten beiden Kapiteln werden zunächst die Grundlagen und im Anschluss forschungsmethodische Verfahren, die zur Analyse, aber auch zur Produktion von Gesprächsbeiträgen genutzt werden können, konkretisiert.

4. Kommunikative Kompetenz aus linguistischer und mikrosoziologischer Sicht

In der Linguistik wird unter Gesprächs- oder Kommunikationskompetenz die Fähigkeit verstanden, „*die sich aus der Gesprächssituation ergebenden Anforderungen zu erfüllen*“ (Becker-Mrotzek, 2009, S. 1). Damit wird ein moderner, auf die Bewältigung von Situationen bezogener Kompetenzbegriff verwendet, der auch der PflAPrV (2018) und den Rahmenplänen der Fachkommission (Fachkommission nach § 53 PflBG, 2019) zugrunde liegt.

Gesprächssituationen werden durch Situationsmerkmale bestimmt, nämlich die beteiligten Personen (oder auch Akteurinnen/Akteure) einschließlich z. B. ihrer Identitäten, Affekte und sozialen Beziehungen, die kommunikativen Zwecke (oder auch Handlungsanlässe) und die Handlungsmuster des jeweiligen Gesprächstyps (Becker-Mrotzek & Brünner, 2004, 30). Art und Verlauf der Gespräche werden durch den jeweiligen institutionellen und gesellschaftlichen Kontext beeinflusst, in den die Gesprächssituationen eingebettet sind (ebd.). Gesprächssituationen lassen sich nach Schwierigkeitsgrad unterscheiden. Dimensionen, anhand derer der Schwierigkeitsgrad einer Situation ermittelt werden kann, sind die Komplexität von Gesprächsfunktionen und Strukturen, das Vorliegen widersprüchlicher Handlungsanforderungen, das Ausmaß an Planbarkeit, Bestimmbarkeit und Kontrollierbarkeit von Anforderungen, die thematische Schwierigkeit, das Vorliegen von engen oder weiten Handlungsspielräumen, die Anzahl der beteiligten Gesprächspartner*innen und der Grad der persönlichen Involviertheit der Beteiligten (ebd., S. 35 f.). Auch mit diesen Konkretisierungen weist das Verständnis von Gesprächskompetenz eine hohe Anschlussfähigkeit an das pflegedidaktische Konzept der Situationsorientierung auf (Fachkommission 2019, S. 11 ff.).

4.1 Komponenten der kommunikativen Kompetenz

Als Komponenten der kommunikativen Kompetenz bzw. Gesprächskompetenz lassen sich explizites Wissen und prozedurales Wissen bzw. prozedurale Fähigkeiten unterscheiden (Becker-Mrotzek, 2009, S. 9). Dem expliziten Wissen werden aus linguistischer Perspektive zwei Wissensbereiche zugeordnet, nämlich das pragmatische Wissen und das institutionelle Wissen. Das pragmatische Wissen beinhaltet Wissen über die grundsätzliche Funktionsweise von Gesprächen, wie etwa Kenntnisse über Sprecherwechsel, Aufgaben von Gesprächsteilnehmenden u.ä. Das institutionelle Wissen bezieht sich auf Kenntnisse, wie in Institutionen sprachlich gehandelt wird (ebd.). Zu den prozeduralen Fähigkeiten zählt neben basalen Rezeptions- und Formulierungsfähigkeiten die pragmatisch-diskursive Verständnis- und Produktionsfähigkeit. Letztere umfasst im produktiven Bereich die Fähigkeit, z. B. durch die Nutzung von sprachlichen Handlungsmustern kommunikative Ziele durch eigene Gesprächsbeiträge zu realisieren. In ihren Redebeiträgen müssen die Aktant*innen dabei parallel vier Anforderungen realisieren, sie müssen thematisches Wissen, ihre Identität (z. B. Darstellung persönlicher Merkmale), die Beziehung zur/zum Gesprächspartner*in (z. B. Grad der Vertrautheit) und Handlungsmuster prozessieren (ebd., S. 6 f.).[1] Außerdem nutzen die Aktant*innen Unterstützungsverfahren der Verständnissicherung, wie die Wiederholung von als schwierig eingeschätzten Inhalten (ebd., S. 7 f.).

Im rezeptiven Bereich steht die Fähigkeit zur Deutung der Äußerungen der Gesprächspartnerin/des Gesprächspartners im Mittelpunkt (ebd.). Die prozeduralen Fähigkeiten sind zwar explizierbar, meistens aber unbewusst oder vorbewusst und automatisiert. Sofern sie bewusst sind, gehören sie außerdem auch zum expliziten Wissen (ebd.). Was im Einzelnen Gegenstand der prozeduralen Fähigkeiten ist, wird im Folgenden anhand der wichtigsten Grundeigenschaften von Interaktionen konkretisiert.

4.2 Merkmale von Interaktionen

Aus linguistischer Perspektive besteht eines der zentralen Merkmale von Interaktionen in ihrer Sequenzialität (Deppermann, 2010, S. 645). Die Grundeinheit ist der *Turn*, der Redezug. Redezüge ordnen sich in Sequenzen, in einer Abfolge von aufeinanderfolgenden *Turns*. Als kleinste Einheit lassen sich Paarsequenzen bestimmen (z. B. Frage – Antwort, Gruß – Gegengruß, Einladung – Annahme). Die Äußerung des ersten Teils einer Paarsequenz geht mit der normativen Erwartung eines entsprechenden zweiten Teils einher. Auch wenn mit einer Äußerung eine Erwartung verknüpft ist, so ist damit doch kein *mechanischer Zwang* verbunden, sondern es bestehen stets – in gewissem Rahmen – Handlungsspielräume für die Gestaltung des zweiten Teils (Ayaß, 2008, S. 347). Üblicherweise wird mit zustimmenden Reaktionen gerechnet. Werden dispräferierte Optionen präsentiert, sind damit daher häufig umständliche Erläuterungen, Verzögerungen u.ä. verbunden (ebd., S. 348).

1 Ganz ähnlich unterscheidet der Kommunikationspsychologe Schulz von Thun den Sach-, den Selbstkundgabe-, den Beziehungs- und den Appellaspekt (Pörksen & Schulz von Thun, 2014, S. 18 ff.).

Ebenfalls zentral ist das Merkmal der *Interaktivität* (Deppermann, 2010, S. 645). Jeder Beitrag bezieht sich auf einen Kontext an vorangegangenen Äußerungen und impliziert zugleich eine Antizipation zukünftiger Reaktionen und bildet damit deren Kontext (ebd.). Vor diesem Hintergrund stellt jede Äußerung eine *Antwort* auf einen vorausgegangenen Beitrag oder eine vorausgegangene Situation dar, Sprecher*innen sind zugleich Hörer*innen, und Hörer*innen bereiten im Zuhören bereits die eigene Antwort vor. Durch dieses enge Aufeinanderbezogensein erfolgt eine *„fortwährende wechselseitige Abstimmung von Zuständen, Empfindungen und Situationsinterpretationen"* und dies nicht nur durch verbale Interaktion, sondern auch auf der körperlichen, lautlichen und gestischen Ebene.

Aus sozialtheoretischer Sicht wird diese wechselseitige Abstimmung und die kontinuierliche Anpassung an die Reaktionen des Gegenübers als *Responsivität* bezeichnet, dabei beziehen sich die Interaktant*innen auf den spezifischen Kontext der Interaktion wie auch auf ihr Gegenüber mit seiner individuellen Biografie und typischen Rolle sowie der gemeinsamen Interaktionsgeschichte (Meyer, 2014, S. 102). Die Interaktant*innen orientieren sich mit ihren Beiträgen jeweils an den Erwartungen, die sie an die Erwartungen ihres Gegenübers haben, diese doppelte Erwartungsstruktur bezeichnet Lindemann (2009, S. 57 f.; S. 139 f.) als *Erwartungserwartungen*. Solche *Erwartungserwartungen* existieren bezogen auf vier Dimensionen. Erstens besteht die Erwartung einer *thematischen Kontinuierung*. Es wird erwartet, dass die Akteur*innen inhaltlich auf die vorangegangenen Äußerungen eingehen (Meyer, 2014, S. 99), was durch eine *„thematisch sinnvolle sequenzielle Anschlusskommunikation"* realisiert wird (ebd.). Die zweite Dimension hebt auf die Annahme der Interaktionspartner*innen ab, sich auf geteiltes lebensweltliches Wissen zu beziehen. Dabei wird unterstellt, die Perspektiven seien reziprok. Diese Unterstellung beinhaltet zwei Idealisierungen, von denen Interaktant*innen in der Regel ausgehen, nämlich dass Standpunkte austauschbar und Relevanzsysteme kongruent sind (ebd., S. 100 f.). Die dritte Dimension ist mit der formal-prozeduralen Gestaltung von Gesprächen verknüpft (ebd., S. 101). Die Interaktionspartner*innen erwarten z.B. wechselseitig, dass Regeln des Sprecherwechsels, der Verständnissicherung etwa durch einen rezipient*innenorientierten Zuschnitt sowie angemessene Pausenlängen eingehalten werden. Die vierte Dimension zielt auf die Etablierung körperlicher Kopräsenz im Rahmen von Gesprächen. Gespräche sind stets auch durch körperlich-affektive Austauschprozesse gekennzeichnet, worüber basale Responsivität hergestellt wird und die Koordination der Interaktionspartner*innen erfolgt (ebd.). Das Merkmal der Interaktivität beinhaltet folglich auf unterschiedlichen Dimensionen einen fortwährenden Prozess des

Perspektivenwechsels, der Deutung und der Antizipation der Erwartungen des Gegenübers an das eigene Verhalten überprüfen

4.3 Veränderungen in der Interaktion mit Personen mit Demenz

Die kognitiven Einbußen, die Menschen mit Demenz erleiden, führen zu einer Abnahme der Fähigkeiten, in der Interaktion die Perspektive des Gegenübers zu übernehmen und auf den unterschiedlichen Dimensionen *Erwartungserwartungen* zu antizipieren und zu realisieren. Daraus resultieren Einschränkungen in der Herstellung von *Interaktivität*. Die Einschränkungen betreffen zu Beginn der Erkrankung zunächst primär die thematische Kontinuierung (Meyer, 2014, S. 104). Thematische Sinnanschlüsse, das Aufgreifen von inhaltlichen Aspekten vorangegangener Äußerungen unterbleiben zunehmend, die Äußerungen werden für das Gegenüber inhaltsleer und bleiben häufig vage und unklar (ebd., S. 104 f.). Auch der Bezug auf gemeinsames lebensweltliches und erfahrungsbasiertes Wissen wird zunehmend schwierig. Menschen mit Demenz können immer weniger den Kontext abschätzen, in dem sie sich selbst befinden oder der für eine andere Person bedeutsam ist, da das Gedächtnis und die Erinnerung an gemeinsame und autobiografische Erfahrungen nachlassen und das Wissen um normative und kognitive Verhaltenserwartungen des Gegenübers problematisch werden (ebd., S. 105 f.). Fähigkeiten in Bezug auf die dritte Dimension, die formal-prozedurale Kontinuierung der Interaktion, bleiben häufig noch bis in die mittlere Phase der Demenz erhalten (ebd., S. 106 f.). Interaktion wird z. B. durch die Einhaltung von Sprecherwechseln und die Realisierung von Paarsequenzen (z. B.; „*Wie geht es Dir?*", „*Gut, und Dir?*") ermöglicht. Intersubjektivität kann prozessual hergestellt werden, selbst wenn eine inhaltliche Kommunikation nicht mehr möglich ist. Die körperlich-affektive Responsivität ist auch in späten Phasen der Demenz noch beobachtbar (ebd., S. 107 f.). Affektive Kommunikation wird durch Berührungen und z. B. Austausch von Zärtlichkeiten realisiert, ebenso werden Schemata für Bewegungen und Interaktionen mit anderen Körpern weiterhin praktiziert. Des Weiteren bleiben einige prozedurale und ritualisierte Formen des sozialen Handelns erhalten.

Um Interaktion mit Menschen mit Demenz im Sinne des person-zentrierten Ansatzes gestalten und soziale Teilhabe von Menschen mit Demenz ermöglichen zu können, müssen Auszubildende sich das prozedurale Wissen über Interaktion bzw. über Sequenzialität und Interaktivität, das der alltäglichen Interaktion unbewusst zugrunde liegt, bewusst machen und den Gesprächsverlauf gezielt an relevanten *Gelenkstellen* von Gesprächen unterstützen. Aufgrund der erheblichen Einschränkungen der Menschen mit Demenz im Hinblick auf Interaktion sind sie auf Unterstützung seitens der Pflegenden bei der Realisierung von Teilhabe angewiesen, umgekehrt verfügen Pflegende über die *Macht* bzw. das Potenzial, diesbezügliche Bedürfnisse zu befriedigen (Darmann, 2000). Methodisch können die Verfahren der Konversationsanalyse und der (objektiven) Hermeneutik in angepasster Form auch für den Pflegeunterricht genutzt werden.

5. Methoden zur Untersuchung von sozialen Interaktionen

Forschungsmethoden als systematisierte Erkenntnisverfahren können einen Beitrag leisten, um alltägliche Erkenntnis- und Handlungspraktiken bewusst zu machen und zu systematisieren (Darmann-Finck & Duveneck, 2018).

5.1 Linguistische Konversationsanalyse

Die linguistische Konversationsanalyse/Gesprächsanalyse ist besonders geeignet, weil sie die alltäglichen Methoden der Hervorbringung von Wirklichkeit und des Entstehens gemeinsam geteilter Deutungen in natürlichen Gesprächen untersucht. Die Methode ist durch das sequenzielle Vorgehen, die ausführliche Analyse von Einzeläußerungen einschließlich der Ermittlung von Interpretationsalternativen sowie die Turn-by-Turn-Analyse angepasst an die spezifischen Merkmale von Gesprächen und kann dadurch bei den Lernenden entsprechende Einsichten erzeugen.

Dem Sequenzialitätsprinzip folgend werden die Gespräche ihrer Abfolge entsprechend analysiert, d. h. eine Äußerung kann stets nur rückbezogen werden, spätere Äußerungen dürfen nicht zur Erklärung von Äußerungen herangezogen werden (Deppermann, 2008, S. 54). Anhand der Analyse soll ermittelt werden, welche Handlungs- und Interpretationsoptionen für die Interaktantin/den Interaktanten an einer bestimmten Stelle des Gesprächs existierten und welche dieser Optionen im weiteren Verlauf realisiert wird. Schritt für Schritt (Turn-by-Turn) wird das Gespräch auf diese Weise in seinem Prozessverlauf rekonstruiert. Für die Analyse einzelner Turns bedient sich die Gesprächsanalyse vielfältiger Analysegesichtspunkte (ebd., S. 54 ff.), die aber für den Einsatz in der Ausbildung vereinfacht werden können. Z. B. könnte zunächst eine Paraphrase generiert werden, anhand derer der Inhalt einer Äußerung zusammengefasst wird (ebd., S. 55 ff.). Im nächsten Schritt könnten ggf. Bezüge zu vorangegangenen Äußerungen oder Ereignissen hergestellt werden (Kontextanalyse) (ebd., S. 62 ff.). Des Weiteren sollten Hypothesen hinsichtlich der präferierten und dispräferierten Folgeerwartungen entwickelt werden (ebd., S. 68 ff.). Um die Herstellung von Interaktivität von Gesprächen nachzeichnen zu können, ist die Analyse der interaktiven Konsequenzen von Äußerungen entscheidend (Turn-by-Turn-Analyse) (ebd., S. 70 ff.). Dabei wird gefragt, wie eine/ein Interaktant*in mit seiner Äußerung vorangegangene Äußerungen aufgreift und inwiefern er den darin enthaltenen Deutungsangeboten zustimmt oder nicht. Nach dem gleichen Muster wird der nächste Turn analysiert. Darüber lässt sich feststellen, wie die Gesprächsteilnehmer*innen die Interpretationen ihres Gegenübers verstanden haben und ob die Interpretationen übereinstimmen (ebd., S. 74). Durch die schrittweise Analyse von Gesprächsverläufen kann nachgezeichnet werden, wie gemeinsam geteilte Situationsdeutungen ausgehandelt werden bzw. an welchen Stellen Brüche auftreten.

5.2 Das geisteswissenschaftliche Verstehen

Aus Sicht der geisteswissenschaftlichen Hermeneutik wird das im Alltag und in der Pflege praktizierte Verstehen von flüchtigen Lebensäußerungen, wie gesprochene Sprache, Gestik oder Mimik, im Anschluss an Dilthey als *elementares* Verstehen (Danner, 2006, S. 48ff.) bezeichnet. Interpretation ist demnach Bestandteil jeder Interaktion, sie ist Resultat und zugleich Voraussetzung von Interaktion. Bedeutung ist stets subjekt-, situations- und kontextgebunden. Bedeutungszuschreibungen beruhen auf inkorporiertem, nicht oder nur sehr bedingt verbalisierbarem Wissen. Für die Pflege ist spezifisch, dass es zu großen Teilen auf der körperlich-leiblichen Ebene erfolgt (Böhle & Porschen, 2011).

Verstehensprozesse sind meistens nicht-diskursiv und unbewusst. Um die in Gesprächen erforderlichen rezeptiven bzw. hermeneutischen Fähigkeiten gezielt fördern zu können, wird im Folgenden auf die geisteswissenschaftliche Hermeneutik bzw. Interpretation (das sog. *höhere Verstehen*), die sich vornehmlich auf fixierte Lebensäußerungen, wie Texte oder Bilder bezieht und durch ein systematisches, methodengeleitetes Vorgehen gekennzeichnet ist, zurückgegriffen (Danner, 2006). Dieser Ansatz kann eingesetzt werden, um in Phasen der Handlungsentlastung Fähigkeiten zur Reflexion von Gesprächssituationen sowie Einsichten in die Perspektivität und Konstruktivität von Gesprächen zu fördern.

Ausgangspunkt einer Methodisierung des Verstehens ist die sog. *hermeneutische Differenz*, also die Differenz zwischen der Subjektivität der Interpretin bzw. des Interpreten und der Subjektivität z.B. einer Wahrnehmung eines zu pflegenden Menschen (Danner, 2006, 63). In der Erkenntnis dieser Differenz liegt bereits eine grundlegende Kompetenz, die Pflegelernende im ersten Jahr der Pflegeausbildung erwerben müssen (Darmann-Finck & Muths & Partsch, 2017). Da die Auslegung einer Äußerung oder eines Verhaltens von den individuellen und kulturellen Relevanzen einer Interpretin bzw. eines Interpreten abhängig ist, muss diese/r in der Lage sein, sich ihr/sein eigenes Vorverständnis bewusst zu machen und von ihrer/seiner eigenen Perspektive zu abstrahieren (Soeffner, 2007). Eine weitere zentrale Einsicht besteht darin, dass diese Differenz nie vollkommen überwunden, sondern allenfalls reduziert werden kann. Die Annäherung der Deutung der Interpretin bzw. des Interpreten an die tatsächliche Bedeutung auf Seiten etwa der Person mit Demenz erfolgt mittels des sog. hermeneutischen Zirkels bzw. eines doppelten hermeneutischen Zirkels. Im Unterschied zu den empirisch-analytischen Wissenschaften verläuft der Erkenntnisprozess nicht linear, sondern zirkulär. Der Grund dafür liegt darin, dass das Verstehen stets mit einem Vorverständnis auf Seiten der Interpretierenden beginnt und dass die/der Interpretierende sich mit diesem Vorverständnis dem Text bzw. dem zu verstehenden Verhalten deutend nähert. Gleichzeitig ist Deutung überhaupt nur vor dem Hintergrund eines Vorverständnisses möglich und das Ergebnis des Verstehensprozesses wirkt sich rekursiv im Sinne einer Erweiterung auf das Vorverständnis aus (Danner, 2006, S. 62f.). In Bezug auf die Kommunikation und Beziehungsgestaltung mit einem Menschen mit Demenz meint Vorverständnis eine unterstellte Erwartungserwartung auf der Basis eines alltäglichen Verstehens. Da bei Menschen mit Demenz aber nicht unbedingt von einer Reziprozität von Perspektiven ausgegangen werden kann, sind für die Deutung methodische Ansätze hilfreich, mit denen der Blick auch für unerwartete Deutungen geöffnet werden kann. In der Objektiven Hermeneutik (Oevermann, 2002; Kramer, 2009) wird eine Haltung der *künstlichen Naivität* dadurch erzeugt, dass zu einem Redezug möglichst unterschiedliche Deutungen ermittelt werden. Es werden *„gedankenexperimentell konkrete Kontexte und Geschichten“* konstruiert, in denen der Redezug eine *„sinnhafte und wohlgeformte Äußerung darstellen würde“* (Kramer, 2009, S. 44). Aus diesen Deutungsmöglichkeiten werden dann durch Abstraktion und Analyse auf Gemeinsamkeiten *Lesarten* (Deutungen mit einer ähnlichen strukturellen Logik) abgeleitet (ebd., S. 45). Im weiteren Verlauf der Analyse kann dann geprüft werden, welche der Lesarten durch die folgenden Redezüge bestätigt werden.

Beim höheren Verstehen kommen zwei hermeneutische Zirkel zur Anwendung (Danner, 2006, S. 60 ff.). Der erste hermeneutische Zirkel entsteht durch die Konfrontation des Vorverständnisses bzw. der Erwartungserwartungen einer interpretierenden Person mit dem in den Lebensäußerungen einer Aussage enthaltenen Sinn. Dadurch entwickelt sich das Vorverständnis weiter, was bei erneutem Herantragen an die Lebensäußerung zu einem erweiterten Verständnis des Gemeinten führt. Durch die systematische Entwicklung von alternativen Deutungen im Rahmen von Bildungsangeboten können Auszubildende zunehmend eine offene und experimentelle Haltung gegenüber den Äußerungen der zu pflegenden Menschen mit Demenz, eine *hermeneutische Wahrnehmungseinstellung* (Combe & Buchen, 1996), gewinnen. Indem sie den hermeneutischen Zirkel mehrfach durchlaufen, ist eine Annäherung des eigenen Vorverständnisses bzw. der eigenen Erwartungserwartungen an das Gemeinte wahrscheinlich. Beim zweiten hermeneutischen Zirkel erfolgt eine Zirkelbewegung zwischen dem Speziellen und dem Allgemeinen. Hier können unterschiedliche Heuristiken zur Anwendung kommen, z. B. kann eine Äußerung im Kontext eines gesamten Gesprächs (bis zu diesem Zeitpunkt), vor dem Hintergrund der vier Anforderungen an Redebeiträgen (Prozessierung von thematischem Wissen, der Identität, der Beziehung zu Gesprächspartner*innen und von Handlungsmustern), der vier Dimensionen von Erwartungserwartungen (thematische Kontinuierung, Bezugnahme auf geteiltes lebensweltliches Wissen, formalprozedurale Fortführung, körperlich-affektiver Austausch) oder im Lichte der Biografie einer Person interpretiert werden.

Mit Blick auf die person-zentrierte Pflege soll die Rezeption der Äußerungen und des Verhaltens von Menschen mit Demenz zu einer Einschätzung hinsichtlich der Sichtweisen, Erwartungen und Bedürfnisse der Betroffenen führen (*Verstehenshypothese*). Die gewonnenen Deutungen fließen in ein Interaktionsangebot ein, mit dem die Pflegenden den zu pflegenden Menschen anzeigen, wie sie ihre Äußerungen verstanden haben. Pflegende müssen dann sensibel auf Zeichen achten, die darauf hinweisen, ob sich der zu pflegende Mensch verstanden fühlt und ihre Deutung so überprüfen, ggf. verändern und die veränderte Deutung erneut in das Gespräch einbringen. Das Ziel des zirkulären Prozesses besteht normalerweise in der Entwicklung einer intersubjektiven, gemeinsamen Situationsdefinition. In der person-zentrierten Kommunikation mit Menschen mit Demenz steht aber die Ermittlung von für die Personen mit Demenz individuell bedeutsamen Zielen im Mittelpunkt sowie die Entwicklung von Kommunikationsangeboten, die an ihre Bedeutungen anschließen und sie bei der Beteiligung an der Interaktion unterstützen.

6. Systematisierte Erkenntnisverfahren als Ansatzpunkte zur Förderung von Kompetenzen der person-zentrierten Kommunikation und Beziehungsgestaltung

Mit dem Ziel, die rezeptive Seite von Gesprächskompetenz zu stärken und sich der Perspektivität und Konstruktivität von Deutungen bewusst zu werden, können Übungen zur Förderung des Selbst- und Fremdverstehens eingesetzt werden. Von Beginn der Ausbildung an sollten Deutungsübungen durchgeführt werden, in denen die Auszubildenden aufgefordert werden, ausgehend von einer authentischen Schilderung von Pflegesituationen Ideen für möglichst unterschiedliche Deutungen einer Äußerung oder eines Verhaltens zusammenzutragen. Dieser Prozess kann durch die methodischen Anregungen aus der Objektiven Hermeneutik, gedankenexperimentell solche Kontexte und Geschichten zu entwerfen, in denen eine Äußerung als sinnhaft und wohlgeformt betrachtet werden kann, unterstützt werden. Des Weiteren können Auszubildende anhand der Methoden des szenischen Spiels (Oelke/Scheller/Ruwe 2000) angeregt werden, die *„äußere und innere Welt und Haltung einer Person“* (ebd., 37) nachzuvollziehen. Dabei wird die Einfühlung in deren Perspektive durch Nachahmung und Erprobung körperlicher / leiblicher Haltungen und Handlungen erleichtert. Auf der Basis einer solchen nicht-sprachlichen Symbolisierung können die darin enthaltenen Deutungsmöglichkeiten in einem nächsten Schritt versprachlicht und diskutiert werden. Die vielfältigen Deutungen können schließlich zu *Lesarten* verdichtet werden. Diese Methode eignet sich besonders, um die körperlich-leiblichen Austauschprozesse ins Bewusstsein zu heben.

Ziel gesprächsanalytisch ausgerichteter Kommunikationstrainings ist es, an ausgewählten Beispielen *natürlicher* transkribierter Gespräche durch ausführliche Analyse von Einzeläußerungen und durch Turn-by-Turn-Analyse ein vertieftes Verständnis der Merkmale von Interaktionen und der kommunikativen Einschränkungen von Menschen mit Demenz zu gewinnen. Des Weiteren soll die produktive Seite der Gesprächskompetenz gefördert werden, indem die Teilnehmenden gezielt alternative Kommunikationsanschlüsse ermitteln und im Hinblick auf deren mögliche Auswirkungen auf den weiteren Verlauf der Interaktion diskutieren. Dabei sollen die Teilnehmenden auch erkennen, dass es nicht immer nur eine richtige Verhaltensalternative gibt, sondern dass auch unterschiedliche Lösungen ihre Berechtigung haben können (Fiehler & Schmitt, 2011, S. 370).

Neben einer Vermittlung von empirischen und theoretischen Erkenntnissen der Gesprächsforschung steht die Analyse von Transkripten von ausgewählten Gesprächen im Mittelpunkt eines gesprächsanalytischen Trainings. Um die grundsätzlichen Merkmale von Interaktionen erfahrbar zu machen, könnten zunächst Transkripte von Alltagsgesprächen, z. B. auch aus dem privaten Bereich, analysiert werden. Anhand der Analyse von Gesprächstranskripten mit Menschen mit Demenz können die Auswirkungen der Abnahme der Kompetenzen zur Herstellung von Interaktivität ermittelt werden. Die Teilnehmenden sollen dadurch analytische und deutende Kompetenzen erwerben sowie Begriffe kennenlernen, anhand derer die Veränderungen in der Kommunikation beschrieben werden können (Fiehler & Schmitt, 2011, S. 367). Ergänzend zur Arbeit mit

Transkripten können videographierte Gesprächs- bzw. Interaktionssituationen eingesetzt werden, um insbesondere körperlich-leibliche Äußerungen sowohl der Person mit Demenz als auch der Pflegeperson zu untersuchen. Im letzten Schritt sollten die Teilnehmenden in Rollenspielen unterschiedliche Handlungsalternativen erproben. Dabei sollte bei den Lehrenden eine Offenheit hinsichtlich der als geeignet angesehenen Handlungsalternativen bestehen, es sollten mit Blick auf die vier Anforderungen an Redebeiträge und die vier Dimensionen von Erwartungserwartungen unterschiedliche Optionen für den Aufbau einer person-zentrierten Beziehung ermittelt und bewertet werden.

7. Schlussfolgerungen für die Förderung der kommunikativen Kompetenz

Bezogen auf die Fragestellung, welche Anforderungen ausgehend von dem Expertenstandard *Beziehungsgestaltung in der Pflege von Menschen mit Demenz* an die kommunikative Kompetenz von Pflegenden gestellt werden, lassen sich aus dem Dargestellten zusammenfassend folgende vorläufige Antworten ableiten:

a. Ausgangspunkt der Förderung der kommunikativen Kompetenz müssen Gesprächssituationen sein.

Soll tatsächlich kommunikative Kompetenz aufgebaut werden und damit die Fähigkeit, in Situationen mit ganz unterschiedlichen Anforderungen gesprächsfähig zu sein, dann dürfen nicht nur einzelne Verhaltensweisen trainiert werden, sondern müssen Pflegeauszubildende ausgehend von der jeweils vollständigen Situation und von ihrer vorläufigen Deutung der sprachlichen oder körperlich-leiblichen Mitteilungen ihres Gegenübers situationsadäquate Gesprächsangebote entwickeln lernen.

b. Das Verstehen von sinnlich wahrnehmbaren Lebensäußerungen muss in der Ausbildung systematisch eingeübt werden.

Nicht nur in der Kommunikation und Beziehungsgestaltung mit Menschen mit Demenz, sondern in jeder Interaktion ist das Verstehen des Gegenübers notwendig. Deutungen werden hinsichtlich der in Äußerungen enthaltenen Erwartungserwartungen vorgenommen und auf dieser Grundlage Interaktionsangebote generiert. Aufgrund der im Alltag praktizierten wechselseitigen Unterstellung, die Perspektiven seien reziprok, ist den Auszubildenden meistens nicht bewusst, dass die wechselseitige Deutung von Erwartungen und

Situationsdefinitionen stets unsicher ist. In der Pflege werden sie mit Menschen konfrontiert, die z. B. aufgrund der Zugehörigkeit zu einer anderen Generation, ihrer Herkunft oder auch einer Erkrankung eine von der Sichtweise der Auszubildenden deutlich abweichende Situationswahrnehmung haben. In der Kommunikation und Beziehungsgestaltung mit Menschen mit Demenz können Auszubildende exemplarisch Kompetenzen im Beziehungsaufbau mit Menschen erwerben, *„deren Wahrnehmung und Erleben nicht immer dem gewohnten Verständnis von Realität entsprechen"* (Fachkommission nach § 53 PflBG, 2019, S. 220). Die Sichtweise von Menschen mit Demenz nachzuvollziehen ist außerdem noch deswegen erschwert, weil diese ihr Verständnis und ihre Erwartungen häufig gar nicht eindeutig ausdrücken können. Die damit verbundene Herausforderung hat Evers (2012) in dem Schlüsselproblem der *besonderen Ungewissheit im pflegerischen Handeln* beschrieben. Die besondere Ungewissheit lässt sich darauf zurückführen, dass standardisierte Handlungsabläufe und Routinen aufgrund der krankheitsbedingten neurokognitiven Einschränkungen und Persönlichkeitsveränderungen der Patient*innen und Bewohner*innen und des damit einhergehenden instabilen Verhaltens kaum greifen. Die Unwissenheit im Hinblick auf den zu pflegenden Menschen lässt sich dahingehend spezifizieren, dass Pflegende oft nicht wissen, welche Bedürfnisse der zu pflegende Mensch hat, welche Handlungsoption für den zu Pflegenden die Richtige ist und wie sich Handlungen auf das Ergebnis der Pflege auswirken. Die Unwissenheit in Bezug auf den zu pflegenden Menschen hat auch Auswirkungen auf Arbeitsabläufe und die Arbeitsorganisation. Am Beispiel der Kommunikation mit Menschen mit Demenz und *der besonderen Ungewissheit im pflegerischen Handeln* können Pflegende exemplarisch Kompetenzen zur systematischen Deutung von Äußerungen durch Produktion unterschiedlicher Lesarten sowie zur Entwicklung einer vorläufigen *Verstehenshypothese* und zur kontinuierlichen Überprüfung und Anpassung dieser Hypothese in der Interaktion erwerben. Diese Kompetenzen können auch auf Gesprächssituationen mit Menschen übertragen werden, bei denen ebenfalls nicht von einer Reziprozität der Sichtweisen ausgegangen werden kann, wie z. B. Menschen mit diversen kulturellen Kontexten. Umgekehrt können für die Interaktion mit Menschen mit Demenz erforderliche Kompetenzen auch an Gesprächssituationen angeeignet werden, in denen das Verstehen und das Aushandeln von Bedeutungen aus anderen Gründen für die Auszubildenden herausfordernd ist.

c. Auch die Fähigkeit, alternative subjekt-, situations- und kontextangepasste Kommunikationsanschlüsse zu generieren, muss systematisch aufgebaut werden.

Im Expertenstandard wird der Schwerpunkt auf das Entwickeln und Überprüfen einer *Verstehenshypothese* gelegt. Mit Blick auf das aus der Linguistik stammende Modell von Gesprächskompetenz wird damit die rezeptive Seite der pragmatisch-diskursiven Verständnis- und Produktionsfähigkeit adressiert, die produktive Seite tritt in den Hintergrund. Im Sinne der *Interaktivität* von Gesprächen müssen Produktion und Rezeption aber stets zusammengedacht werden, so dass allein die Fokussierung auf eine der Seiten der Komplexität von Gesprächssituationen ebenso wenig gerecht wird, wie das Einüben von interaktivem Idealverhalten. Auszubildende müssen folglich auch lernen, wie sie auf der Basis einer *Verstehenshypothese* gezielt mögliche Kommunikationsanschlüsse auf der verbalen wie auch der körperlich-leiblichen Ebene (Welling, 2020) unter Berücksichtigung der vier Dimensionen von Interaktivität (thematische Kontinuierung, Bezugnahme auf geteiltes lebensweltliches Wissen, Umsetzung formal-prozeduraler Regeln, körperlich-affektive Verständigung) sowie der vier Anforderungen an Redebeiträge (thematisches Wissen, Identität, Beziehung zum Gesprächspartner, Handlungsmuster) entwickeln können.

d. Die intendierten Erkenntnisse und die Unterrichtsmethoden müssen aufeinander abgestimmt werden.

Elementares Verstehen und die Produktion von Kommunikationsanschlüssen sind prozedurale Alltagsfähigkeiten. Die Anforderung einer person-zentrierten Beziehungsgestaltung verlangt von Pflegenden eine besondere Expertise in diesem Bereich. Eine Weiterentwicklung der Gesprächs- und Kommunikationskompetenz ist durch Nutzung der systematisierten linguistischen und sozialwissenschaftlichen Erkenntnismethoden der Gesprächsanalyse und der Hermeneutik möglich. Der Unterrichtsgegenstand, nämlich das explizite Wissen zur Kommunikation zwischen Pflegenden und zu pflegenden Menschen (mit Demenz), muss dafür mit den methodisierten Formen der Erkenntnisbildung verknüpft werden (Darmann-Finck & Duveneck, 2018).

e. Im Verlauf der Ausbildung muss das Anforderungsniveau von Gesprächssituationen systematisch gesteigert werden.

Das Anforderungsniveau von Gesprächssituationen lässt sich anhand der von Becker-Mrotzek (2009) beschriebenen Dimensionen gezielt steigern. Einfache

Gesprächssituationen sind demzufolge bezogen auf die Kommunikation mit Menschen mit Demenz dadurch gekennzeichnet, dass es sich um eins-zu-eins-Situationen handelt, bei denen ein Anliegen im Mittelpunkt steht (z. B. Unterstützung bei der Selbstpflege, wie Ernährung), die Sprachfähigkeit noch weitgehend erhalten ist und die Situationswahrnehmung noch nicht stark verändert oder fluktuierend ist. Als komplizierte oder sogar komplexe Gesprächssituationen lassen sich Situationen beschreiben, bei denen die Menschen mit Demenz kaum noch in der Lage sind, sich verbal auszudrücken, die Situationswahrnehmung immer schwieriger nachvollzogen werden kann und am Verhalten der zu pflegenden Menschen erkennbar ist, dass sie sich nicht verstanden fühlen und dieses auch mit starken Gefühlen einhergeht. Außerdem entsteht Komplexität dadurch, dass neben einer Person noch ein oder mehrere andere Bewohner*innen oder Angehörige an der Interaktion beteiligt sind.

8. Fazit und Ausblick

Die evidenzbasierten Expertenstandards des Deutschen Netzwerks für Qualitätsentwicklung in der Pflege (DNQP) stellen sektorenübergreifende und von der Profession Pflege selbst entwickelte und getragene Instrumente zur Qualitätsentwicklung in der Pflege dar (Büscher & Blumenberg, 2018). Die auf der Struktur-, Prozess- und Ergebnisebene formulierten Kriterien beziehen sich auf Pflegende mit einer Berufszulassung (*Pflegefachkraft*) unabhängig von ihrem spezifischen Abschluss. Pflegeauszubildende müssen folglich dafür qualifiziert werden, diesen Kriterien gerecht werden zu können. In diesem Beitrag wurden die Kompetenzanforderungen für die person-zentrierte Kommunikation und Beziehungsgestaltung mit Menschen mit Demenz auf der Basis linguistischer und mikrosoziologischer Ansätze konkretisiert. Um tatsächlich Angebote zur Beziehungsgestaltung entwickeln zu können, die *„das Gefühl, gehört, verstanden und angenommen zu werden sowie mit anderen Personen verbunden zu sein, erhalten oder fördern"* (DNQP, 2018, S. 31), müssen Auszubildende in die Lage versetzt werden, systematisch Deutungen für Redezüge und Verhaltensweisen zu entwickeln. Außerdem sollten sie befähigt werden, gezielt Interaktionsangebote zu entwickeln, mit denen sie – je nach Einschränkungen der betroffenen Personen – auf unterschiedlichen Ebenen an deren jeweiligen Erwartungserwartungen anknüpfen. Diese Kompetenzen sind in der Anlage der PflAPrV für die generalistisch ausgebildete Pflegefachfrau/den Pflegefachmann durch die Kompetenzanforderungen *„Die Absolventinnen und Absolventen gestalten kurz- und langfristige professionelle Beziehungen mit Menschen aller Altersstufen und ihren Bezugspersonen, die auch bei divergierenden Sichtweisen oder Zielsetzungen* *und schwer nachvollziehbaren Verhaltensweisen von Empathie, Wertschätzung, Achtsamkeit und Kongruenz gekennzeichnet sind*" und „*Die Absolventinnen und Absolventen gestalten pflegeberufliche Kommunikationssituationen mit zu pflegenden Menschen aller Altersstufen und deren Bezugspersonen auch bei divergierenden Zielsetzungen und Sichtweisen verständigungsorientiert und fördern eine beteiligungsorientierte Entscheidungsfindung*" gut abgebildet. Beruflich Pflegende mit dem Abschluss *Altenpflegerin/Altenpfleger* werden dagegen nicht dafür qualifiziert, den Anforderungen des Expertenstandards Beziehungsgestaltung in der Pflege von Menschen mit Demenz in vollem Umfang gerecht zu werden. Dieser Befund unterstreicht die Forderung des Bundesrats in seiner Entschließung vom 21.09.2018, die einseitige Absenkung des Niveaus der Altenpflegeausbildung in der PflAPrV zum nächstmöglichen Zeitpunkt aufzuheben (Bundesrat, 2018).

In dem Beitrag wurden linguistische und mikrosoziologische Ansätze für die Konkretisierung der Kompetenzen im Bereich Kommunikation und Beziehungsgestaltung mit Menschen mit Demenz fruchtbar gemacht. Diese Ansätze sollten stärker als bisher Eingang in die Entwicklung von Schulungskonzepten finden.

Literatur

Ayaß, R. (2008). Konversationsanalyse. In U. Sander & F. Gross & K.-U. Hugger (Hrsg.), Handbuch Medienpädagogik (346–350).Verlag für Sozialwissenschaften. https://doi.org/10.1007/978-3-531-91158-8.

Baxter, L. A. & Braithwaite, D. O. (2008). Engaging Theories in Interpersonal. Communication. Multiple Perspektives. Sage.

Becker-Mrotzek, M. (2009). Mündliche Kommunikationskompetenz. In M. Becker-Mrotzek (Hrsg.), Didaktik der mündlichen Kommunikation. Schneider. http://philtypo3.uni-koeln.de/fileadmin/sites/projekt_becker-mrotzek/pdf/Mdl_Kommunikationskompetenz_2008.pdf (03.10.2020).

Becker-Mrotzek, M. & Brünner, G. (2004). Der Erwerb kommunikativer Fähigkeiten: Kategorien und systematischer Überblick. In M. Becker-Mrotzek & G. Brünner (Hrsg.), Analyse und Vermittlung von Gesprächskompetenz (29–45). Verlag für Gesprächsforschung Dr. Martin Hartung. http://www.verlag-gespraechsforschung.de/2004/kompetenz/kompetenz.pdf (03.10.2020).

Böhle, F. & Porschen, S. (2011). Körperwissen und leibliche Erkenntnis. In R. Keller & M. Meuser (Hrsg.), Körperwissen (53–67). VS Verlag für Sozialwissenschaften. https://doi.org/10.1007/978-3-531-92719-0.

Büscher, A. & Blumenberg, P. (2018). Expertenstandards als Instrument der Qualitätsentwicklung. In K. Jacobs & A. Kuhlmey & S. Greß & J. Klauber &

A. Schwinger (Hrsg.), Pflege-Report 2018, Qualität in der Pflege (63–70). Springer Verlag. https://doi.org/10.1007/978-3-662-56822-4_7.

Bundesrat Drucksache 355/18 vom 21.09.2018. Beschluss des Bundesrates. Ausbildungs- und Prüfungsverordnung für die Pflegeberufe (Pflegeberufe-Ausbildungs- und Prüfungsverordnung – PflAPrV). https://www.bundesrat.de/SharedDocs/drucksachen/2018/0301-0400/355-18(B).pdf?__blob=publicationFile&v=1 (03.10.2020).

Bundesvereinigung der Deutschen Arbeitsgeberverbände (BDA). (2018). Stellungnahme zum Referentenentwurf für eine Ausbildungs- und Prüfungsverordnung für die Pflegeberufe. https://www.bundesgesundheitsministerium.de/fileadmin/Dateien/3_Downloads/Gesetze_und_Verordnungen/Stellungnahmen_WP19/PflAPrV/BDA_Stellungnahme_2018_04_19.pdf (03.10.2020).

Combe, A. & Buchen, S. (1996). Belastung von Lehrerinnen und Lehrern. Juventa.

Danner, H. (2006). Methoden geisteswissenschaftlicher Pädagogik (5. Aufl.). Reinhardt.

Darmann, I. (2000). Kommunikative Kompetenz in der Pflege. Kohlhammer.

Darmann-Finck, I. & Duveneck, N. (2018). Forschendes Lernen am Beispiel eines multimedialen Lernangebots zur Pflege von Menschen mit Demenz. In Pädagogik der Gesundheitsberufe, 1(5), 24–33.

Darmann-Finck, I. & Muths, S. & Partsch, S. (2017). Entwicklung eines nationalen Mustercurriculums „Kommunikative Kompetenz in der Pflege". In Padua, 12(4), 1–10.

Deppermann, A. (2004). „Gesprächskompetenz" – Probleme und Herausforderungen eines möglichen Begriffs. In M. Becker-Mrotzek & G. Brünner (Hrsg.), Analyse und Vermittlung von Gesprächskompetenz (15–27). Verlag für Gesprächsforschung Dr. Martin Hartung. http://www.verlag-gespraechsforschung.de/2004/kompetenz/kompetenz.pdf (03.10.2020).

Deppermann, A. (2008). Gespräche analysieren. Eine Einführung (4. Aufl.). VS Verlag für Sozialwissenschaften.

Deppermann, A. (2010). Konversationsanalyse und diskursive Psychologie. In G. Mey & K. Mruck (Hrsg.), Handbuch Qualitative Forschung in der Psychologie (643–661). Verlag für Sozialwissenschaften.

Deutsches Netzwerk für Qualitätsentwicklung in der Pflege (DNQP). (2018). Expertenstandard Beziehungsgestaltung in der Pflege von Menschen mit Demenz. Hochschule Osnabrück Fakultät für Wirtschafts- und Sozialwissenschaften.

Eggenberger, E. & Heimerl, K. & Bennett, M.-I. (2013). Communication skills training in dementia care: a systematic review of effectiveness, training content, and didactic methods in different care settings. In International Psychogeriatrics, 25, 345–358. https://doi.org/10.1017/S1041610212001664.

Fachkommission nach § 53 PflBG (2019). Rahmenpläne der Fachkommission nach § 53 PflBG. https://www.bibb.de/dokumente/pdf/geschst_pflgb_rahmenplaene-der-fachkommission.pdf (03.10.2020).

Fiehler, R. & Schmitt, R. (2011). Gesprächstraining. In K. Knapp et al. (Hrsg.), Angewandte Linguistik. Ein Lehrbuch (3. Aufl.) (355–375). Francke.

Haberstroh, J. & Pantel, J. (2011). Kommunikation bei Demenz – TANDEM Trainingsmanual. Springer Verlag.

Haberstroh, J. & Neumeyer, K. & Schmitz, B. & Pantel, J. (2009). Evaluation eines Kommunikationstrainings für Altenpfleger in der stationären Betreuung demenzkranker Menschen (Tandem im Pflegeheim). In Zeitschrift für Gerontologie und Geriatrie, 42(2), 108–116.

Heinemann-Knoch, M. & Korte, E. & Heusinger, J. & Klünder, M. & Knoch, T. (2005). Kommunikationsschulung in der stationären Altenpflege. In Zeitschrift für Gerontologie und Geriatrie, 38, 40–46.

Kramer, R.-T. (2009). Eine anwendungsbezogene Einführung in die Objektive Hermeneutik und deren Professionalisierungspotenzial. In I. Darmann-Finck & U. Böhnke & K. Straß (Hrsg.), Fallrekonstruktives Lernen. Ein Beitrag zur Professionalisierung in den Berufsfeldern Pflege und Gesundheit (1.Aufl.) (37–61). Mabuse-Verlag.

Lindemann, G. (2009). Das Soziale von seinen Grenzen her denken. Velbrück Wissenschaft.

Mead, G. H. (1968). Geist, Identität und Gesellschaft. Suhrkamp.

Meyer, C. (2014). Menschen mit Demenz als Interaktionspartner. Eine Auswertung empirischer Studien vor dem Hintergrund eines dimensionalisierten Interaktionsbegriffs. In Zeitschrift für Soziologie, 43 (2), 95–112. https://doi.org/10.1515/zfsoz-2014-0203.

Oelke, U. & Scheller, I. & Ruwe, G. (2000). Tabuthemen als Gegenstand szenischen Lernens in der Pflege. Huber Verlag.

Oevermann, U. (2002). Klinische Soziologie auf der Basis der Methodologie der objektiven Hermeneutik – Manifest der objektiv hermeneutischen Sozialforschung. https://www.ihsk.de/publikationen/Ulrich_Oevermann-Manifest_der_objektiv_hermeneutischen_Sozialforschung.pdf (03.10.2020).

PflAPrV Ausbildungs- und Prüfungsverordnung für die Pflegeberufe vom 2. Oktober 2018. Bundesgesetzblatt. https://www.bgbl.de/xaver/bgbl/start.xav?startbk=Bundesanzeiger_BGBl&jumpTo=bgbl118s1572.pdf#__bgbl__%2F%2F*%5B%40attr_id%3D%27bgbl118s1572.pdf%27%5D__1584119802118 (03.10.2020).

Pörksen, B. & Schulz von Thun, F. (2014). Kommunikation als Lebenskunst. Carl Auer.

Soeffner, H.-G. (2007). Die sozialwissenschaftliche Hermeneutik. In U. Flick & E. von Kardorff & I. Steinke (Hrsg.), Qualitative Forschung (164–175). Rowohlt.

Welling, K. (2020). „Sich aneinander orientieren" Feinfühligkeit und Engagement in der beziehungsorientierten Interaktion zwischen Menschen mit weit fortgeschrittener Demenz und Bezugspersonen. Eine mikroanalytische Videointeraktionsstudie. Dissertation Universität Bremen.

Karin Wolf-Ostermann

Pflegewissenschaftliche Versorgungsforschung – Chancen und Herausforderungen am Beispiel von Menschen mit Demenz

1. Einleitung

Braucht Versorgungsforschung tatsächlich das Adjektiv pflegewissenschaftlich? Als die Universität Bremen 2014 eine Professur für Pflegewissenschaftliche Versorgungsforschung am Fachbereich Human- und Gesundheitswissenschaften einrichtete und auch eine entsprechende Abteilung am Institut für Public Health und Pflegeforschung gründete, war dies in zweierlei Hinsicht bemerkenswert. Die Universität Bremen ist zwar eine der jüngsten Universitäten in Deutschland, gleichzeitig aber einer der wenigen langjährigen universitären Standorte für Pflegewissenschaft. Eine Schwerpunktsetzung auf pflegewissenschaftliche Versorgungsforschung war daher einerseits ein Bekenntnis zur Wissenschaftsdisziplin Pflegewissenschaft und andererseits auch ein deutlicher Hinweis darauf, dass sich hieraus auch ein Auftrag zur evidenzbasierten Gestaltung von Versorgung ableitet. Nachfolgend soll daher zunächst die Rolle der Pflegewissenschaft in der Versorgungsforschung fokussiert werden, bevor dann am Beispiel Demenz – einem Syndrom, das sich gerade durch fehlende kurative Möglichkeiten und einen hohen Stellenwert pflegerischer Versorgung auszeichnet – Chancen und Herausforderungen für eine pflegewissenschaftliche Versorgungsforschung anhand von aktuellen Studien näher beleuchtet werden

2. Versorgungsforschung – ein Thema für die Pflegewissenschaft

Versorgungsforschung ist ein *„grundlagen- und anwendungsorientiertes fachübergreifendes Forschungsgebiet“*, das nach Definitionen der Bundesärztekammer (2004)

1. *„die Inputs, Prozesse und Ergebnisse von Kranken- und Gesundheitsversorgung, einschließlich der auf sie einwirkenden Rahmenbedingungen mit quantitativen und*

qualitativen, deskriptiven, analytischen und evaluativen wissenschaftlichen Methoden beschreibt,

2. *Bedingungszusammenhänge soweit möglich kausal erklärt sowie*
3. *zur Neuentwicklung theoretisch und empirisch fundierter oder zur Verbesserung vorhandener Versorgungskonzepte beiträgt,*
4. *die Umsetzung dieser Konzepte begleitend oder ex-post erforscht und*
5. *die Wirkungen von Versorgungsstrukturen und -prozessen oder definierten Versorgungskonzepten unter Alltagsbedingungen mit validen Methoden evaluiert.“*

Die Stellungnahme der Deutschen Forschungsgemeinschaft (DFG) zur „Versorgungsforschung in Deutschland: Stand – Perspektiven – Förderung“ (Raspe et al., 2010) ergänzt:

„Die Versorgungsforschung, die sich wissenschaftlich mit den Akteuren, Strukturen und Auswirkungen der Gesundheitsversorgung auseinandersetzt, braucht naturgemäß disziplinübergreifende Forschungsansätze unter Beteiligung von Medizinern, Soziologen, Psychologen, Juristen, Ethikern und Wirtschaftswissenschaftlern.“

An diesen Definitionen stechen zwei Sachverhalte prominent hervor. Zum einen fällt der hohe Anspruch an Versorgungsforschung auf. Versorgungsforschung bezieht sich auf ein breites Anwendungsfeld und soll setting- und sektorensowie auch disziplinübergreifend möglich sein, dabei unter Alltagsbedingungen Anwendung finden, methodisch valide sein und kausale Erklärungen liefern. Will man all diesen Ansprüchen gerecht werden, lässt sich Versorgungsforschung als „Königsdisziplin“ in der gesundheitswissenschaftlichen Forschung bezeichnen. Vor allem die Anwendung unter Alltagsbedingungen – mit oftmals nicht kontrollierbaren Einflussfaktoren – erschwert den Nachweis kausaler Zusammenhänge.

Zum zweiten fällt auf, dass in den Definitionen Pflege(wissenschaft) nicht als eine relevante Gesundheitsprofession betrachtet wird, die es verdient, explizit genannt zu werden. Dies mag teilweise in der Historie der Versorgungsforschung in Deutschland begründet sein. Wolf-Ostermann (2014) formuliert:

„Reicht in den USA die Entwicklung der Versorgungsforschung (Health Services Research) beispielsweise mehr als 50 Jahre zurück, so hat diese Entwicklung in Deutschland erst deutlich später begonnen und war in ihren Ursprüngen deutlich medizinisch geprägt (DFG, 2010, S. 11ff). Der 1. Deutsche Kongress für Versorgungsforschung findet erst 2002 an der Universität zu Köln statt und 2006 gründet sich der Verein „Deutsches Netzwerk Versorgungsforschung“ (DNVF, 2020) – übrigens auch unter Beteiligung der Deutschen Gesellschaft für Pflegewissenschaft (DGP). Für die Wahrnehmung der Pflege als eigenständiger Akteur im Bereich der Versorgungsforschung ist und war es sicher auch nicht förderlich, dass die Akademisierung des Berufsbildes Pflege(wissenschaft) in Deutschland erst sehr spät begonnen hat.“

Zwar finden sich auf der Webseite des Bundesministeriums für Bildung und Forschung (BMBF) inzwischen auch Hinweise darauf, dass sowohl die Pflege als auch weitere Gesundheitsprofessionen als relevante Akteure der Versorgungsforschung wahrgenommen werden:

> *„Wenn Erkrankte versorgt werden, arbeiten Ärztinnen und Ärzte unterschiedlicher Fachrichtungen, Pflegekräfte, Physiotherapeutinnen und Physiotherapeuten sowie viele weitere Berufsgruppen zusammen. Ähnliches muss auch bei der Versorgungsforschung gelten: Ohne die Zusammenarbeit über die einzelnen Fachgrenzen hinweg geht es nicht.“ (BMBF, o.J.).*

Gleichzeitig finden sich an prominenter Stelle alte Auffassungen und Widersprüchlichkeiten, wenn die Webseite des BMBF zur Versorgungsforschung titelt: „*Versorgungsforschung – nah am medizinischen Alltag*“ – das Foto jedoch eine pflegerische Handlung zeigt und die Bildunterschrift ergänzt „*Die Versorgungsforschung entwickelt und erprobt beispielsweise neue Konzepte für die Pflege*“ (BMBF, 2020)[1] Zukünftig ist es daher umso wichtiger, das Fachgebiet der Pflege nicht nur als Unterstützung bei körperorientierten Selbstversorgungseinbußen zu verstehen, sondern als (wissenschaftliche) Profession mit versorgenden und versorgungssteuernden Aufgaben und somit auch die Pflegewissenschaft als relevanten Akteur in allen Bereichen von Gesellschaft, Politik und Wissenschaft zu verankern.

Schaut man in die Forschungspraxis, ist Versorgungsforschung durchaus ein Thema für „die Pflege“. Die Evaluation der Pflegeforschung in Deutschland (ZQP, 2016) weist pflegerische Versorgungsforschung als größtes Forschungsfeld mit einem über die Jahre steigenden Anteil aus (Tabelle 1).

Auch eine Expert(inn)enbefragung (2016, n = 45) zu Schwerpunkten eigener Forschungstätigkeit und zu gewünschten Schwerpunkten in den kommenden zehn Jahren weist pflegerische Versorgungsforschung als bedeutendstes Feld aus (ZQP, 2016, S. 24). Ein Blick auf derzeit geförderte Projekte des Innovationsfonds zeigt, dass etwa zehn Prozent der im Bereich Versorgungsforschung geförderten Projekte dem Bereich „Pflege“ zugeordnet werden können (Gemeinsamer Bundesausschuss, o.J.).

Schaut man auf die Fördermittelgeber, so geschieht die Förderung von Pflegeforschung und damit auch pflegewissenschaftlicher Versorgungsforschung überwiegend durch öffentliche Drittmittelgeber (Bundes- und Landesministerien

---

1 https://www.bmbf.de/de/versorgungsforschung-nah-am-medizinischen-alltag-392.html

Forschungsfeld	seit Abschlussj. 2005		Abschlussjahr 2005–2009		Abschlussjahr 2010–2014		Veränderung
	Anzahl	Anteil	Anzahl	Anteil	Anzahl	Anteil	
Pfleger. Versorgungsforschung	447	56,9%	86	48,6%	222	60,7%	↗
Pfleger. Bildungs- und Berufsfeldf.	161	20,5%	54	30,5%	66	18,0%	↘
Allgemeine Pflegeforschung	93	11,8%	24	13,6%	33	9,0%	↘
Klinische (Pflege-)Forschung	32	4,1%	8	4,5%	15	4,1%	→
Pflegeberichterstattung	16	2,0%	4	2,3%	8	2,2%	→
Epidemiologische Forschung	6	0,8%	0	0,0%	3	0,8%	↗
Sonstige	31	3,9%	1	0,6%	19	5,2%	↗
Gesamt	786	100%	177	100%	366	100%	

Tabelle 1: Forschungsprojekte nach Forschungsfeld seit 2005 (n = 786) (Quelle: ZQP, 2016, S. 17)

50,7%, davon BMBF 21,6%, BMG 7,8%) und die DFG kommt als Fördermittelgeber in diesem Bereich praktisch nicht vor (ZQP, 2016, S. 18).

Vor dem Hintergrund dieser prominenten Platzierung von pflegewissenschaftlicher Versorgungsforschung als wichtigem Forschungsfeld sollte jedoch nicht vergessen werden, dass pflegewissenschaftliche Versorgungsforschung inhaltlich oftmals im Spannungsfeld von Chancen, aber auch Herausforderungen steht, da typische Probleme von Versorgungsforschung so auch für die pflegewissenschaftliche Versorgungsforschung gelten:

- Forschung unter Alltagsbedingungen, oftmals in interdisziplinärem Kontext
- große Heterogenität in den jeweiligen Zielgruppen – oftmals in Ergänzung mit kleinen Fallzahlen
- Finanzierung von Studienzeiträumen oft zu kurz
- Assessment-Instrumente sind nicht immer (pflege)sensitiv
- Assessment-Instrumente sind für Langzeitstudien evtl. nicht ausreichend änderungssensitiv (z. B. Lebensqualität)
- …

Da im Rahmen pflegewissenschaftlicher (Versorgungs-)Forschung das Thema „Demenz“ eine prominente Rolle einnimmt (ZQP, 2016, S. 19), sollen nachfolgend die Rolle und auch Herausforderungen pflegewissenschaftlicher Versorgungsforschung an diesem Beispiel näher erläutert werden.

3. Warum das Beispiel Demenz?

Die diagnostischen Leitlinien der International Classification of Disease 10 (ICD 10) definieren demenzielle Erkrankungen als chronische oder fortschreitende Krankheiten des Gehirns mit Störung vieler höherer kortikaler Funktionen, einschließlich Gedächtnis, Denken, Orientierung, Auffassung, Rechnen, Lernfähigkeit, Sprache und Urteilsvermögen. Unter den verschiedenen Formen von Demenz ist die Alzheimer Demenz dabei die häufigste Form. Typische Begleiterscheinungen einer demenziellen Erkrankung sind Veränderungen der emotionalen Kontrolle, des Sozialverhaltens und der Motivation (Deutsches Institut für Medizinische Dokumentation und Information (DIMDI), 2019). Demenzen gehören zu den häufigsten neuropsychiatrischen Erkrankungen im Alter (Weyerer, 2005). Derzeit wird die Anzahl von Menschen mit einer demenziellen Erkrankung in Deutschland auf etwa 1,7 Mio. Personen geschätzt. Prognosen gehen von einem Anstieg auf bis zu 3,3 Mio. Personen im Jahr 2050 aufgrund des demografischen Wandels und altersbedingt ansteigender Inzidenzraten sowie verbesserter allgemeiner medizinscher Versorgung aus (Bickel, 2018). Etwa drei Viertel aller Menschen mit Demenz (MmD) werden dabei zu Hause mit der Unterstützung Angehöriger versorgt – oftmals auch ohne professionelle pflegerische Unterstützung (StBa, 2018; Grass-Kapanke & Kunczik & Gutzmann, 2008; DZA, o.J.). Eine detaillierte Beschreibung zur Entwicklung von Versorgungsangeboten von MmD in Deutschland findet sich bspw. in Wolf-Ostermann (2016).

Demenzielle Erkrankungen führen – auch aufgrund des progredienten Verlaufs – zu erheblichen Beeinträchtigungen des täglichen Lebens – bei MmD aber auch für ihre Angehörigen (erhöhtes Risiko eigener physischer und psychischer Erkrankungen) und zu vielfältigen Problemlagen bei der ärztlichen und pflegerischen Versorgung (Weyerer & Schäufele, 2006; Beeson, 2003; Cooper & Balamurali & Livingston, 2007; Ekwall & Sivberg & Hallberg, 2005; Rothgang & Müller, 2018). Ziel der Versorgung ist es, einen möglichst langen, selbstbestimmten Verbleib in der Häuslichkeit zu ermöglichen (Deutsche Gesellschaft für Psychiatrie und Psychotherapie, Psychosomatik und Nervenheilkunde (DGPPN) & Deutsche Gesellschaft für Neurologie (DGN), 2016; Deutsches Zentrum für Altersfragen, o. J.). Die jährlichen Kosten der Versorgung eines MmD wurden im Rahmen der AgecoDe-Studie 2011 – je nach Demenzstadium – auf einen Betrag von 15.474 € für leichte Demenz, von 31.551 € für mittlere Demenz und von 41.808 € für schwere Demenz geschätzt, wobei ein großer Anteil auf die nicht bezahlte/unvergütete Care-Arbeit der informell Pflegenden zurückzuführen ist, ein mittlerer Anteil auf die professionelle Pflege (formal care) und nur ein geringer Anteil auf medizinische Kosten entfällt (Leicht et al., 2011).

Knapp zusammengefasst lässt sich damit konstatieren, dass demenzielle Erkrankungen

- häufig
- folgenschwer
- gesellschaftlich relevant sowie
- kostenintensiv

sind und in der direkten Versorgung, aber auch der Forschung zu einer guten Versorgung vielfältige Problemlagen mit sich bringen. Nachfolgend soll daher die Frage exemplarisch beleuchtet werden, ob Versorgungsforschung im Kontext Demenz provokativ auf

„Versorgungsforschung + Demenz = hohe Komplexität + begrenzte Aussicht auf Erfolg?“

verkürzt werden kann?

4. Beispiele aus der Forschungspraxis

Schaut man sich große Studien zur Versorgungsforschung im Bereich Demenz in Deutschland in der Vergangenheit an, so fällt zunächst auf, dass diese Studien zunächst oft auf eine Deskription der (primärärztlichen) Versorgung ausgerichtet waren. Beispiele hierfür sind etwa

- die „Leipziger Langzeitstudie in der Altenbevölkerung (LEILA 75+)“, die von 1997–2006 Verbreitung, Verlauf und Risikofaktoren von Demenzen an einer Gruppe von Senior*innen im Alter von 75 und mehr Jahren analysierte (Wilms & Riedel-Heller & Busse & Angermeyer, 2001; Riedel-Heller & Busse & Aurich & Matschinger & Angermeyer, 2001a, 2001b),
- die „German Study on Ageing, Cognition and Dementia (AgeCoDe)“, die von 2003 bis 2017 durchgeführt wurde und zum Ziel hatte, Risikofaktoren und Vorzeichen einer Demenz zu identifizieren und den Demenzverlauf einer Demenz sowie die Inanspruchnahme des Gesundheitswesens zu analysieren (Kaduszkiewicz et al., 2014) oder aber auch
- die „General Hospital Study (GHoSt)“, die von 2013 bis 2015 die Versorgung von Menschen mit Demenz im Akutkrankenhaus untersuchte (Robert Bosch Stiftung, 2016).

Betrachtet man Interventionsstudien, so zeigen die Forschungsergebnisse eine unklare Evidenzlage. So zeigte die aufwendig designte preDIVA-Studie (“multidomain vascular care intervention to prevent dementia”) keine Evidenz für eine komplexe Intervention (Van Charante, 2016). Ein Review von McDermott et al.

konnte in einer Synthese von 22 Reviews (97 Studien) in Bezug auf psychosoziale Interventionen für MmD feststellen, dass es eine gute Evidenz für komplexe Interventionen, aber keine Evidenz für Einzelinterventionen gibt (McDermott et al., 2019).

Auf den ersten Blick scheint sich die zuvor provokativ gestellte Frage (s. Kapitel 3) damit zu bestätigen. Nachfolgend sollen nun drei Beispiele von Versorgungsforschungsstudien beleuchtet werden, an denen das Institut für Public Health und Pflegeforschung maßgeblich beteiligt ist und die nahelegen, dass pflegewissenschaftliche Versorgungsforschung im Bereich Demenz durchaus zu wesentlichen neuen Forschungsansätzen, aber auch Versorgungsrealitäten führen kann.

4.1 Die DemNet-D-Studie[2]

Die DemNet-D Studie wurde als multidimensionale, multidisziplinäre, längsschnittliche Evaluationsstudie von regionalen Demenznetzwerken in Deutschland konzipiert und von 2012–205 durchgeführt. Demenz-Netzwerke (DNW) in Deutschland sind regionale Versorgungsverbünde, die durch ihre Zusammenarbeit bestehende Angebote für MmD und ihre versorgenden Angehörigen bündeln und verknüpfen. Ziel der Studie war die Bestimmung von Determinanten erfolgreicher Demenznetzwerke.

> *„In einer vergleichenden Evaluation von 13 bereits etablierten Netzwerken sollten Erkenntnisse über (1.1) die Typisierung, (1.2) die Finanzierung und (1.3) Wissensmanagementprozesse der Netzwerke sowie Erkenntnisse zur (2.1) soziodemografischen und klinischen Charakterisierung und (2.2) Versorgungssituation von Netzwerknutzer/innen generiert werden. (…) Die Erkenntnisse sollten abschließend (3) in konkrete Empfehlungen und Anleitungen im Sinne eines „Werkzeugkasten Demenz" für den Auf- und Ausbau sowie für das Betreiben eines Netzwerkes zusammengefasst und der Öffentlichkeit zugänglich gemacht werden."* (DemNet-D, 2016)

Im Rahmen der längsschnittlichen Evaluation zu den Zielkriterien Lebensqualität, Soziale Inklusion, Verbleib Zuhause ließ sich nachweisen, dass von DNW betreute MmD zwar große Einschränkungen aufweisen und für den Verbleib in der eigenen Häuslichkeit eine individuelle Pflege und Betreuung benötigen – dennoch aber eine gute Lebensqualität und soziale Inklusion sowie hohe Nutzer*innenzufriedenheit berichten und der Verbleib in der eigenen Häuslichkeit überwiegend gelingt (Wolf-Ostermann et al., 2016; Laporte Uribe & Wolf-Ostermann & Wübbeler & Holle, 2017; Gräske et al., 2018). Als direkte

---

2 gefördert vom Bundesministerium für Gesundheit

Auswirkung aus den erzielten Ergebnissen wurde anschließend 2017 im Zweiten Pflegestärkungsgesetz (PSG II) §45c Absatz 9 SGB XI die Regelung verankert, dass Pflegekassen regionale Netzwerke für pflegebedürftige Menschen fördern können. Die DemNet-D-Studie kann damit als ein gelungenes Beispiel gelten, bei dem aufgrund hochwertiger, auch pflegewissenschaftlicher Versorgungsforschung eine direkte Implementierung von Versorgungsangeboten umgesetzt wurde.

4.2 Die PfADe-Studie[3]

Die PfADe-Studie (Präventive Versorgungsstrukturen für versorgende Angehörige von Menschen mit Demenz) wurde von 2018 bis 2019 durchgeführt und zielte darauf ab, Hilfe- und Unterstützungsleistungen zur Sicherung und Stabilität des Wohlbefindens und der Lebensqualität von versorgenden Angehörigen in das Zentrum zu rücken, um so individuelle Chancen für ein gesundes Alter(n) zu fördern und häusliche Versorgungsarrangements nachhaltig zu stärken (Wolf-Ostermann et al., 2020). Ein systematisches Review von insgesamt 48 kontrollierten randomisierten Studien zur mentalen Gesundheit – insbesondere Belastung, Depression und Lebensqualität – von versorgenden Angehörigen zeigte insgesamt nur wenige positive Ergebnisse und eher geringe Effektstärken. Eine mögliche Begründung dafür könnte sein, dass die soziale Heterogenität der Zielgruppe versorgender Angehöriger kaum berücksichtigt wird und die Zielgruppe somit häufig als monolithischer Block erscheint. Auch andere Studien äußern Kritik an der mangelhaften Differenzierung von Interventionsstudien zur Unterstützung versorgender Angehöriger (van Mierlo & Meiland & van der Roest & Dröes, 2013; Dickinson et al., 2016). Ebenso konnte die Analyse herausarbeiten, dass nur in rund 25 % der Interventionen Dyaden aus MmD und versorgendem Angehörigen adressiert werden, obwohl dyadische Interventionsansätze vielversprechende Ergebnisse vorweisen (Wiegelmann & Speller & Verhaert & Schirra-Weirich & Wolf-Ostermann, eingereicht). So konnten z.B. Van't Leven et al. (2013) für 19 von 20 dyadische psychosoziale Interventionen signifikante Effekte für MmD, versorgende Angehörige (vA) oder beide nachweisen. Die im Rahmen der PfADe-Studie durchgeführte Sekundäranalyse von 551 Dyaden in der häuslichen Versorgung bei Demenz konnte zeigen, dass sich sechs unterschiedliche Dyaden-Typen nachweisen lassen, die statistisch signifikante Unterschiede zwischen den identifizierten vA-MmD-Dyaden Typen sowohl hinsichtlich von Aspekten des Versorgungshandelns (Inanspruchnahme

3 gefördert vom GKV-Spitzenverband als Modellvorhaben nach § 8 Abs. 3 SGB XI.

von Unterstützungsleistungen) als auch bzgl. wichtiger Zielparameter (Belastung, Lebensqualität, etc.) nachweisen lassen (Wiegelmann et al., eingereicht). Die PfADe-Studie weist darauf hin, dass über eine adäquate Definition von Zielgruppen in der pflegewissenschaftlichen Versorgungsforschung zukünftig präziser nachgedacht werden muss, um erfolgreiche Versorgungsangebote für MmD und ihre versorgenden Angehörigen passgenauer zuschneiden zu können.

4.3 Die SHARED-Studie[4]

Die SHARED-Studie (Social Health And REserve in the Dementia patient journey) wird von 2019–2022 in einem europäisch-australischen Forschungsverbund durchgeführt und untersucht das bisher wenig erforschte Zusammenspiel von sozialer Gesundheit, biologischen und psychologischen Faktoren bei Demenz. Soziale Gesundheit wird dabei als ein Konzept verstanden, das Gesundheit als eine dynamische Balance von Möglichkeiten aber auch Limitationen beschreibt, die durch soziale Faktoren und Faktoren der sozialen Umwelt beeinflusst werden (Huber et al., 2011). Ziel der Studie ist es, auf der Basis von Ergebnissen zur Rolle der sozialen Gesundheit in Bezug auf die kognitive Verfassung und Demenzerkrankung, Strukturen für die Entwicklung von evidenzbasierten Interventionen im Gesundheits- und Sozialwesen zu entwickeln. Ein besonderer Fokus liegt dabei auf der inter- und transdisziplinären Untersuchung der bidirektionalen Verbindung vor und nach der Entwicklung der Demenz, pathologischen Veränderungen, sowie der Rolle der Veränderung der Reservekapazität des Gehirns (brain reserve) und der kognitiven Reserve. Bereits 2017 hatte die Lancet-Commission zu „Dementia prevention, intervention, and care" im Rahmen eines Lebensspannen-Modells zentrale Risikofaktoren und Interventionsziele benannt, darunter an prominenter dritter Stelle die Steigerung von sozialem Engagement und Teilhabe (Livingston et al., 2017). Ergebnisse eines ersten systematischen Reviews zu kognitiven Einflussfaktoren lassen darauf schließen, dass Faktoren in Bezug auf soziale Gesundheit einen relevanten Einfluss haben können (Lenart & Wolf-Ostermann & Rymaszewska, eingereicht). Eine ergänzende Sekundäranalyse von über 40 internationalen Studien mit mehr als 150.000 eingeschlossen Individuen soll das Verständnis von möglichen Wirkzusammenhängen nun überprüfen und ggf. empirisch bestätigen. Die SHARED-Studie kann damit dazu beitragen, neue Outcome-Variablen zu definieren, messbar zu machen und Versorgungsergebnisse im Bereich der Demenzforschung nicht nur

---

4 gefördert von der EU im Rahmen des Joint Programme – Neurodegenerative Disease Research (JPND)

an rein funktionalen oder kognitiven Messwerten auszurichten, sondern umfassender im Zusammenspiel von (sozialen) Wirkzusammenhängen zu betrachten.

5. Schlussfolgerungen

Die vorangehenden Beispiele zur Versorgungsforschung im Kontext Demenz haben gezeigt, dass diese Forschung häufig in Versorgungssituationen mit fortschreitendem Krankheitsverlauf stattfindet. Positive Versorgungsergebnisse – etwa aufgrund einer gelingenden Intervention – werden oftmals durch den fortschreitenden Verlauf der Erkrankung wieder aufgehoben, so dass der Nachweis von Wirksamkeit in Studien massiv erschwert wird.

Darüber hinaus ergeben sich eine Reihe von methodischen Herausforderungen:

- Die Definition von – auch aus Sicht der „Betroffenen" – relevanten Zielgrößen ist komplex und bedarf einer fortgesetzten Diskussion über relevante aber auch messbare Outcomes.
- Die Frage der Zielgruppen von Interventionen und damit auch Versorgungsforschung sollte intensiv geführt werden, da von der Erkrankung nicht nur der MmD, sondern auch versorgende Angehörige betroffen sind und somit relevante Zielgruppen, wie Dyaden oder Netzwerke, aber auch Zielgruppen, die über unterschiedliche Lebens- und Versorgungslagen definiert werden können, in den Blick genommen werden sollten.
- Auch in Bezug auf passende Studiendesigns muss die Diskussion intensiviert werden – nicht zuletzt mit Blick auf Herausforderungen bei der Evaluation „neuer Technologien" in der Versorgung.

Zukünftiger Forschungsbedarf besteht daher bei Fragestellungen zu methodischen Herausforderungen in Bezug auf Studiendesigns, Zielgruppen und Outcomes, aber allgemein auch im Hinblick auf den Einbezug neuer Technologien. Zudem muss stärker als bisher diskutiert werden, wie in der Forschung mit MmD und ihren Angehörigen dem politisch, ethisch und rechtlich fundierten Anliegen der Partizipation Rechnung getragen werden kann. Und nicht zuletzt muss intensiver erörtert werden, wie die Dissemination von Forschungsergebnissen bzw. Implementierung von (evidenzbasierten) Interventionen besser gelingen kann.

Eine ausreichende Versorgung von MmD mit gleichzeitig hoher Versorgungsqualität ist daher in Zukunft eine der großen gesellschaftlichen Herausforderungen. Hierbei sind eine interdisziplinäre Zusammenarbeit, aber auch methodische Forschungskompetenz auf hohem Niveau und die Weiterentwicklung methodischer Ansätze unverzichtbar. Pflegewissenschaftliche (Versorgungs-)Forschung braucht daher einerseits ein hohes Bewusstsein der eigenen Profession, verbunden mit großer methodischer Kompetenz. Pflegewissenschaft muss und sollte andererseits auch gesellschaftlich (und politisch) gestalten. Qualitativ hochwertige pflegewissenschaftliche Versorgungsforschung kann trotz großer Komplexität entscheidend zur Bewältigung der benannten Herausforderungen beitragen, damit am Ende als Aussage stehen kann:

Versorgungsforschung + Demenz = hohe Komplexität + trotzdem Aussicht auf Erfolg!

Literatur

Beeson, R. A. (2003). Loneliness and depression in spousal caregivers of those with Alzheimer's disease versus non-caregiving spouses. Archives of Psychiatric Nursing, 17(3), 135–143. https://doi.org/10.1016/S0883-9417(03)00057-8.

Bickel, H. (2018). Die Häufigkeit von Demenzerkrankungen. Informationsblatt 1. Deutsche Alzheimer Gesellschaft e.V. Selbsthilfe Demenz. https://www.deutsche-alzheimer.de/fileadmin/alz/pdf/factsheets/infoblatt1_haeufigkeit_demenzerkrankungen_dalzg.pdf.

Bundesärztekammer. (2004). Arbeitskreis „Versorgungsforschung" beim Wissenschaftlichen Beirat. Definition und Abgrenzung der Versorgungsforschung. https://www.bundesaerztekammer.de/fileadmin/user_upload/downloads/pdf-Ordner/Versorgungsforschung/Definition.pdf (12.10.2020).

Bundesministerium für Bildung und Forschung (BMBF). (o.J.). Forschung. Versorgungsforschung – nah am medizinischen Alltag. https://www.bmbf.de/de/versorgungsforschung-nah-am-medizinischen-alltag-392.html (11.10.2020).

Cooper, C. & Balamurali, T. B. & Livingston, G. (2007). A systematic review of the prevalence and covariates of anxiety in caregivers of people with dementia. International Psychogeriatrics, 19(2), 175–195. https://doi.org/10.1017/S1041610206004297.

Demenznetzwerke in Deutschland (DemNet-D). (2016). Multizentrische, interdisziplinäre Evaluationsstudie von Demenznetzwerken in Deutschland. Sachbericht des Forschungsverbundes. https://www.bundesgesundheitsministerium.de/fileadmin/Dateien/5_Publikationen/Pflege/Berichte/Zukunkftswerkstatt_Demenz/A3_1_1a_2_3_Abschlussbericht_DZNE-Greifswald__Witten_Berlin_IfaS.pdf (12.10.2020).

Deutsche Gesellschaft für Psychiatrie und Psychotherapie, Psychosomatik und Nervenheilkunde (DGPPN) & Deutsche Gesellschaft für Neurologie (DGN) (2016). AWMF-Register-Nr.: 038–013. S3-Leitlinie „Demenzen".

(Langversion – Januar 2016). https://www.awmf.org/uploads/tx_szleitlinien/038-013l_S3-Demenzen-2016-07.pdf.

Deutsches Institut für Medizinische Dokumentation und Information (DIMDI) (2019). ICD-10-GM Version 2019. https://www.dimdi.de/static/de/klassifikationen/icd/icd-10-gm/kode-suche/htmlgm2019/block-f00-f09.htm#F00 (11.10.2020).

Deutsches Netzwerk Versorgungsforschung e.V. (DNVF) (2020). Geschichte. https://www.dnvf.de/%C3%Bcber-uns/geschichte.html (11.10.2020).

Deutsches Zentrum für Altersfragen. (o.J.). Nationale Demenzstrategie. Gemeinsam handeln für Menschen mit Demenz in Deutschland. https://www.nationale-demenzstrategie.de/ (11.10.2020).

Dickinson, C. & Dow, J. & Gibson, G. & Hayes, L. & Robalino, S. & Robinson, L. (2017). Psychosocial intervention for carers of people with dementia: What components are most effective and when? A systematic review of systematic reviews. Int Psychogeriatr. 29(1), 31–43. https://doi.org/10.1017/S1041610216001447.

Ekwall, A. K. & Sivberg, B. & Hallberg, I. R. (2005). Loneliness as a predictor of quality of life among older caregivers. Journal of advanced nursing, 49(1), 23–32. https://doi.org/10.1111/j.1365-2648.2004.03260.x.

Gemeinsamer Bundesausschuss. (o.J.). Innovationsausschluss. Startseite. Förderprojekte – Versorgungsforschung. https://innovationsfonds.g-ba.de/projekte/versorgungsforschung/ (11.10.2020).

Gräske, J. & Schmidt, A. & Schmidt, S. & Laporte Uribe, F. & Thyrian, J. R. & Michalowsky, B. & Schäfer-Walkmann, S. & Wolf-Ostermann, K. (2018). Quality of life in persons with dementia using regional dementia care network services in Germany: a one-year follow-up study. Health and Quality of Life Outcomes, 16, 181. https://doi.org/10.1186/s12955-018-0990-z.

Grass-Kapanke, B. & Kunczik, T. & Gutzmann, H. (2008). Studie zur Demenzversorgung im ambulanten Sektor – DIAS. DGGPP e.V.

Huber, M. & Knottnerus, J. A. & Green, L. & van der Horst, H. & Jadad, A. R. & Kromhout, D. & Leonard, B. & Lorig, K. & Loureiro, M. I. & Meer, J. W. M. & Schnabel, P. & Smith, R. & Weel, C. & Smid, H. H. F. (2011). How should we define health? British Medical Journal, 343. https://doi.org/10.1136/bmj.d4163.

Kaduszkiewicz, H. & Eisele, M. & Wiese, B. & Prokein, J. & Luppa, M. et al. (2014). Prognosis of mild cognitive impairment in general practice: results of the German AgeCoDe study. Annals of Family Medicine, 12(2), 158–165. https://doi.org/10.1370/afm.1596.

Laporte Uribe, F. & Wolf-Ostermann, K. & Wübbeler, M. & Holle, B. (2017). Care Arrangements in Dementia Care Networks: Findings from the DemNet-D Study Baseline and 1-Year Follow-Up. Journal of Aging and Health, 30(6), 882–903. https://doi.org/10.1177%2F0898264317696778.

Leicht, H. & Heinrich, S. & Heider, D. & Bachmann, C. & Bickel, H. & van den Bussche, H. & Fuchs, A. & Luppa, M. & Maier, W. & Mösch, E. & Pentzek, M. & Rieder-Heller, S. G. & Tebarth, F. & Werle, J. & Weyerer, S. & Wiese, B. & Zimmermann, T. & König, H.-H. & AgeCoDe study group. (2011). Net Costs of Dementia by Disease Stage. Acta Psychiatr Scand, 124(5), 384–95. https://doi.org/10.1111/j.1600-0447.2011.01741.x.

Lenart, M. & Wolf-Ostermann, K. & Rymaszewska, J. (eingereicht). What do we know about social and non-social factors influencing the pathway from cognitive health to dementia? A systematic review of reviews. Social Science & Medicine Journal.

Livingston, G. & Sommerlad, A. & Orgeta, V. & Costafreda, S. G. & Huntley, J. & Ames, D. & Ballard, C. & Banerjee, S. & Burns, A. & Cohen-Mansfield, J. & Cooper, C. & Fox, N. & Gitlin, L. N. & Howard, R. & Kales, H. C. & Larson, E. B. & Ritchie, K. & Rockwood, K. & Sampson, E. L. & Samus, Q. & Schneider, L. S. & Selbæk, G. & Teri, L. & Mukadam, N. (2017). Dementia prevention, intervention, and care. The Lancet, 390(10113), 2673–2734. https://doi.org/10.1016/S0140-6736(17)31363-6.

McDermott, O. & Charlesworth, G. & Hogervorst, E. & Stoner, C. & Moniz-Cook, E. & Spector, A. & Csipke, E. & Orrell, M. (2019). Psychosocial interventions for people with dementia: a synthesis of systematic reviews. Aging Ment Health, 23(4), 393–403. https://doi.org/10.1080/13607863.2017.1423031.

Raspe, H. & Pfaff, H. & Härter, M. & Hart, D. & Koch-Gromus, U. & Schwartz, F.-W. & Siegrist, J. & Wittchen, H. U. (2010). Versorgungsforschung in Deutschland: Stand – Perspektiven – Förderung – Stellungnahme. DFG. https://www.dfg.de/download/pdf/dfg_im_profil/reden_stellungnahmen/2010/stellungnahme_versorgungsforschung.pdf (11.10.2020).

Riedel-Heller, S. G. & Busse, A. & Aurich, C. & Matschinger, H. & Angermeyer, M. C. (2001a). Prevalence of dementia according to DSM-III-R and ICD-10: results of the Leipzig Longitudinal Study of the Aged (LEILA75+) Part 1. British Journal of Psychiatry, 179(3), 250–254. https://doi.org/10.1192/bjp.179.3.250.

Riedel-Heller, S. G. & Busse, A. & Aurich, C. & Matschinger, H. & Angermeyer, M. C. (2001b). Incidence of dementia according to DSM-III-R and ICD-10: results of the Leipzig Longitudinal Study of the Aged (LEILA75+),

Part 2. British Journal of Psychiatry 179(3), 255–260. https://doi.org/10.1192/bjp.179.3.255.

Robert Bosch Stiftung. (2016). General Hospital Study – GhoSt. Zusammenfassung einer repräsentativen Studie zu kognitiven Störungen und Demenz in den Allgemeinkrankenhäusern von Baden-Württemberg und Bayern. http://www.bosch-stiftung.de/content/language1/downloads/Studie_Demenz_im_Akutkrankenhaus.pdf.

Rothgang, H. & Müller, R. (2018). Pflegereport 2018. Schriftenreihe zur Gesundheitsanalyse Band 12, BARMER. https://www.barmer.de/blob/170372/9186b971babc3f80267fc329d65f8e5e/data/dl-pflegereport-komplett.pdf (12.10.2020).

Statistisches Bundesamt (Destatis) (StBA). (2018). Pflegestatistik – Pflege im Rahmen der Pflegeversicherung – Deutschlandergebnisse – 2017. https://www.destatis.de/DE/Themen/Gesellschaft-Umwelt/Gesundheit/Pflege/Publikationen/Downloads-Pflege/pflege-deutschlandergebnisse-5224001179004.pdf?__blob=publicationFile (12.10.2020).

Van Charante, E. P. M. & Richard, E. & Eurelings, L. S. & van Dalen, J. W. & Ligthart, S. A. & van Bussel, E. F. & Hoevenaar-Blom, M. P. & Vermeulen, M. & van Gool, W. A. (2016). Effectiveness of a 6-year multidomain vascular care intervention to prevent dementia (preDIVA): a cluster-randomised controlled trial. The Lancet, 388(10046), 797–805. https://doi.org/10.1016/S0140-6736(16)30950-3.

Van't Leven, N. & Prick, A. E. & Groenewoud, J. G. & Roelofs, P.D. & de Lange, J. & Pot, A. M. (2013). Dyadic interventions for community-dwelling people with dementia and their family caregivers: a systematic review. Int Psychogeriatr., 25(10), 1581–603. https://doi.org/10.1017/S1041610213000860.

van Mierlo, L. D. & Meiland, F. J. M. & van der Roest, H. G. & Dröes, R.-M. (2012). Personalised caregiver support: effectiveness of psychosocial interventions in subgroups of caregivers of people with dementia. International Journal Geriatric Psychiatry, 27(1), 1–14. https://doi.org/10.1002/gps.2694.

Weyerer, S. (2005). Gesundheitsberichterstattung des Bundes. Heft 28. Altersdemenz. Robert Koch Institut. http://www.gbe-bund.de/pdf/Heft28_und_Wertetabellen.pdf.

Weyerer, S. & Schäufele, M. (2006). Demenzielle Erkrankungen: Risikofaktoren und Möglichkeiten der Prävention. Prävention – Zeitschrift für Gesundheitsförderung, 4, 102–105.

Wiegelmann, H. & Speller, S. & Verhaert, L. M. & Schirra-Weirich, L. & Wolf-Ostermann, K. (eingereicht). Psycho-social interventions to support the mental health of family caregivers of persons living with dementia – A systematic literature review. BMC Geriatrics.

Wiegelmann, H. & Brannath, W. & Arzideh, F. & Schirra-Weirich, L. & Verhaert, L. M. & Wolf-Ostermann, K. (eingereicht). Dyadic subgroups in dementia caregiving – A latent class analysis of home-based care arrangements. Dementia: The International Journal of Social Research and Practice.

Wilms H. & Riedel-Heller S. & Busse A. & Angermeyer, M. C. (2001). Hilfe- und Pflegebedürftigkeit im Alter in den neuen Bundesländern: Ergebnisse aus der Leipziger Langzeitstudie in der Altenbevölkerung (LEILA75+). Zeitschrift für Gerontologie und Geriatrie, 34, 348–355. https://doi.org/10.1007/s003910170036.

Wolf-Ostermann, K. & Wiegelmann, H. & Verhaert, L. M. & Schirra-Weirich, L. & Arzideh, F. & Brannath, W. (2020). Präventive Versorgungsstrukturen für versorgende Angehörige von Menschen mit Demenz (PfADe). Abschlussbericht zur Studie.

Wolf-Ostermann, K. (2016). Demenz: Weiterentwicklung der Versorgungsangebote. Gesundheits- und Sozialpolitik, 70(1), 32–39. https://doi.org/10.5771/1611-5821-2016-1-32.

Wolf-Ostermann, K. (2014). Versorgungsforschung – ein Thema für die Pflege?! Pflege 2014, 27(5), 283–4. https://doi.org/10.1024/1012-5302/a000375.

Wolf-Ostermann, K. & Meyer, S. & Schmidt, A. & Schritz, A. & Holle, B. & Wübbeler, M. & Schäfer-Walkmann, S. & Gräske, J. (2016). Regionale Demenznetzwerke in Deutschland. Ergebnisse der DemNet-D-Studie zur Lebensqualität der Nutzer(innen). Pflege, 29(2), 93–101. https://doi.org/10.1024/1012-5302/a000477.

Zentrum für Qualität in der Pflege (ZQP). (2016). Evaluation der Pflegeforschung in Deutschland. Abschlussbericht zum ZQP Projekt Pflegeforschung in Deutschland: Stand und Perspektiven. https://www.zqp.de/wp-content/uploads/Abschlussbericht_Evaluation_Pflegeforschung_Deutschland.pdf (12.10.2020).

Sabine Bartholomeyczik / Doris Schaeffer

Pflegeforschung in Deutschland – Notwendigkeit einer neuen Agenda Pflegeforschung

1. Hintergrund

Als im Jahr 2019 das 30jährige Jubiläum der Deutschen Gesellschaft für Pflegewissenschaft gefeiert wurde, war dies eine gute Gelegenheit, auf die etwa dreißigjährige Tradition von Pflegeforschung in Deutschland zurückzublicken. Auch Stefan Görres, dessen Ausscheiden aus der Universität Anlass für dieses Buch ist, gehört zu dieser „Gründungs"generation (Görres, 1992) und auch zu den Autoren der Agenda Pflegeforschung (Behrens & Görres & Schaeffer & Bartholomeyczik & Stemmer, 2012). Wir nehmen dies zum Anlass, einen Rückblick auf die Entwicklung der Pflegeforschung in Deutschland zu werfen, um darauf aufbauend Desiderata für eine Überarbeitung der Agenda Pflegeforschung zu benennen.

Die Entwicklung von Pflegewissenschaft und -forschung ist eng miteinander verwoben und deshalb sollen zunächst einige Besonderheiten von Pflegewissenschaft in den Blick genommen werden. Pflegewissenschaft wurde in Deutschland explizit mit dem Ziel etabliert, die Modernisierung und Professionalisierung und somit auch wissenschaftliche Fundierung dieses traditionsreichen praktischen Berufs (Schaeffer, 1999; 2012) einzuleiten – ein ambitioniertes Ziel bei einem Beruf, der auf christlicher Nächstenliebe basiert und Wissenschaftlichkeit nicht als relevant für sich ansah, sondern der angestrebten eigenen Verwissenschaftlichung eher distanziert gegenüberstand. Als relevante Wissenschaft, auf die sich Pflege bezog, wurde die Medizin betrachtet, die in weiten Teilen die Ausbildungsinhalte bestimmte (Botschafter & Steppe, 2004; Ostner & Beck-Gernsheim, 1979). Pflegen selbst wurde als Praxislernen, eher noch als Imitationslernen vermittelt.

Forderungen nach Akademisierung und Forschungsbasierung der Pflege lösten in vielen Praxisfeldern Ängste aus (Bartholomeyczik, 2017). Verbunden war dies mit einer Mystifizierung, aber auch Skepsis gegenüber Wissenschaft und Wissenschaftler*innen, denen zugestanden wurde, dass sie möglicherweise klug seien, aber auch unterstellt wurde, dass sie die Erfordernisse und Zwänge der Praxis nicht verstünden. Auch die Forderung nach einer philosophischen Definition und Konzipierung von Pflege, wie sie z. B. bei Ruth Schröck als Bedingung für Forschung erhoben wurde, klang für den traditionsreichen, in der Praxis verankerten Beruf merkwürdig: „*Ohne ein Konzept der Krankenpflege ist Forschung in der Krankenpflege nicht möglich*" – so Schröck (1988, S. 87). Dahinter steht der Anspruch, dass Pflege theoretisch fundiert sein muss – dies aber aus der Pflege heraus (und nicht der Medizin oder einer anderen Disziplin) und sie einen eigenständigen Teil der Gesundheitsversorgung abdeckt, der weder mit ärztlichem Handeln deckungsgleich (in Form von Delegation) noch von diesem abhängig ist. Denn Schröck ging es nicht allein um wissenschaftliche und theoretische Fundierung, sondern auch um *Autonomisierung* – darum, dass sich die Pflege auch in Deutschland „*von einem Heilhilfsberuf im Schatten des Arztes*" (Ferber, 1993) zu einer eigenständigen autonomen Gesundheitsprofession mit eigenen wissenschaftlichen Konzepten, Instrumenten und Methoden weiterentwickelt (Rosenbrock & Noack & Moers, 1993). Charakteristisch ist für Schröcks Verständnis, dass Wissenschaft und Praxis eng verknüpft sein müssen, ja sich die Wissenschaft partiell in den Dienst der Praxis stellen muss (Kesselring, 1991; Schröck, 1988). Dieser Standpunkt blieb nicht unwidersprochen. So warnte Axmacher (1991) davor, eine enge Verzahnung von Wissenschaft/Forschung und Praxis als unabdingbar für die Pflegewissenschaft/-forschung anzusehen. Er hielt dies für „*eine Verwechslung der Akzeptanz von Pflegeforschung durch die Pflegepraxis mit der notwendigen praxisdistanzierten Selbstbezüglichkeit wissenschaftlicher Forschung*" und fährt fort, dass dies Forderungen „*als Selbstverpflichtungen der ersten Vertreter*innen der Pflegeforschung in das soziale Herkunftsmilieu hinein gesprochen, nicht in das neue Bezugssystem der Wissenschaften*" (Axmacher, 1991, S. 133) seien und betonte, dass ein Heimatverlust, wie er zwingend mit der notwendigen Distanz zwischen Wissenschaft und ihrem Gegenstand einhergehe, nicht vermeidbar sei. In der weiteren Diskussion über die Folgen der Verwissenschaftlichung der Pflege und den Charakter, den Pflegewissenschaft in Deutschland haben sollte, wurde betont, dass eine Verständigung über das Selbstverständnis, den Gegenstand und die Besonderheiten der Pflege Voraussetzung ist, um einen solchen Modernisierungs-, Professionalisierungs- und Wissenschaftsentwicklungsprozess der Pflege einzuleiten (Bartholomeyczik, 2011; Remmers, 2016; Schaeffer, 2004; Schaeffer & Bartholomeyczik, 1999; Schroeter, 2019). Obschon diese Forderung richtig und wichtig war, kamen solche Diskurse in der Folgezeit zu kurz.

2. Forschung und Forschungsförderung – Anfänge

Dennoch schritt parallel die Etablierung von Pflegewissenschaft und -forschung voran. Schon Ende der 1980er entstanden erste Forschungsprojekte – zunächst noch ohne Einbindung in Wissenschaftsstrukuren (Krohwinkel, 1993), aber verbunden mit Bemühungen, Pflegeforschung unter dem Dach des Berufsverbandes in einem Institut zu etablieren (Bartholomeyczik, 2017; Moses, 2015).

Eine bedeutende Rolle kam in dieser Anfangszeit der Robert Bosch Stiftung (RBS) zu. Mit ihrer Denkschrift „Pflege braucht Eliten" (Robert Bosch Stiftung, 1992) forderte sie die Einrichtung von Studiengängen, um Leitungskräfte – Eliten – in den Bereichen Pflegemanagement und -pädagogik ausbilden und damit endlich auch in Deutschland die Akademisierung voranbringen zu können. Um derartige Studiengänge zu betreiben, muss es jedoch entsprechendes professorales Lehrpersonal geben. Weil es nicht existierte, förderte die RBS pflegeorientierte Studien und Promotionen, so die Ausbildung von wissenschaftlichem und professoralen Nachwuchs zu fördern. An der Universität Witten/Herdecke wurde deshalb drei Jahre lang ein erstes Doktorandenkolloquium gefördert.

In einer etliche Jahre später publizierten Denkschrift, „Pflege neu denken" (Robert Bosch Stiftung, 2000), widmete sich die RBS, nicht nur maßgeblich der Entwicklung von Pflegewissenschaft und dem weiteren Ausbau der hochschulischen Bildung, sondern auch der Pflegeforschung und forderte die Einrichtung pflegewissenschaftlicher Zentren an den Universitäten, in denen Forschung aufgebaut und durchgeführt werden sollte.[1]

Mit ihren Denkschriften trug die Stiftung entscheidend dazu bei, dass seit Mitte der 1990er Jahre in rascher Folge Pflegestudiengänge entstanden: zwischen 1991 und 2000 ungefähr 50. Die Entwicklung von Pflegeforschung kam dagegen eher langsam voran. Das hat unterschiedliche Gründe und ist zu einem Großteil der Tatsache geschuldet, dass der Aufbau der zahlreichen in kurzer Zeit entstehenden Pflegestudiengänge überaus viel Energie und personelle Ressourcen absorbierte. Zudem erforderte die Bolognareform alsbald Umbauten der soeben entstandenen Studiengänge und auch das beanspruchte die verfügbaren Ressourcen. Hinzu kam, dass Pflegewissenschaft und auch die Studiengänge

1 Das Institut für Pflegewissenschaft an der Universität Bielefeld war 1995 das erste Zentrum mit einem Forschungsschwerpunkt, fast zur gleichen Zeit folgte das Institut für Pflegewissenschaft der Universität Witten/Herdecke. Beide Institute mussten mit Sonderfinanzierungen starten. Bereits 1993 war an der Universität Bremen ein Studiengang zum Lehramt an beruflichen Schulen mit dem Hauptfach Pflegewissenschaft gestartet.

überwiegend an Fachhochschulen (heute Hochschulen für angewandte Wissenschaften) angesiedelt worden waren, an denen es bis heute an angemessenen Strukturen und Bedingungen für Forschung fehlt. All dies erklärt, warum der Aufbau von Pflegeforschung in Deutschland in dieser Anfangszeit der Akademisierung eher zögerlich verlief. Hinzu kamen finanzielle Gründe, denn nur wenige Institutionen zeigten anfänglich Bereitschaft, sich auf diesem neuen Gebiet zu engagieren und Fördermittel für Pflegeforschung bereit zu stellen (Schaeffer & Bartholomeyczik, 1999)

Dennoch entstanden nach und nach Forschungsprojekte – oft als Promotionen. Ebenso firmierten sich erste Drittmittelprojekte, häufig als praxis- bzw. politiknahe Forschungs- oder Entwicklungsprojekte angelegt und im Auftrag von Landes- oder Bundesministerien durchgeführt. Vielfach konzentrierten sie sich auf die Evaluation und Entwicklung der Pflegeversicherung (SGB XI). Damit verschob sich sukzessive die thematische Schwerpunktsetzung: Dominierten ursprünglich krankenhausbezogene Fragestellungen in der Pflegeforschung (Görres & Roes & Mittnacht & Biehl & Klün, 2006), so rückten jetzt mehr und mehr Probleme der Pflege alter Menschen in den Vordergrund. Sie bestimmten auch zusehends das gesellschaftliche Verständnis von Pflege. Insgesamt hat das SGB XI für die Pflege/-forschung eine janusköpfige Bedeutung (Bartholomeyczik, 2010). Einerseits hat es die Bedeutung und Eigenständigkeit der Pflege unterstrichen und dazu beigetragen, dass von der Rolle als Appendix der Medizin befreit wurde (Garms-Homolová & Schaeffer, 1992). Andererseits ging dies mit einer drastischen Deprofessionalisierung der beruflichen Altenpflege einher (Landtag NRW, 2005), weil die Legaldefinition von Pflegebedürftigkeit im SGB XI mit einer reduzierten Verrichtungsorientierung zur Richtschnur einer Pflegepraxis wurde. Die anhaltende Kritik aus der Pflegewissenschaft führte immerhin dazu, dass mit Hilfe zahlreicher Forschungsprojekte und -institutionen die Revision dieser inhaltlichen Definitionen aus dem SGB XI erreicht werden konnte (BMG, 2009). Allerdings dauerte der gesamte Prozess mehr als 10 Jahre (und mehrere Wahlperioden). Erst im Jahr 2017 wurde die Neuformulierung mit entsprechenden Operationalisierungsschritten gesetzlich verankert. Für die Langzeitpflege kann dies als ein Erfolg der Pflegewissenschaft/-forschung bezeichnet werden, wenngleich etliche Kompromisse eingegangen werden mussten.

Von der politiknahen Forschung abgesehen, verlief die Einwerbung von aus Drittmitteln geförderten Forschungsprojekten weiterhin lange Zeit schleppend, obschon sie für das Ansehen und Ranking unter den Wissenschaftsdisziplinen essentiell ist – speziell für neue mit Vorbehalten betrachtete Disziplinen. Zudem rieb sich die Pflegewissenschaft nach wie vor an den genannten Hürden. So setzt die Antragstellung bei den großen deutschen staatlichen Forschungsförderinstitutionen wie der DFG und dem BMBF nicht nur Wissenschafts- und Fachkenntnisse voraus, sondern auch formelle und informelle antragsstrategische und -technische Kompetenz und erfordert überdies zeitliche Ressourcen, die jedoch nur begrenzt zur Verfügung standen. Denn an den wenigen Universitäten mit pflegewissenschaftlichen Lehrstühlen beherrschten meist finanzielle, personelle und strukturelle Probleme den Alltag, und die Pflegewissenschaftler*innen an den Fachhochschulen waren – wie erwähnt – vorwiegend mit Studiengangsaufgaben befasst.

Eine erfolgreiche Einwerbung von Drittmitteln setzt außerdem voraus, dass entsprechende Fachexpertise in den Gutachtergremien vorhanden ist. Auch das stellt sich bis heute als schwierig dar, weil die Gutachter*innen entweder fachfremd waren/sind oder selbst zu den Antragsteller*innen gehör(t)en. Bis heute besteht ein Mangel an pflegewissenschaftlicher Expertise in den einflussreichen Begutachtungskommissionen, die vor jeder Antragsbewilligung stehen.

Umso mehr ist es als Erfolg zu bezeichnen, dass ab 2004 nach einem dreistufigen Antragsverfahren zunächst vier, dann drei Pflegeforschungsverbünde mit 25 Projekten (an 24 Hochschulen) für 7 Jahre durch das BMBF gefördert wurden (Schaeffer & Behrens & Görres, 2008). Nach intensiven Vorgesprächen war zuvor erstmalig eine kompetitive Ausschreibung des BMBF zur „angewandten Pflegeforschung“ erfolgt. Offenbar hatte auch das BMBF Bedenken, Pflegeforschung könne sich zu weit von Pflegepraxis entfernen. Mit der Ausschreibung sollte neben der Förderung von Pflegeforschung an Universitäten auch der Aufbau von Forschungskompetenz an Fachhochschulen unterstützt werden. Schlussendlich waren nach dem anspruchsvollen Antragsverfahren jedoch kaum Fachhochschulen an den vier bewilligten Pflegeforschungsverbünden beteiligt. Das später aufgelegte Programm des BMBF zur Förderung von Fachhochschulen und insbesondere die Richtlinie zur Förderung von Projekten für „Soziale Innovationen für Lebensqualität im Alter (SILQUA-FH)“ hat sich hier als effektiver erwiesen.

Die Auflistung wäre unvollständig, wenn nicht auch das 2009 gegründete Institut für Forschung und Transfer der Pflege von Menschen mit Demenz im DZNE (Deutsches Zentrum für neurodegenerative Erkrankungen in der Helmholtz Gemeinschaft) erwähnt würde. Auch wenn dieser Standort im Vergleich zu den naturwissenschaftlich ausgerichteten Standorten des DZNE eher sparsam ausgestattet ist, so hat er gegenüber einer Projektförderung den ganz großen Vorteil, dass es sich um eine institutionelle Förderung ohne benannte Begrenzung handelt (Bartholomeyczik & Holle & Riesner & Halek & Vollmar, 2010).

Beide Schritte – die Förderung der Forschungsverbünde wie auch des DZNE Instituts – kamen wissenschaftspolitisch wichtigen Meilensteinen gleich, denn damit erhielt Pflegeforschung erstmals in größerem Umfang finanzielle

Ressourcen aus Bundesforschungsmitteln. Nicht unerwähnt bleiben dürfen aber auch die Graduiertenkollegs und Forschungskooperationen (Berlin, Bielefeld, Heidelberg, Witten) und auch erste DFG geförderte Projekte (Baranzke, 2018), denn auch sie haben dazu beigetragen, die Akzeptanz von Pflegeforschung zu fördern und außerdem die Nachwuchsförderung und die Ausbildung von Forschungsexpertise voran zu bringen.

3. Formale und Inhaltliche Akzentsetzungen in der Pflegeforschung

Um einen Einblick in das Spektrum der beforschten Themen in der Pflegeforschung zu geben, soll kurz aus zwei Übersichten berichtet werden. In der ersten Übersicht werden die Veröffentlichungen in der Zeitschrift Pflege im Zeitraum von 1988 – 2007 analysiert, was den ersten 20 Jahren dieser damals zunächst einzigen und später auflagenstärksten deutschsprachigen pflegewissenschaftlichen Zeitschrift entsprach (Hausner & Halek & Bartholomeyczik, 2010). In dieser Übersicht gilt das Interesse der Entwicklung des Anteils empirischer Studien an allen Veröffentlichungen der Zeitschrift und bei den quantitativen Studien wiederum dem Anteil derjenigen mit experimentellem Design (Hausner et al., 2010).

In diesen 20 Jahren bezog sich etwa die Hälfte der Veröffentlichungen nicht auf Ergebnisse durchgeführter empirischer Studien. Man kann dies bei einer sich neu firmierenden Wissenschaftsdisziplin, für die die Selbstreflektion der Ausrichtung und Identität als wissenschaftliche Disziplin wichtig ist, als nachvollziehbar erachten. Die Übersicht zeigt zugleich, dass diese sog. „weiteren Veröffentlichungen" im Zeitverlauf abnehmen mit einem Einbruch seit 2001, nachdem in der Zeitschrift das Peer Review-Verfahren eingeführt worden war.

Der wachsende Anteil empirischer Forschungsbeiträge würde noch deutlicher, wenn man die in den ersten Jahren häufiger veröffentlichten Übersetzungen aus englischsprachigen Zeitschriften herausnehmen würde. Bei den Veröffentlichungen in der „Pflege" ist davon auszugehen, dass die Studien im deutschsprachigen Raum (nicht nur in Deutschland) durchgeführt wurden. Unter den quantitativen Studien, die insgesamt fast ein Viertel der Veröffentlichungen ausmachen, folgt der überwiegende Teil (80 %) einem nicht-experimentellen Design. Moniert wird daher auch, dass Evidenzbasierung pflegerischer Maßnahmen bisher nur eine untergeordnete Rolle in der Pflegeforschung hat, die in dieser Zeitschrift damals sicher einen großen Teil der deutschsprachigen Forschungsbeiträge enthielt.

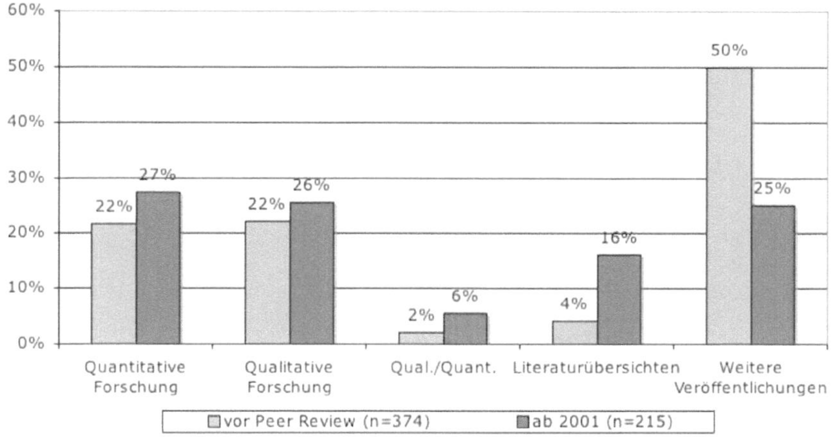

Abb. 1: Veröffentlichte Artikel vor und nach Peer Review (Hausner et al., 2010, S. 341)

Nur wenige Jahre später wird in derselben Zeitschrift Pflege festgestellt, dass der nunmehr stattgefundene „*Schwenk hin zur Wirksamkeitsforschung bei Einzelinterventionen zunehmend die Forschungsentwicklung*" (Moers & Schaeffer & Schnepp, 2011, S. 352) bestimmt. Dies führt – so die Autor*innen – zu einer Vernachlässigung der Theorieentwicklung, da ursächlichen Zusammenhängen und Kontexten nur wenig Raum gegeben wird. Auch die seither beobachtbare Konzentration der Pflegeforschung auf Wirksamkeits- bzw. Interventionsforschung wurde kritisiert, weil sie eine Engführung der Pflegeforschung nach sich zu ziehen droht. Kontroversen wie diese sind für die Wissenschafts- und Forschungsentwicklung wichtig und fruchtbar und werden nach wie vor zu wenig geführt (Höhmann & Bartholomeyczik, 2013; Moers et al., 2011).

Die zweite Übersicht stammt aus dem Zentrum für Qualität in der Pflege (ZQP) und basiert auf einer Auswertung ihrer Forschungsdatenbank zwischen 2005 bis 2016 (Teubner & Suhr, 2018). In dieser Übersicht stehen die Inhalte im Fokus, allerdings nur die von Forschungsprojekten, die sich mit der Pflege und Versorgung *im Alter* befassen und Eingang in die Forschungsdatenbank des ZQP gefunden haben.

Zwei bemerkenswerte Ergebnisse fallen in dieser Übersicht auf: Die Projekte zur pflegerischen Versorgung sind deutlich mehr geworden als noch 10 Jahre zuvor, während die zur pflegerischen Bildungs- und Berufsfeldforschung ähnlich deutlich abgenommen haben. Dies bestätigt die zuvor geäußerte

Altersbezogene Pflegeforschung nach Forschungsfeldern

Forschungsfeld	Erfasste Projekte		Abschlussjahr 2005-2006		Abschlussjahr 2010-2014		Veränderung
	Anzahl	Anteil	Anzahl	Anteil	Anzahl	Anteil	
Pflegerische Versorgungsforschung	447	56,9%	86	48,6%	222	60,7%	↗
Pflegerische Bildungs- und Berufsfeldforschung	161	20,5%	54	30,5%	66	18,0%	↘
Allgemeine Pflegeforschung	93	11,8%	24	13,6%	33	9,0%	↘
Klinische (Pflege-) Forschung	32	4,1%	8	4,5%	15	4,1%	→
Pflegeberichterstattung	16	2,0%	4	2,3%	8	2,2%	→
Epidemiologische Forschung	6	0,8%	-	-	3	0,8%	↗
Sonstige	31	3,9%	1	0,6%	19	5,2%	↗
Gesamt	786	100%	177	100%	366	100%	

Quelle: Teubner/Suhr 2018

Abb. 2: Altersbezogene Pflegeforschung nach Forschungsfeldern (Teubner & Suhr, 2018, S. 106)

Einschätzung, dass die anfängliche Schwerpunktsetzung an Bedeutung verloren und durch andere Themenschwerpunkte ersetzt wurde. Bei der hohen Bedeutung der „pflegerischen Versorgungsforschung" ist nochmals zu beachten, dass hier die gesamte politiknahe Forschung subsumiert ist, die nicht zwingend deckungsgleich mit pflegerischer Versorgungsforschung ist. Die Übersicht zeigt des Weiteren, dass klinische (Pflege-) Forschungsprojekte im Bereich der *altersbezogenen* Pflegeforschung noch eher selten sind[2].

Obschon die Vergleichbarkeit beider Übersichten beschränkt ist, liefern sie doch interessante Hinweise: Zum einen deuten sie generell auf die Zunahme empirischer Studien und hier insbesondere von Forschungsprojekten, die sich im weitesten Sinn mit Fragen der pflegerischen Versorgung befassen. Bei den Veröffentlichungen wiederum weisen sie auf die wachsende Bedeutung klinischer Pflegeforschung (Ausnahme altersbezogene Pflegeforschung).

Betrachtet man die Palette möglicher Forschungsthemen, so gibt es ein Thema, zu dem auch in der altersbezogenen Pflegeforschung inzwischen eine bedeutsame Zahl an Studien vorliegt: die Demenz. Lange Jahre war die Vernachlässigung von Menschen mit Demenz in der Versorgung auch als Folge der Finanzierung durch die Pflegeversicherung und in der Forschung kritisiert worden. Nach der Jahrtausendwende fanden sie endlich Gehör: Es setzte eine

2 Unklar ist, ob der Begriff „klinisch" sich hier ausschließlich auf Interventionen bezieht oder auch das Setting Krankenhaus meint.

intensive Debatte über Versorgungs- und Pflegefragen vor allem über die Langzeitversorgung ein und auch die Demenzforschung nahm Schwung auf. Unter anderem förderte das BMG ab 2008 zwei Programme („Leuchtturmprojekte") zur Versorgung von Menschen mit Demenz, aus denen zahlreiche Nachfolgeprojekte hervorgingen und in der Helmholtz-Gemeinschaft wurde der an der Universität Witten/Herdecke angesiedelte Standort des Deutschen Zentrums für Neurodegenerative Erkrankungen (DZNE) gefördert, der sich mit einem Pflegeschwerpunkt mit Menschen mit Demenz befasst.

4. Forschungstraditionen

Inzwischen sind folgende Forschungstraditionen entstanden bzw. mehr oder minder gut entwickelt:

- 1. *Klinische Pflegeforschung*: Diese auch international bedeutsame Pflegeforschungstradition konnte inzwischen relativ gut ausgebaut werden. Klinische Pflegeforschung untersucht die Angemessenheit, Effektivität und Effizienz und den Prozess pflegerischen Handelns. Sie dient der Erarbeitung wesentlicher Grundlagen der externen Evidenz für „Evidence based Nursing" (Behrens & Langer, 2016) in Form von Interventionsstudien. Randomisierte, kontrollierte Designs gelten hier als Goldstandard. Allerdings weisen auch die Autoren des vielgenutzten Lehrbuchs darauf hin, dass derartige Studien nur sinnvoll sind, *„wenn sie in hermeneutisch interpretative Studien eingebettet sind"* (Behrens & Langer, 2016, S. 216).[3]
- 2. *Patientenorientierte Pflegeforschung*: Diese Forschungstradition hatte anfänglich große Bedeutung in der hiesigen Pflegeforschung und umfasst eine Vielzahl an meist qualitativ ausgerichteten Forschungsprojekten, die sich mit dem Erleben, der subjektiven Wahrnehmung und Perspektive von Patienten befassen, deren Kenntnis Voraussetzung für verstehendes Pflegehandeln ist (Moers et al., 2011; Schaeffer, 2002). Diese Forschungstradition droht aktuell aber hinter der quantitativ ausgerichteten Pflegeforschung an Bedeutung zu verlieren.
- 3. *Evaluationsforschung*: Diese folgt sehr häufig dem Muster, dass eine innovationsfreudige Praxiseinrichtung mit einem neuen Konzept oder Modell

3 Aus diesen Kontroversen hat sich der zuvor erwähnte Methodendiskurs entwickelt (Balzer, Köpke, Langer & Behrens, 2012; Höhmann & Bartholomeyczik, 2013; Moers, Schaeffer & Schnepp, 2011).

eine Forschungsinstitution sucht, um die Umsetzung der geplanten Innovation wissenschaftlich begleiten und bewerten zu lassen. Auch bei einem Großteil der politiknahen Forschung handelt es sich um Evaluationsprojekte. Umgekehrte Muster sind ebenfalls zu finden, insbesondere in der Drittmittelforschung, bei der wissensbasierte Modelle und Interventionen auf Praxistauglichkeit geprüft werden.

- 4. *Implementations- bzw. Translationsforschung* sind eng mit der Evaluationsforschung verbunden. Implementationsforschung beschäftigt sich mit der Frage, wie, mit welchen Strategien und mit welchen Methoden Innovationen – und so auch neue evidenzbasierte Interventionen – erfolgreich und nachhaltig in die Praxis eingeführt werden können (Damschroder et al., 2009; Roes & de Jong & Wulff, 2013). Diese international inzwischen breit ausgebaute Forschungstradition gewinnt auch in Deutschland zusehends an Bedeutung und verfügt inzwischen über eine eigene Disziplin und Zeitschrift (Implementation Science).
- 5. *Versorgungsforschung*: International hat sich die Versorgungsforschung (Health Services Research) bereits vor etlichen Jahrzehnten etabliert. Von Beginn an spielte Pflegeforschung darin eine bedeutende Rolle (Badura & Schaeffer & Feuerstein, 2001). Auch in Deutschland hat sie eine lange, mehr als 50jährige Tradition (insbesondere in der Medizinsoziologie) und setzte den Schwerpunkt, wie auch international, anfänglich zunächst auf die das Versorgungsgeschehen beherrschende Institution Krankenhaus. Dabei geriet auch die Pflege im Krankenhaus in den Fokus (Rohde, 1962; Bartholomeyczik, 1987; Badura & Feuerstein & Schott, 1993).
  Die pflegerische Versorgungsforschung (Health Services Research in Nursing) hat sich inzwischen längst zu einem eigenen Gebiet entwickelt. Sie befasst sich mit den Strukturen, Konzepten, der Finanzierung, Organisation und den Prozessen der pflegerischen Versorgung (Schaeffer et al., 2008). Untersucht wird beispielsweise der Zusammenhang zwischen Pflege-Personalausstattung und Patientenoutcomes (Aiken et al., 2014), die Bedarfsgerechtigkeit der pflegerischen Versorgung, die Problemangemessenheit der Organisation und Struktur der Langzeitpflege, die Personalausstattung sowie der Fachkräftemangel, Fragen der Integration, Kontinuität der Versorgung etc. (Schaeffer & Kuhlmey & Kleina, 2017).
- 6. *Epidemiologische Pflegeforschung*: Diese Forschungstradition befasst sich mit Prävalenzen und Inzidenzen von Pflegephänomenen und deren Zusammenhänge mit beeinflussenden Faktoren (Strohbücker, 2005; Tannen & Bours & Halfens & Dassen, 2006), hat aber insgesamt noch einen relativ marginalen

Stellenwert in der Forschungslandschaft. Die Nutzung von inzwischen auch digital erfassten Routinedaten hat sich noch keinesfalls durchgesetzt. Ausnahmen stellen vor allem Auswertungen der nach dem SGB XI zugänglichen Daten zur Langzeitpflege dar, wie sie in den Pflegereporten veröffentlicht werden (Jacobs & Kuhlmey & Greß & Klauber & Schwinger, 2018; Rothgang & Müller, 2019)

Indirekt ist damit ein *anderes wichtiges Thema* angeschnitten: Überwiegend existiert in der Pflegeforschung bislang eher praxis- bzw. *anwendungsorientierte Forschung* (darunter viel Begleit-/Evaluationsforschung und auch politiknahe Forschung), die dazu dient, wichtigen Pflegereformen den Weg zu bahnen, sie zu untermauern oder die dafür nötigen Instrumente und Konzepte zu entwickeln und zu evaluieren (kritisch dazu Simon, 2019). Sie ist zweifelsohne wichtig und sinnvoll um die Weiterentwicklung der Pflegepraxis zu fördern, doch sind die Nachhaltigkeit, die Übertragbarkeit und der weitergehende Erkenntnisgewinn häufig fragwürdig. Zudem besteht die Gefahr, dass darüber die *Grundlagenforschung* in Vergessenheit gerät. Sie ist jedoch unverzichtbar, um die Pflege als wissenschaftliche Disziplin weiterentwickeln und ausbauen und auch, um einen eigenen ‚Body of Knowledge' und eigene Methoden und Instrumente entwickeln zu können. Sie ist also auch Voraussetzung dafür, eine „Identität des Faches" (Schroeter, 2019, S. 21) Pflegewissenschaft und auch der Pflege als Profession aufzubauen. Hier besteht nach wie vor Handlungsbedarf.

Das gilt auch, wenn die *Förderer* betrachtet werden. Denn in Einklang mit dieser Ausrichtung wird Pflegeforschung bislang noch immer überwiegend von Landes- und einigen Bundesministerien gefördert – dies als Ressortforschung –, ebenso von einigen wenigen praxisnahen Stiftungen.

5. Agenda Pflegeforschung

Obwohl Drittmittelförderung in der Pflegeforschung an Stellenwert gewonnen hat, ist zusammenfassend festzuhalten, dass das Thema Pflege nach wie vor keinen festen Platz in den Fördersystemen hat. Nach wie vor ist es nicht ausreichend gelungen – wie international üblich –, die für Pflegeforschung charakteristischen Forschungstraditionen hinreichend auszubauen und vor allem, sie auch in Deutschland als *eigenständiges* Gebiet nachhaltig in den Fördersystemen zu verankern. Zudem ist Pflegeforschung in Deutschland stark an äußeren Anreizen und zu wenig an eigenen Prioritätensetzungen orientiert. Nachdem nach Beendigung des BMBF-Programms zur Förderung Angewandter Pflegeforschung und auch nach einem dringenden Appell der Sprecher*innen der

Forschungsverbünde (Behrens & Görres & Schaeffer, 2009) keine Aussicht auf weitere pflegespezifische Forschungsförderung zu erwarten war, war dies für eine Gruppe Pflegewissenschaftler*innen (Sabine Bartholomeyczik, Doris Schaeffer, Renate Stemmer, Johann Behrens und Stefan Görres) 2010/12 den Anlass, mit Unterstützung der Robert Bosch Stiftung und vieler Kolleg*innen eine ‚Agenda Pflegeforschung' (Behrens et al., 2012) zu erarbeiten. Damit sollten die Politik in Bund und Ländern sowie Förderinstanzen auf die unzureichende finanzielle Situation in der Pflegeforschung in Deutschland aufmerksam gemacht und Impulse für den weiteren Ausbau von Pflegeforschung gesetzt werden.

Exkurs: Internationale Pflegeforschung

Die Agenda Pflegeforschung für Deutschland knüpfte an Vorbilder anderer Länder an. Bereits 1993 veröffentlichte das britische Gesundheitsministerium eine „Strategy for Research in Nursing, Midwifery and Health Visiting" (Department of Health, 1993), in der Pflegeforschung als integraler Bestandteil der Gesundheitsforschung mit eigenen Aufgaben angesehen wird. Das irische Gesundheitsministerium folgte 2003 mit Forschungsempfehlungen (Stationary Office, 2003). Der dänische Pflege-Berufsverband begann 1999 mit einer Strategie für Pflegeforschung, die nach einer Evaluation 2005 weiterentwickelt wurde (Danish Nurses' Organization, 2005). Auch in der Schweiz wurde 2007 eine ebenfalls auf verbandlicher Initiative basierende Swiss Research Agenda for Nursing (SRAN) verabschiedet (Imhof et al., 2008), die aktuell überarbeitet wird. Die SRAN orientiert sich in ihrer Strukturierung an den verschiedenen Ebenen pflegerischer Versorgung. Sie grenzt das Themenspektrum auf klinische Forschung ein, Management und Pflegepädagogik werden explizit ausgeklammert. Die Beschreibung der Agenda-Entwicklung ist insofern interessant, als sie ausführlich auf die Entwicklungsmethodik eingeht. Sie bewegt sich dabei zwischen den Polen Wissenschaftliche Expertise und Partizipation (Bartholomeyczik, 2008) und benennt sieben prioritäre Forschungsthemen.

Mit der *Agenda* Pflegeforschung wurde in Deutschland ein ähnlicher Weg wie international beschritten, jedoch eine andere thematische Akzentsetzung gewählt. Mit dem Ziel, die Bedeutung von Pflegeforschung und Pflegewissenschaft zu unterstreichen und die bestehenden Ressourcen zu bündeln und zu konzentrieren, wurden in enger Rückkopplung zwischen Pflegewissenschaft und -praxis insgesamt 10 prioritäre Forschungsthemen identifiziert. Adressaten der Agenda waren in erster Linie Förderorganisationen, zugleich sollte sie auch Forschenden als Leitfaden und Bezugssystem zur Begründung eigener Forschungsvorhaben dienen.

Das Vorgehen bei der Erstellung der Deutschen Agenda Pflegeforschung orientierte sich an der Entwicklungsmethodik des Schweizer Vorbilds und basierte ebenfalls auf einem mehrschrittigen methodischen Vorgehen. Gestartet wurde mit einer Analyse der vorliegenden Agenden. Ihr folgte eine Literaturanalyse, auf deren Grundlage von den einbezogenen ausgewählten Experten Kernpunkte für die Agenda erarbeitet wurden. Dem folgte ein breit und partizipativ angelegter Konsentierungsprozess in der wissenschaftlichen und allgemeinen Pflegeöffentlichkeit. Anschließend wurde die endgültige Erstellung der Agenda vorgenommen und die Veröffentlichung vorbereitet. Die kurz gehaltene Publikation skizziert in einem ersten Teil die Situation der Pflegeforschung in Deutschland und leitet daraus zwei übergeordnete Ziele für die künftige Pflegeforschung ab:

- *„Einerseits die Wissenschafts- und Praxisentwicklung sowie die Modernisierung und Professionalisierung der Pflege zu fördern*
- *Andererseits dem gesellschaftlichen Wandel mit seinen zahlreichen Anforderungsveränderungen Rechnung zu tragen.“* (Behrens et al., 2012, S. 14).

Die zehn prioritären Themengebiete der Agenda für die Pflegeforschung in Deutschland lauten:

1. Prävention und Gesundheitsförderung in der Pflege
2. Pflege und Pflegebedürftigkeit alter und hochaltriger Menschen
3. Leben mit chronischer Erkrankung
4. Pflege von Menschen mit Behinderung
5. Pflege von Kindern und Jugendlichen
6. Pflege in akuten Krankheitssituationen
7. Umgang mit Vulnerabilität
8. Auswirkungen neuer technologischer Entwicklungen
9. Pflegesysteme im Umbruch
10. Bildung in der Pflege

Die Agenda Pflegeforschung stieß in der Fachöffentlichkeit auf große Zustimmung, bei den Forschungsförderern und in der Politik blieb die Resonanz überschaubar. Die einzige Förderorganisation, die explizit auf die Agenda Pflegeforschung reagierte, war die Stiftung Wohlfahrtspflege in NRW. Mit ihrer in Rückbezug auf die Agenda entwickelten Initiative „Pflege inklusiv“ förderte sie von 2016 bis 2021 ausgewählte Themenbereiche, (Stiftung Wohlfahrtspflege NRW, 2019). Dies muss für die Agenda (und die Pflegeforschung) zunächst als Erfolg gewertet werden, obwohl die satzungsgemäße Förderpolitik der Stiftung im Sinne einer allgemeinen Förderung der Pflegewissenschaft/-forschung entscheidende Limitationen hat. Antragsteller durften nur Institutionen der Wohlfahrtspflege oder privater Organisationen sein. Staatliche Hochschulen oder Universitäten waren von der Antragstellung also ausgeschlossen, durften aber bei einem antragstellenden Träger der Wohlfahrtspflege den wissenschaftlichen Part übernehmen – meist die Evaluation. Außerdem musste der Antragsteller seinen Sitz in NRW haben. Seit 2016 wurden 22 Projekte für die Dauer von drei Jahren in die Förderung übernommen. Die Projekte wurden unter 5 Oberthemen zusammengefasst: Leben und Wohnen gestalten, Bedürfnisse identifizieren, Strukturen (weiter)entwickeln, Präventionskonzepte (weiter)entwickeln, Versorgungskonzepte (weiter)entwickeln. In den geförderten Projekten werden teilweise ähnliche Pflege- und Versorgungskonzepte mit unterschiedlichen Zielgruppen oder ähnliche Fragestellungen mit einem unterschiedlichen Methodenrepertoire untersucht. Manche Projekte wurden zu einem erfolgreichen Ende geführt, manche konnten ihr geplantes Ziel nicht erreichen – u. a. weil die Dauer der Förderung nicht ausreichend war oder sie auf strukturelle Grenzen (auch der Förderpolitik) stießen. Es wäre sinnvoll, diese übergreifenden Fragestellungen in einer Synopse genauer zu analysieren, um verallgemeinerbare Schlussfolgerungen ziehen zu können. Dies gilt – nebenbei bemerkt – auch für andere themenspezifische Förderinitiativen wie z. B. dem durch das BMG von 2008 bis 2011 geförderten Programm „Leuchtturmprojekt Demenz".

Gleichwohl gingen von der Agenda Pflegeforschung etliche Impulse für die Weiterentwicklung der Pflegeforschung aus. Teubner und Suhr (2018) haben versucht, die Effekte zu erfassen. Anhand eines Rapid Review haben sie in verbreiteten Datenbanken eine erste Übersicht über Veröffentlichungen aus der deutschen Pflegeforschung erstellt und diese mit den Themenbereichen der Agenda Pflegeforschung verglichen, um so einschätzen zu können, ob und welche Spuren, die Agenda Pflegeforschung hinterlassen hat. Die nachfolgende Tabelle zeigt die Ergebnisse ihrer Analyse.

Im Vordergrund der Publikationen stehen ganz offensichtlich Ergebnisse der Forschung zur Pflege und Pflegebedürftigkeit alter Menschen. Dieses Thema rangiert auch in der Agenda weit vorne und spiegelt auch die zuvor bereits angedeutete inhaltliche Themenverschiebung in der Pflegeforschung mit Fokus auf alte Menschen wider. Unter den Projekten dürfte sich stimuliert durch die gezielte Forschungsförderung ein großer Anteil mit der Pflege von Menschen mit Demenz befassen. Mit großem Abstand folgen akute Krankheitssituationen und chronische Erkrankungen (in der Agenda auf Platz 6 und 3). Technologische Entwicklungen sind noch selten Forschungsgegenstand, doch entstehen aktuell durch die breit geführte Diskussion über Digitalisierung etliche Pflegeforschungsprojekte dazu, sodass dieses Thema mittlerweile an Bedeutung gewinnt. Ähnliches gilt teilweise für die Forschung zu Menschen mit Behinderungen. Auch zu diesem Thema existiert inzwischen eine ganze Reihe an Projekten, was

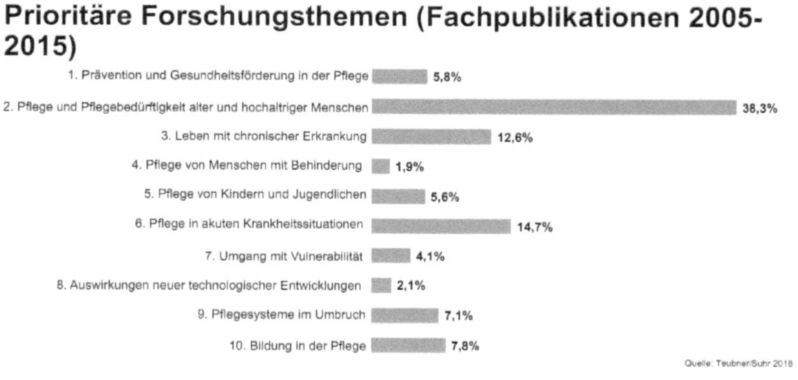

Abb. 3: Prioritäre Forschungsthemen (Teubner & Suhr, 2018, S. 103)

u. a. der zuvor geschilderten Initiative „Pflege Inklusiv“ der Stiftung Wohlfahrtspflege in NRW zu verdanken ist.

Insgesamt konnte durch die Agenda Pflegeforschung die gesellschaftliche Aufmerksamkeit auf dieses in Deutschland entwicklungsbedürftige Gebiet gerichtet und auch die fachinterne Diskussion stimuliert werden. Doch ist es bis heute nicht ausreichend gelungen, Pflegeforschung als in Zeiten raschen gesellschaftlichen und sozialen Wandels überaus wichtiges, eigenständiges Gebiet nachhaltig in die Fördersysteme für Forschung zu integrieren. Dazu mag beigetragen haben, dass der Implementation der Agenda zu wenig Aufmerksamkeit geschenkt wurde. Vornehmlich aber dürfte es auf das in Deutschland tief verankerte vormoderne Verständnis von Pflege und den Status der Pflege im Gefüge der Gesundheitsprofessionen zurückzuführen sein.

6. Desiderata für eine neue Agenda Pflegeforschung

Seit der Erstellung der Agenda Pflegeforschung sind 8 Jahre vergangen – Zeit für eine Überarbeitung und Aktualisierung. Denn in dieser Zeit hat sich vieles verändert: Gesellschaftlich haben seit langem bekannte Entwicklungen eine neue Dynamik entfaltet – Stichworte: sich zuspitzender demographischer Wandel und andere Nutzer (Babyboomer); chronische Erkrankungen, die besser therapierbar sind und dadurch einen Gewinn an Lebenszeit, die aber auch neue und höhere Anforderungen an das Selbstmanagement und die Gesundheitskompetenzbescheren; Prävention und Gesundheitsförderung, die in der Pflege deutlich an Bedeutung gewonnen haben und inzwischen refinanziert sind, für die es aber noch immer an geeigneten wissenschaftlich fundierten, tragfähigen Konzepten mangelt, ebenso da, wo diese vorhanden sind, auch an adäquater Umsetzung. Auch der lange vorhersehbare und nun auch politisch als dramatisch angesehene Fachkräftemangel verlangt nach neuen Lösungsstrategien, die mit einer Weiterentwicklung der Pflege und Erweiterung des Pflegehandelns verbunden sein müssen (Görres & Hasseler & Mittnacht, 2007). Zudem sind neue Herausforderungen hinzugekommen, die mit den Stichworten Digitalisierung, Robotik, Partizipation, interprofessionelle Kooperation etc. gekennzeichnet werden können. All dies zeigt, dass es an der Zeit ist, neu Bilanz zu ziehen und neu zu schauen, wo die drängenden gesellschaftlichen und pflegewissenschaftlich bedeutsamen Herausforderungen liegen, die in der Pflegeforschung prioritär aufgegriffen werden sollten, und *die Agenda Pflegeforschung zu aktualisieren oder zu reformulieren*. Dies dürfte ein wichtiger Schritt sein, um zu einer zielgerichteten, systematischen Weiterentwicklung der Pflegeforschung zu gelangen und auch, um bestehende Hürden neu angehen zu können. Dabei sind folgende Desiderata zu beachten.

1. In den letzten Jahren konnten Pflegewissenschaft und -forschung sukzessive weiter ausgebaut werden, womit – zumindest theoretisch – auch die infrastrukturellen Voraussetzungen für Forschung verbessert wurden. Zugleich sind jedoch altbekannte Schieflagen bestehen geblieben. Dazu gehört, dass die Etablierung von Pflegewissenschaft überwiegend an Fachhochschulen bzw. Hochschulen für Angewandte Wissenschaften erfolgte, an denen nach wie vor schwierige Bedingungen für Forschung bestehen. Dazu ein Beispiel: Von den in der Projektdatenbank des ZQP erfassten fast 1.200 Projekten zur Pflege und Versorgung alter Menschen wurden ca. 45 % an Universitäten und Universitätskliniken durchgeführt und ca. 28 % an Fachhochschulen bzw. Hochschulen für Angewandte Wissenschaften (Teubner & Suhr, 2018). Letzteres übertrifft manche Erwartungen und ist sicher auf die spezielle Förderung von Fachhochschulforschung zurückzuführen. Bedenkt man jedoch, wie gering die Anzahl pflegewissenschaftlicher universitärer Standorte im Vergleich zu der übergroßen Zahl von Fachhochschul-/Hochschulstandorten ist, so zeigt sich hier das nach wie vor große Ungleichgewicht von Forschungsmöglichkeiten zwischen Universitäten und Hochschulen.
2. In den letzten Jahren wächst zwar erfreulicherweise auch die Zahl der universitären Standorte mit Pflegewissenschaft. Allerdings existiert noch längst nicht in jedem Bundesland eine Universität mit Pflegewissenschaft im Repertoire. Vornehmlich erfolgt der aktuelle Ausbau zudem in medizinischen

Fakultäten, an denen es schwer ist, sich vom dominanten bio-medizinischen Paradigma abzugrenzen und einer nursing perspective zu folgen (Meleis, 1999) und die Eigenständigkeit als wissenschaftliche (nicht-ärztliche) Disziplin zu wahren. Auch ein Ausbau von Pflegewissenschaft als eigene wissenschaftliche Disziplin ist dort schwierig. Und doch wäre ein solcher Ausbau nach nahezu 30jähriger akademischer Tradition in Deutschland überfällig. Außerdem ist es an der Zeit, zu eigenständigen Fakultäten für Pflegewissenschaft mit ausreichender Ausstattung zu kommen, wie dies international üblich ist. Bisher gibt es in Deutschland trotz der zahlreichen Studiengänge nur eine einzige Fakultät für Pflegewissenschaft und sie befindet sich nicht an einer staatlichen Einrichtung. Ihre Existenz ist also von der Zahlungsfähigkeit des Trägers abhängig. Exemplarisch zeigt dies, dass es an der Zeit ist, den Ausbau von pflegewissenschaftlichen Fakultäten voranzutreiben und Pflegewissenschaft nicht länger anderen „nachbarschaftlichen" Disziplinen zu subsumieren, zumal Pflegewissenschaft sich als Monodisziplin mit eigener Perspektive und eigenen Paradigmen versteht (Bartholomeyczik, 2011; Meleis, 1999; Schaeffer, 1999).

3. Auch eine andere Schieflage ist bestehen geblieben, denn bis heute fehlt es an einer kontinuierlichen und nachhaltigen Förderung von Pflegeforschung. Forschungsförderungen sind fast immer zeitlich relativ (kurz) befristet, oft interdisziplinär ausgerichtet, ohne der Perspektive der Pflege den notwendigen Stellenwert einzuräumen oder aber praktisch als modellhafte Weiterentwicklungen der Praxis angelegt. Eine international und national konkurrenzfähige und im Wissenschaftssystem anerkannte substanzielle Forschung, die neben praxis- und anwendungsorientierter auch Grundlagenforschung abdeckt, kann sich so nicht entwickeln/entfalten. Auch das ist Grund genug, um eine Überarbeitung der Agenda anzugehen und darin auch die Fördersituation erneut zu thematisieren.
4. Die als prioritär anzusehenden Themen für Pflegeforschung bedürfen ebenfalls der Revision und Neuformulierung. Dazu ist einerseits eine breit angelegte, differenzierte Aufarbeitung der bisherigen Forschung, (ihrer Themen, Methoden, ihrer Stärken und Schwächen) erforderlich, ebenso des Stands der Wissenschaftsentwicklung. Zugleich ist notwendig, die gesellschaftlichen und gesundheitlichen Entwicklungstrends zu analysieren und die daraus erwachsenen Konsequenzen für die Pflege und die Pflegeforschung zu reflektieren und beides bei der Ableitung der künftig wichtigen Herausforderungen und prioritären Forschungsthemen zu beachten. Darauf aufbauend sollte eine Forschungsagenda erarbeitet werden, die sowohl die Förderung der Wissenschaftsentwicklung und dabei speziell der Pflegeforschung ins Auge

fasst (also auch Grundlagenfragen erörtert) wie auch Fragestellungen thematisiert, die die Professionalisierung und Erweiterung des Pflegehandelns voranbringen. Ausdrücklich betont sei abschließend, dass die internationale Entwicklung in Pflegewissenschaft und -forschung dabei hoher und weitaus höherer Beachtung als bislang bedarf, denn die hiesige Pflegeforschung muss künftig einen besseren Anschluss an die internationale Pflegeforschung, auch die international vergleichende Forschung finden.

Literatur

Aiken, L. H. & Sloane, D. M. & Bruyneel, L. & Van den Heede, K. & Griffiths, P. & Busse, R. & Diomidous, M. & Kinnunen, J. & Kozka, M. & Lesaffre, E. & McHugh, M.D. & Moreno-Casbas, M.T. & Rafferty, A.M. & Schwendimann, R. & Scott, P.A. & Tishelman, C. & van Achterberg, T. & Sermeus, W. (2014). Nurse staffing and education and hospital mortality in nine European countries: a retrospective observational study. The Lancet, 383(9931), 1824–1830. https://doi.org/10.1016/S0140-6736(13)62631-8.

Axmacher, D. (1991). Pflegewissenschaft – Heimatverlust der Krankenpflege? In U. Rabe-Kleberg, H. Krüger, M. E. Karsten & T. Bals (Hrsg.), Dienstleistungsberufe in Krankenpflege, Altenpflege und Kindererziehung: Pro Person (120–138). Luchterhand.

Badura, B. & Feuerstein, G. & Schott, T. (1993). System Krankenhaus. Juventa.

Badura, B. & Schaeffer, D. & von Troschke, J. (2001). Versorgungsforschung in Deutschland – Fragestellungen und Förderbedarf. Zeitschrift für Gesundheitswissenschaften, 9(4), 294–312. https://doi.org/10.1007/BF02956501.

Balzer, K. & Köpke, S. & Langer, G. & Meyer, G. & Behrens, J. (2012). Theorieferne Evidenzbasierung? Replik zum Beitrag von Moers et al. Pflege, Dezember 2011, Heft 6, Themenschwerpunktheft Theorieentwicklung in der Pflege im 21. Jahrhundert. Pflege, 25(2), 137–141. https://doi.org/10.1024/1012-5302/a000189.

Baranzke, H. (2018). Keynote: „Investigator-Triangulation am Beispiel der teilnehmenden Beobachtung in der pflegewissenschaftlichen Habitusforschung des DFG-Projekts HALT". Forschungswelten.

Bartholomeyczik, S. (1987). Arbeitsbedingungen und Gesundheitsstörungen bei Krankenschwestern. Deutsche Krankenpflegezeitschrift (1), 2–9.

Bartholomeyczik, S. (2008). Die Schweizer Agenda für Pflegeforschung (SRAN) – ein umsetzungswürdiger Rahmenplan. Pflege, 21(6), 371–373. https://doi.org/10.1024/1012-5302.21.6.371.

Bartholomeyczik, S. (2010). Professionelle Pflege heute. Einige Thesen. In S. Kreutzer (Hrsg.), Transformationen pflegerischen Handelns. Institutionelle Kontexte und soziale Praxis vom 19. bis 21. Jahrhundert (133–154). Universitätsverlag Osnabrück V&R unipress.

Bartholomeyczik, S. (2011). Pflegeforschung: Entwicklung und Perspektiven. In D. Schaeffer & K. Wingenfeld (Hrsg.), Handbuch Pflegewissenschaft (67–94). Juventa.

Bartholomeyczik, S. (2017). Zur Entwicklung der Pflegewissenschaft in Deutschland – eine schwere Geburt. Pflege & Gesellschaft, 22(2), 101–118.

Bartholomeyczik, S. & Holle, B. & Riesner, C. & Halek, M. & Vollmar, H. C. (2010). Versorgungsnahe Demenzforschung ermöglichen – Fragestellungen im Deutschen Zentrum für Neurodegenerative Erkrankungen an der Universität Witten/Herdecke. Zeitschrift für Evidenz, Fortbildung und Qualität im Gesundheitswesen, 104, 744–753. https://doi.org/10.1016/j.zefq.2010.07.042.

Behrens, J. & Langer, G. (2016). Evidence based Nursing and Caring. Methoden und Ethik der Pflegepraxis und Versorgungsforschung – Vertrauensbildende Entzauberung der „Wissenschaft". Hogrefe.

Behrens, J. & Görres, S. & Schaeffer, D. (2009). Gemeinsame Erklärung der SprecherInnenn der Pflegeforschungsverbünde. Zur Förderung der Pflegeforschung in Deutschland: Interdisziplinarität setzt entwickelte Disziplinen voraus. Pflege & Gesellschaft, 14(4), 382–383.

Behrens, J. & Görres, S. & Schaeffer, D. & Bartholomeyczik, S. & Stemmer, R. (2012). Agenda Pflegeforschung für Deutschland. Martin-Luther-Universität Halle-Wittenberg.

Beier, J. & Jahn, G. (1997). Pflegeforschung in der ehemaligen DDR. In S. Barthomeyczik & E. Müller (Hrsg.), Pflegeforschung Verstehen (29–46). Urban und Schwarzenberg.

BMG – Bundesministerium für Gesundheit (2009). Bericht des Beirats zur Überprüfung des Pflegebedürftigkeitsbegriffs. https://www.gkv-spitzenverband.de/media/dokumente/pflegeversicherung/pflegebeduerftigkeitbegriff/Bericht_Gesamt_26012009.pdf.

Botschafter, P. & Steppe, H. (2004). Theorie- und Forschungsentwicklung in der Pflege. In D. Schaeffer, M. Moers & R. Rosenbrock (Hrsg.), Public Health und Pflege. Zwei neue gesundheitswissenschaftliche Disziplinen (2. Aufl.) (72–86). Sigma.

Damschroder, L. J. & Aron, D. C. & Keith, R. E. & Kirsh, S. R. & Alexander, J. A. & Lowery, J. C. (2009). Fostering implementation of health services research findings into practice: a consolidated framework for advancing implementation science. Implementation Science, 4, 50. https://doi.org/10.1186/1748-5908-4-50.

Danish Nurses' Organization. (2005). National Strategy for Nursing Research 2005–2010. Danish Nurses' Organization Kopenhagen.

Department of Health. (1993). Report of the Taskforce on the Strategy for Research in Nursing, Midwifery and Health Visiting. Her Majesty's Stationery Office.

von Ferber, C. (1993). Pflege und Pflegebedürftigkeit – eine Herausforderung für professionelle und ehrenamtliche Arbeit. In H. W. Müller (Hrsg.), Pflegenotstand – Not der Pflegenden und Gepflegten – Krankenpflege im Dienst der Gesundheit. Schriftenreihe der deutschen Zentrale für Volksgesundheit e.V. (9–21). Schriftenreihe der deutschen Zentrale für Volksgesundheit e.V.

Garms-Homolová, V. & Schaeffer, D. (1992). Versorgung alter Menschen. Sozialstationen zwischen wachsendem Bedarf und Restriktionen. Lambertus.

Görres, S. (1992). Gesundheits- und Qualitätszirkel – ein partizipativer Ansatz in der Alten- und Krankenpflege. Pflege, 5(2), 126–132 (Teil 1); Pflege, 5(3), 177–182 (Teil 2).

Görres, S. & Hasseler, M. & Mittnacht, B. (2007). Neue Herausforderungen und Aufgaben für Pflegeberufe. Gesundheitsökonomie & Qualitätsmanagement 6, 328–329.

Görres, S. & Roes, M. & Mittnacht, B. & Biehl, M. & Klün, S. (2006). Strategien der Qualitätsentwicklung in der Pflege und Betreuung: Genesis, Strukturen und künftige Ausrichtung der Qualitätsentwicklung in der Betreuung von Menschen mit Pflege- und Hilfebedarf. C. F. Müller GmbH.

Hausner, E. & Halek, M. & Bartholomeyczik, S. (2010). Entwicklung der deutschsprachigen Pflegewissenschaft im Spiegel der PFLEGE-Veröffentlichungen von 1998–2007. Pflege, 23(5), 339–345. https://doi.org/10.1024/1012-5302/a000067.

Höhmann, U. & Bartholomeyczik, S. (2013). Komplexe Wirkungszusammenhänge in der Pflege erforschen: Konzepte statt Rezepte. Pflege & Gesellschaft, 18(4), 293–312.

Imhof, L. & Abderhalden, C. & Cignacco, E. & Eicher, M. & Mahrer-Imhof, R. & Schubert, M. & Shaha, M. (2008). Swiss Research Agenda for Nursing (SRAN): Die Entwicklung einer Agenda für die klinische Pflegeforschung in der Schweiz. Pflege, 21(4), 252–261. Hogrefe. https://doi.org/10.1024/1012-5302.21.4.252.

Jacobs, K. & Kuhlmey, A. & Greß, S. & Klauber, J. & Schwinger, A. (Hrsg.) (2018). Pflege-Report 2018. Qualität in der Pflege. Springer.

Kesselring, A. (1991). Der Sinn der Pflegeforschung. Krankenpflege, Soins Infirmieres, (3), 16–18.

Krohwinkel, M. (1993). Der Pflegeprozess am Beispiel von Apoplexiekranken. Eine Studie zur Erfassung und Entwicklung Ganzheitlich-Rehabilitierender Prozesspflege. Band 16 Schriftenreihe des BMG. Nomos.

Landtag NRW. (2005). Situation und Zukunft der Pflege in NRW. Bericht der Enquête-Kommission des Landtags Nordrhein-Westfalen.

Meleis, A. (1999). Pflegetheorie: Gegenstand, Entwicklung und Perspektiven des theoretischen Denkens in der Pflege. Huber.

Moers, M. & Schaeffer, D. & Schnepp, W. (2011). Too busy to think? Essay über die spärliche Theoriebildung der deutschen Pflegewissenschaft. Pflege, 24(6), 349–360. Hogrefe. https://doi.org/10.1024/1012-5302/a000151.

Moses, S. (2015). Die Akademisierung der Pflege in Deutschland. Huber.

Ostner, I. & Beck-Gernsheim, E. (1979). Mitmenschlichkeit als Beruf. Eine Analyse des Alltags in der Krankenpflege. Campus Verlag.

Remmers, H. (2016). Eine Einordnung der Pflegewissenschaft in die Scientific Community. In H. Brandenburg & M. Hülsken-Giesler & E. Sirsch (Hrsg.), Vom Zauber des Anfangs und von den Chancen der Zukunft. Festschrift zum 10-jährigen Bestehen der Pflegewissenschaftlichen Fakultät an der Philosophisch-Theologischen Hochschule Vallendar (35–43). Hogrefe.

Robert Bosch Stiftung (RBS) (1992). Pflege braucht Eliten. Denkschrift zur Hochschulausbildung für Lehr- und Leitungskräfte in der Pflege. Beiträge zur Gesundheitsökonomie 28. Bleicher.

Robert-Bosch-Stiftung (RBS) (2000). Pflege neu denken. Zur Zukunft der Pflegeausbildung. Schattauer.

Roes, M. & de Jong, A. & Wulff, I. (2013). Implementierungs- und Disseminationsforschung – ein notwendiger Diskurs. Pflege & Gesellschaft, 18(3), 197–213. https://dg-pflegewissenschaft.de/wp-content/uploads/2017/05/PG-3_2013-2016_07_31-09_39_50-UTC.pdf

Rohde, J.J. (1962). Soziologie des Krankenhauses. Zur Einführung in die Soziologie der Medizin. Enke.

Rothgang, H. & Müller, R. (2019). Pflegereport 2019. Ambulantisierung der Pflege. Schriftenreihe zur Gesundheitsanalyse – Band 20. Barmer. https://www.barmer.de/blob/215396/a68d16384f26a09f598f05c9be4ca76a/data/dl-barmer-pflegereport-2019.pdf.

Rosenbrock, R. & Noack, H. & Moers, M. (1993). Öffentliche Gesundheit und Pflege in NRW. Qualitative Abschätzung des Bedarfs an akademischen Fachkräften. Ministerium für Arbeit, Gesundheit und Soziales des Landes Nordrhein-Westfalen.

Schaeffer, D. (1999). Entwicklungsstand und -herausforderungen der bundesdeutschen Pflegewissenschaft. Pflege, 12(3), 141–152.

Schaeffer, D. (2002). Geschichte und Entwicklungsstand qualitativer Gesundheits- und Pflegeforschung im deutschsprachigen Raum. In D. Schaeffer & G. Müller-Mundt (Hrsg.), Qualitative Gesundheits- und Pflegeforschung (13–31). Huber.

Schaeffer, D. (2004). Zur Professionalisierbarkeit von Public Health und Pflege. In D. Schaeffer, M. Moers & R. Rosenbrock (Hrsg.), Public Health und Pflege. Zwei neue gesundheitswissenschaftliche Disziplinen (2. Aufl.), (103–126). Sigma.

Schaeffer, D. (2012). Professionalisierung der Pflege – Verheißungen und Realität. Gesundheits- und Sozialpolitik, 65(5–6), 30–37. https://www.nomos-elibrary.de/10.5771/1611-5821-2011-5-6-30.pdf?download_full_pdf=1.

Schaeffer, D. & Bartholomeyczik, S. (1999). Vakuum füllen. Pflegewissenschaft und -forschung in Deutschland. Dr. med. Mabuse, 117(1), 40–42.

Schaeffer, D. & Behrens, J. & Görres, S. (2008). Optimierung und Evidenzbasierung pflegerischen Handelns. Juventa.

Schaeffer, D. & Wingenfeld, K. (2014). Entwicklung von Pflegewissenschaft in Deutschland. In D. Schaeffer & K. Wingenfeld (Hrsg.), Handbuch Pflegewissenschaft (9–15). Juventa.

Schaeffer, D. & Kuhlmey, A. & Kleina, T. (2017). Pflegerische Langzeitversorgung: Pflege- und Altenheime, ambulante pflegerische Versorgung. In H. Pfaff & E.A.M. Neugebauer & G. Glaeske & M. Schrappe (Hrsg.), Lehrbuch Versorgungsforschung. Systematik – Methodik – Anwendung (265–279). Schattauer.

Schröck R. (1988). Forschung in der Krankenpflege: Methodologische Probleme. Pflege, 1(2), 84–93.

Schroeter, K.R. (2019). Die Pflege und ihre Wissenschaft(en) – im Spagat zwischen Professionalisierung und disziplinübergreifender Wissenschaftspraxis. Pflege & Gesellschaft, 24(1), 18–31.

Simon, M. (2019). Gesundheitspolitik und Pflege. Pflege & Gesellschaft, 24(1), 31–46.

Stationery Office. (2003). A Research Strategy for Nursing and Midwifery in Ireland. Final Report. Government Publications Sale Office.

Stiftung Wohlfahrtspflege NRW. (2019). Wir helfen leben. Für Solidarität und Toleranz. Förderung. https://www.sw-nrw.de/foerderung/foerdergrundlagen/initiative-pflege-inklusiv/anmeldung/ (19.02.2020).

Strohbücker, B. (2005). Schmerzprävalenz an einer deutschen Universitätsklinik: Vorkommen und Intensität von Schmerzen bei stationären Patienten. In

S. Bartholomeyczik & C.R. Nonn (Hrsg.), Fokus: Epidemiologie und Pflege (32–68). Schlütersche.

Tannen, A. & Bours, G. & Halfens, R. & Dassen, T. (2006). A Comparison of Pressure Ulcer Prevalence Rates in Nursing Homes, Adjusted for Population Characteristics. Research in Nursing & Health, 29, 588–596. https://doi.org/10.1002/nur.20160.

Teubner, C. & Suhr R. (2018). Stand der Pflegeforschung in Deutschland – ein Überblick. In A. Simon (Hrsg.), Akademisch ausgebildetes Pflegefachpersonal. Entwicklung und Chancen (101–114). Springer Verlag.

Verzeichnis der Autor*innen

Sabine Bartholomeyczik ist emeritierte Professorin im Department für Pflegewissenschaft, Universität Witten/Herdecke und war Gründungssprecherin des Deutschen Zentrums für Neurodegenerative Erkrankungen (DZNE) Standort Witten in der Helmholtz Gemeinschaft.

Susann Behrendt, M.A. Sozial- und Kommunikationswissenschaft und Interkulturelle Wirtschaftskommunikation, ist seit 2017 als wissenschaftliche Mitarbeiterin im Forschungsbereich Pflege am wissenschaftlichen Institut der AOK tätig. Ein Schwerpunkt ihrer Tätigkeit ist dabei die Entwicklung von Messinstrumenten für die Versorgungsqualität von Pflegeheimbewohnenden auf Basis von Routinedaten.

Johann Carnap Behrens ist emeritierter Professor für Gesundheits-, Therapie- und Pflegewissenschaften der Universität Halle-Wittenberg und diente bzw. dient im Vorstand der DFG-Sonderforschungsbereiche 186 (Bremen, 1988-2000) und 580 (Halle/Jena) sowie des ZeS (Bremen) und des ISIS (Frankfurt/Berlin).

Andreas Büscher ist Professor für Pflegewissenschaft an der Hochschule Osnabrück und wissenschaftlicher Leiter des Deutschen Netzwerks für Qualitätsentwicklung in der Pflege (DNQP).

Ingrid Darmann-Finck ist Professorin für Pflegewissenschaft mit dem Schwerpunkt Pflegebildung an der Universität Bremen und leitet die Abteilung Qualifikations- und Curriculumforschung am Institut für Public Health und Pflegeforschung.

Olivia Dibelius ist Professorin für Pflegewissenschaft/Pflegemanagement in den Studiengängen Pflegemanagement (B.A.), Soziale Arbeit (B.A.), Gesundheit/ Pflege - Berufspädagogik (M.A.) und Leitung, Bildung und Diversität (M.A.) an der Evangelischen Hochschule Berlin.

Martina Hasseler, ist Professorin für klinische Pflege an der Ostfalia Hochschule für angewandte Wissenschaften, Fakultät Gesundheitswesen, Gesundheits- und Pflegewissenschaftlerin und habilitierte Rehabilitationswissenschaftlerin an der CvO Universität Oldenburg

Gerhard Igl, Dr. jur., war bis Oktober 2014 Universitätsprofessor für Öffentliches Recht und Sozialrecht und geschäftsführender Vorstand des Instituts für Sozialrecht und Gesundheitsrecht der Christian-Albrechts-Universität zu Kiel.

Jürgen Klauber ist Geschäftsführer des wissenschaftlichen Instituts der AOK.

Thomas Klie ist Professor für öffentliches Recht und Verwaltungswissenschaften an der Evangelischen Hochschule Freiburg, Privatdozent an der Universität Klagenfurt mit der venia Gerontologie. Er leitet das sozialwissenschaftliche Forschungsinstitut agp Sozialforschung und ist nebenberuflich Rechtsanwalt in Berlin und Freiburg.

Stephanie Krebs (M.Sc.) ist wissenschaftliche Mitarbeiterin an der Ostfalia Hochschule Fakultät Gesundheitswesen für angewandte Wissenschaften im Forschungsprojekt QMPR.

Andreas Kruse, Prof. Dr. Dr. h.c., ist Direktor des Instituts für Gerontologie der Universität Heidelberg. Er gehört seit 2016 dem Deutschen Ethikrat an. Von 2013 bis 2020 war er Vorsitzender der Altersberichtskommissionen der Bundesregierung.

Christiane Luderer, Dr. rer. medic., ist Gesundheits- und Pflegewissenschaftlerin und koordiniert das Masterprogramm des Instituts für Gesundheits- und Pflegewissenschaft an der Martin-Luther-Universität Halle-Wittenberg.

Heike Mertesacker, MPH, ist Dipl.-Sozialpädagogin und Gesundheitswissenschaftlerin. Sie ist Wissenschaftliche Koordinatorin am Institut für Public Health und Pflegeforschung der Universität Bremen.

Gabriele Meyer ist Professorin für Gesundheits- und Pflegewissenschaft an der Martin-Luther-Universität Halle-Wittenberg und leitet das Institut für Gesundheits- und Pflegewissenschaft.

Tanyel Özdes, Studium der Mathematik mit dem Schwerpunkt „Wirtschaftsmathematik und Statistik“. Seit September 2020 als wissenschaftliche Mitarbeiterin im Forschungsbereich Pflege am wissenschaftlichen Institut der AOK tätig.

Gudrun Piechotta-Henze ist Professorin für Pflegewissenschaft in den Studiengängen Gesundheits- und Pflegemanagement und Management und Versorgung im Gesundheitswesen an der Alice Salomon Hochschule Berlin.

Doris Schaeffer, Prof. Dr., (Sen.)Professorin an der Fakultät für Gesundheitswissenschaften der Universität Bielefeld, Direktorin des Institut für Pflegewissenschaft (IPW) und Leitung (gem. mit Prof. Dr. U. Bauer) des Interdisziplinären Zentrum für Gesundheitskompetenzforschung (IZGK) der Universität Bielefeld.

Eckart Schnabel ist promovierter Sozialwissenschaftler und leitet die Forschungsstelle Pflegeversicherung beim GKV-Spitzenverband.

Elisa Studinski, derzeit Masterstudiengang „Management und Qualitätsentwicklung im Gesundheitswesen". Seit August 2019 als studentische Mitarbeiterin im Forschungsbereich Pflege am wissenschaftlichen Institut der AOK tätig.

Chrysanthi Tsiasioti, Diplom Volkswirtin mit einem Master in Statistik, seit 2015 als wissenschaftliche Mitarbeiterin im Forschungsbereich Pflege des wissenschaftlichen Instituts der AOK tätig.

Jeannette Winkelhage ist promovierte Soziologin. Sie ist Fachreferentin in der Forschungsstelle Pflegeversicherung beim GKV-Spitzenverband.

Karin Wolf-Ostermann ist Professorin für Pflegewissenschaftliche Versorgungsforschung an der Universität Bremen und leitet die gleichnamige Abteilung am Institut für Public Health und Pflegeforschung.

PFLEGEFORSCHUNG

Herausgegeben von Ingrid Darmann-Finck und Stefan Görres

Band 1 Ingrid Darmann-Finck: Interaktion im Pflegeunterricht. Begründungslinien der Interaktionistischen Pflegedidaktik. 2010.

Band 2 Ingrid Darmann-Finck / Miriam Tariba Richter (Hrsg.): Biographieorientierung in der Pflegebildung. 2011.

Band 3 Thomas Evers: Die besondere Ungewissheit im Handeln. Schlüsselprobleme gerontopsychiatrischer Pflegepraxis. Die Analyse beruflicher Kompetenzen zur Konstruktion von Curricula am Beispiel gerontopsychiatrischer Pflege. 2012.

Band 4 Miriam Tariba Richter: Die narrative Anamnese im Rahmen einer biographischen Diagnostik im pflegerischen Setting der kardiologischen Rehabilitation. Eine konzeptuelle Entwicklung. 2015.

Band 5 Heiko Gerlach / Markus Schupp: Homosexualitäten in der Langzeitpflege. Eine Theorie der Anerkennung. 2018.

Band 6 Ingrid Darmann-Finck / Heike Mertesacker (Hrsg.): Pflegerische Versorgung alter Menschen. Qualität – Konzepte – Rahmenbedingungen. Festschrift für Prof. Dr. Stefan Görres. 2021.

www.peterlang.de